Dawn A. Marcus

Hundegestützte Therapie

Hogrefe Verlag

Programmbereich Greencare

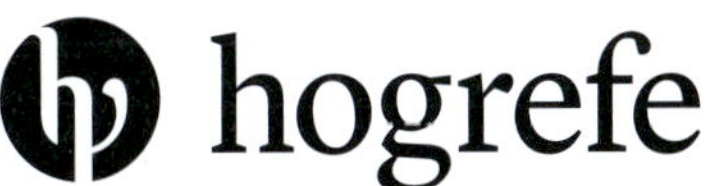

Dawn A. Marcus

Hundegestützte Therapie

Mit Hunden Menschen gesünder und glücklicher machen

Aus dem amerikanischen Englisch
von Heide Börger

Deutschsprachige Ausgabe herausgegeben
von Armanda Bonomo

Hogrefe Verlag

Dawn A. Marcus ✝, MD, war Neurologin und Professorin in der Abteilung für Anästhesie an der University of Pittsburgh, School of Medicine und arbeitete im Schmerzbeurteilungs- und Behandlungsinstitut in Pittsburg.

Armanda Bonomo (dt. Hrsg.). M. A., MAS, Pflegefachfrau, Erwachsenenbildnerin, Supervisorin; Fachperson Tiergestützte Interventionen, Tierhalterin, Zürich
E-Mail: a.bonomo@bluewin.ch

Lektorat: Jürgen Georg, Michael Barbrock
Herstellung: Daniel Berger
Fotos: Dawn E. Marcus; Jürgen Georg
Titelfoto: Jürgen Georg
Umschlaggestaltung: Claude Borer, Basel
Satz: Claudia Wild, Konstanz
Druck und buchbinderische Verarbeitung: Finidr s. r. o., Český Těšín
Printed in Czech Republic

Bibliografische Information der Deutschen Nationalbibliothek
Die Deutsche Nationalbibliothek verzeichnet diese Publikation in der Deutschen Nationalbibliografie; detaillierte bibliografische Angaben sind im Internet **über** http://dnb.d-nb.de abrufbar.

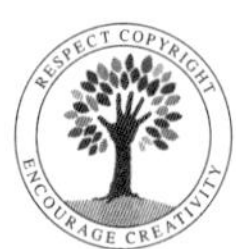

Anregungen und Zuschriften bitte an:
Hogrefe AG
Lektorat: Greencare
z. Hd.: Jürgen Georg
Länggass-Strasse 76
CH-3000 Bern 9
Tel: 0041 (0)31 300 45 00
Fax: 0041 (0)31 300 45 93
E-Mail: juergen.georg@hogrefe.ch
Internet: http://www.hogrefe.ch

Das vorliegende Buch ist eine Übersetzung aus dem amerikanischen Englisch. Der Originaltitel lautet «The Power of Wagging Tails: A Doctor's Guide to Dog Therapy and Healing» von Dawn A. Marcus. MD.

1. Auflage 2015. Hogrefe Verlag, Bern

(E-Book-ISBN_PDF 978-3-456-95511-7)
(E-Book-ISBN_EPUB 978-3-456-75511-3)
ISBN 978-3-456-85511-0

Inhaltsverzeichnis

Danksagung

Im Zuge der Recherchen für dieses Projekt habe ich von Kalifornien über Toronto bis zum Vereinigten Königreich bemerkenswerte Menschen kennengelernt. Ihre Geschichten haben mich inspiriert und ich hoffe, dass sie auch Sie inspirieren werden.

Ich danke den Hundeexpertinnen Carol Lea Benjamin, Patricia Bednarik und Judy Fridono für ihre Kompetenz und Beratung. Ich danke auch meinen Freunden von Animal Friends, Gabriel's Angels und Angel Paws, insbesondere Ann Cadman, Pamela Gaber und Patti Shanaberg. Mein Dank gilt auch den Mitarbeitern von Therapy Dogs International und Delta Society für ihre Unterstützung und Beratung. Danke auch an meine Aerobic-Expertinnen Dawn Celapino und Janet Atutes, deren Wissen und Begeisterung hoffentlich alle animieren wird, ihre sportlichen Aktivitäten angenehmer und attraktiver zu gestalten.

Dank auch den professionellen Fotografen, die mir freundlicherweise ihre Bilder zur Verfügung gestellt haben: Jasmine Goldband von der *Tribune-Review* in Pittsburgh, Pennsylvania, Joshua J. Grenell, Patricia A.M. Ingram von Ingram Portrait Design, Natalie Larocco, Stephen Lennard, Tamandra Michaels von Heart Dog Studios, Jolene Miklas, Cindy Noland, Rob Ochoa von Pawmzing Pats, Ron Paglia und Tomek Sewilski von L'Arche Daybreak in Richmond Hill, Ontario, Kanada.

Dieses Buch wäre nicht entstanden ohne die eindrucksvollen Erfahrungen so vieler großartiger Menschen und ihrer Hunde. Therapiehundehalter in den USA und Kanada haben sich bereit erklärt, Geschichten ihrer bemerkenswerten Hunde beizutragen, Geschichten, die berührend und aufschlussreich sind. Als Therapiehundhalterin frage ich mich nach einem Besuch oft: «Ist das *wirklich* wahr, was ich da gesehen habe? Ich weiß, dass mein Hund etwas Besonderes ist, aber hat er das *wirklich* getan?» Die übereinstimmenden Erfahrungsberichte von Hundehaltern von Kalifornien bis Toronto, die sich auch mit meinen Erfahrungen decken, bestätigen die außergewöhnliche, heilende Kraft der Therapiehunde. Wir alle haben gesehen, welche Wunder unsere Hunde vollbringen können – und dies oft in Situationen, in denen wir es am wenigsten erwartet haben!

Fast jedes Gespräch begann so: «Ich weiß nicht, ob es etwas Besonderes ist oder wert ist, erzählt zu werden, aber …». Und dann folgten Geschichten, die mich zum Lächeln, zum Lachen, zum Staunen und zum Weinen brachten. Die Bindung, die zwischen Hundebesitzer und Hund entstanden ist, und die von den Therapiehundehalterteams geleistete Arbeit sind von unschätzbarem Wert und es war wirklich ein Segen, dass so viele Menschen mir Zugang zu ihrem Leben, ihrem Herzen und ihrem Zuhause gewährt haben, um ihre Geschichten und ihre schönen Bilder von ihren geliebten Hunden mit mir zu teilen: Gloria Aiello und Rosebud; Susan Ambridge und Binx; Alyssa Applequist und Troy; CJ Anderson und die Chihuahuas; Marleen Ashton und Lannie; Shelley Bates und Bentley; Barbara Bishop und Rufus; Jennifer Blanchard und Ike; Olivia und Janet Brendel mit Chloe und Lacey; Debbie Brown mit Natalie und Hayley; Miki Carlin und Spinner; Deborah Cooper mit Tucker; Anita DeBiase und Louie; Danielle Di Bona und Naomi; Carol Estades und Phoebe; Cindy Etling mit Charlie, Winston und Lady; Kad Favorite und Lucy; Margaret Foxmoore mit Lord Argyle und Miss Maisy; Marion Francis und Reina; Judy Fridono mit Rina und Ricochet; Pauline Glagola mit den Hunden Chip, Rocky und Sigmund sowie ihrer einzigen Katze namens Clyde, die in dieses Buch über Hunde geraten ist; DJ Goodell mit Kelly, Gracie, Poly, Baylor und Roy; Sandy Grenzt und Callie; Diana Hare und Sonia; Mary Ann Hirt und Thom Harding mit den Hunden Baron, Hobie, Holly, Cooper, Sam, Walker und Siena; Donna Kaczynski und Noah; Becky Kikukawa und Mattie; die Klipas und die kleine Liesel; Sue London mit Rocky, Molly, Willy und Gus; Janet Malinsky mit Lindsey, Brittney und Courtney; Sherry Meininghaus und ihre Beardies und Louie; Jane und Beth Miller mit Sadie; Marlene Miller mit Mitsu und Zeus; David Mitchell mit Lucy und Ricky; Rose Mary Mulkerrin und Lucky D; Mariann und Jim Murrin mit Rocky und Sammie; Cheryl Noethiger und Honey Bear; Gabe O'Neill und Charlie; Ron Paglia; Allen Parton mit Endal; Barbara und Emil Pohodich mit Lexi und Sadie; Claire Rumpler und Makena; Ruth Salvador und Birdie; Lisa Saroyan und Minnie; Clyde Schauer und Crystal; Mary Ann Seman und Latte; Patti Shanaberg und Sami; Sue Showalter und Buddy; Jacque Speed und Reilly, Kerri Stamas mit Dillon; Richard Statman und Pandora; Nancy Torres; Jodi Tuckett und Suzy; Dana Wilson und Noel; und Andrew Yori und Hector. Ich möchte auch all den großartigen Menschen danken, die mir geholfen haben, den Kontakt zu den hier aufgeführten hilfsbereiten Menschen herzustellen. Ich möchte mich auch bei Familie Herman bedanken, die mir erlaubt hat, ihre Mutter Cilly namentlich zu erwähnen und ihre unglaubliche Geschichte zu erzählen, die zeigt, dass sie ihr extrem schwieriges Leben mit Zähigkeit, Charakterstärke und Charme gemeistert hat und eine von ihrer Familie geliebte Ehefrau und Mutter war, die sehr gerne in Pittsburgh gelebt hat.

Ein herzliches Dankeschön Ihnen allen – und vergessen Sie nicht, auch Ihren bezaubernden Hunden die Ohren und den Bauch zu kraulen!

Vorwort

Als Doktor der Medizin musste ich mich erst daran gewöhnen, dass ich, was das neueste Mitglied in meinem Team betraf, nur die zweite Geige spielte. Schließlich war er ein Anfänger – noch dazu ein sehr junger, der nach nur einem Jahr Training die Prüfung bestanden hatte, die es ihm erlaubte, mich ans Bett der Patienten zu begleiten. Ich dagegen hatte vier Jahre College, vier Jahre Medizinstudium, drei Jahre Tätigkeit als Krankenhausärztin und dann mehrere Jahre als Universitätsprofessorin hinter mir. Doch es ließ sich nicht leugnen: Wenn wir durch die Krankenhausflure gingen oder das Zimmer eines Patienten betraten, wurde ich schlicht nicht mehr wahrgenommen, weil mein Kollege alle Blicke und die ganze Aufmerksamkeit auf sich zog. Angesichts seiner seelenvollen Augen, seiner stets aufmerksamen Ohren und seiner freundlichen Art war ich seinem Charme klar unterlegen. Habe ich übrigens schon erwähnt, dass mein neuer Kollege ein Therapiehund der Rasse Soft-Coated Wheaten Terrier ist?

Ein Hund im Raum verändert die Atmosphäre. Das höre ich immer wieder von meinen Patienten und den Menschen, die wir besuchen. Und es stimmt. Wenn ich allein im Krankenhaus unterwegs bin, eilen die Leute gewöhnlich an mir vorbei, um an ihr Ziel zu gelangen. Doch wenn Wheatie mich begleitet, dann *ist* er das Ziel! Es ist, als ob wir Freude, Frieden und Ruhe ausstrahlen, wenn wir an den Menschen vorbeigehen. Sie bleiben stehen, streicheln den kleinen lebhaften Hund und vergessen Stress, Belastungen und Sorgen und schöpfen Kraft und Ruhe – und sei es auch nur für kurze Zeit.

Ob Sie es glauben oder nicht, die Ärzte sind schon seit geraumer Zeit von der erstaunlichen Heilkraft der Therapiehunde fasziniert – und wahrscheinlich sogar ein wenig neidisch darauf. Ärzte und andere Menschen haben beobachtet, aufgezeichnet und analysiert, was geschieht, wenn Patient und Therapiehund sich begegnen. Das Fazit: Ein Hund im Zimmer verändert *wirklich* die Atmosphäre!

Hundgestützte Therapie: Mit Hunden Menschen gesünder und glücklicher machen gibt Einblicke in die medizinische Forschung, deren Ergebnisse belegen, was wir, die Therapiehundehalter, längst wissen: Besuche von Therapiehunden haben einen positiven Einfluss auf Heilung und Genesung. Die Forschungsbefunde, die Berichte der Hundehalter, die Besuche mit Therapiehunden machen und die Reaktionen der Patienten, denen der Besuch gilt, werden auch Sie von der heilenden Kraft dieser ganz normalen Hunde überzeugen. Dieses Buch enthält Geschichten von Menschen, die in den USA und in Kanada mit Therapiehunden arbeiten. Um die Anonymität der Patienten zu schützen, wurden ihre Namen geändert, nicht aber ihre beeindruckenden Reaktionen auf die Besuche der Therapiehunde. Wenn Sie die übereinstimmenden Erfahrungen lesen, die Therapiehundehalter im ganzen Land mit Hunden verschiedener Rassen und mit unterschiedlichen Patienten gemacht haben, werden Sie überzeugt sein, dass ganz normale Hunde erstaunliche heilende Fähigkeiten besitzen. Und vielleicht erwacht auch Ihr Interesse an der Arbeit mit Therapiehunden und Sie haben selbst irgendwann eine faszinierende Geschichte über den glücklichen Partner am anderen Ende der Leine eines Therapiehundes zu erzählen.

Dawn A. Marcus, MD

Teil I:

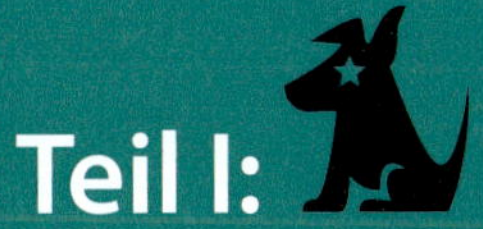

Hunde und ihre heilende Wirkung

1. Die heilenden Fähigkeiten der Hunde

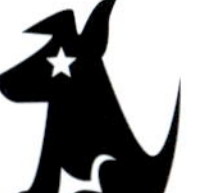

Wie nennt man einen ehrenamtlichen Helfer mit heilenden Fähigkeiten, der mit dem Schwanz wedelt, vier Beine und ein feuchtes Lächeln hat? Einen Therapiehund. Man braucht einen Therapiehund nur kurze Zeit zu erleben, um die erstaunlichen Fähigkeiten dieser liebenswerten Hunde zu erkennen, wenn es darum geht, den Körper und die Seele der von ihnen besuchten Menschen zu heilen.

Tipp

Florence Nightingale wusste um die heilende Wirkung von Haustieren: «Ein kleines Haustier ist oft ein idealer Begleiter für kranke oder chronisch kranke Menschen.»

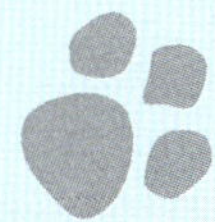

Die Krankenschwester Elaine Smith nutzte Therapiehunde systematisch für den Heilungsprozess, nachdem ihr aufgefallen war, dass die Patienten, die von einem Geistlichen und seinem Golden Retriever besucht wurden, sich besser fühlten. 1976 gründete Smith Therapy Dogs International, eine Organisation für ehrenamtliche Helfer, die Therapiehunde und ihre Besitzer testet und registriert und für die Arbeit der Therapiehunde wirbt. Heute sind in allen 50 Staaten der USA und in Kanada von Therapy Dogs International zertifizierte ehrenamtliche Helfer mit über 20 000 Therapiehunden registriert.

Tipp

Nach Angaben des American Kennel Club erhalten jährlich 45 000 Hunde ihre Anerkennung als Canine Good Citizen-Therapiehund.

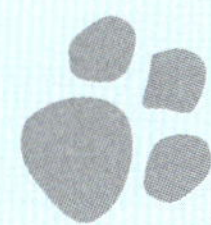

Als traditionell ausgebildete Ärztin stellte ich meinen Patienten Rezepte aus und behandelte sie mit medizinischen Therapien. In den letzten Jahrzehnten habe ich Patienten mit chronischen Schmerzen, wie z. B.

Arthritis, Migräne, Fibromyalgie, Schmerzen im unteren Rücken usw., betreut. Doch trotz guter schulmedizinischer Ausbildung sah ich schnell ein, dass meine Pillen und Arzneien bei diesen Patienten kaum etwas ausrichteten. Ich musste umlernen und zur Kenntnis nehmen, dass ein ganzheitlicher Ansatz gefragt war, der neben den körperlichen Beschwerden auch Dinge wie die Lebensführung sowie soziale und emotionale Belange berücksichtigte. Wir empfahlen den Patienten in unserer Klinik, nicht medikamentöse und nicht traditionelle Therapien auszuprobieren. Obwohl ich immer dachte, dass ich mich in puncto alternative Behandlungsmethoden ziemlich gut auskannte, hörte ich zum ersten Mal von Therapiehunden, als mein Tierarzt während eines Besuches mit meinem Hund bemerkte, dass mein Soft-Coated Wheaten Terrier – der natürlich Wheatie heißt – sicher gut für Patientenbesuche geeignet wäre.

Ich bin, genau wie mein Terrier, etwas eigensinnig. OK – für alle, die dieses Buch lesen und mich kennen – ich bin ein richtiger Dickschädel! Und wenn sich eine Idee in meinem Kopf erst einmal festgesetzt hat, bin ich wie ein Hund mit einem Knochen. Es gab drei Gründe, mich für die Arbeit mit Therapiehunden zu interessieren. Erstens ist Wheatie äußerst kontaktfreudig und mag Menschen. Zweitens absolvierte ich mit Wheatie bereits ein Gehorsamstraining, das ihm offensichtlich gefiel, so dass ich sicher sein konnte, dass die Ausbildung zum Therapiehund uns beiden Spaß machen würde. Der dritte Grund war ein rein egoistischer: Mir gefiel der Gedanke, Wheatie mit ins Krankenhaus zu nehmen. Nachdem Wheatie mehrere Jahre Patienten besucht hatte, kam ein zweiter Wheaten Terrier namens Toby in unsere Familie. Toby trat in Wheaties «Pfotenstapfen», bestand auch die Prüfung als Therapiehund und ergänzte mein Therapiehundeteam.

Ich habe als Ärztin an der Universität gearbeitet, mich für die Forschung interessiert und ständig nach neuen Möglichkeiten gesucht, das Leben meiner Patienten zu verbessern. Angesichts dessen habe ich nicht unkritisch mit der Therapiehundearbeit begonnen, sondern erst überprüft, ob die Behauptung der Leute über Therapiehunde und ihre heilende Wirkung tatsächlich stimmt. Hunde sind natürlich etwas Wunderbares und in Anwesenheit meines Hundes habe ich mich stets besser gefühlt. Aber war es wirklich möglich, dass eine so einfache Maßnahme wie der Besuch eines Therapiehundes imstande war, bei den Patienten messbare medizinische Veränderungen herbeizuführen?

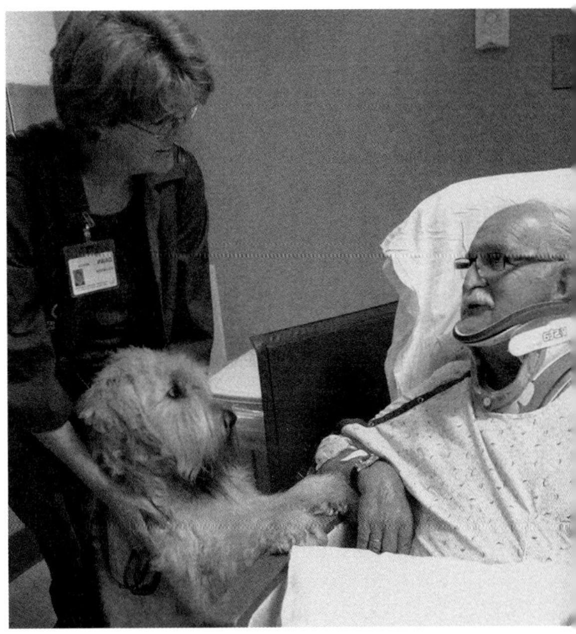

Abbildung 1.1
Mein Soft-Coated Wheaten Terrier Toby heitert auf seiner Stationsrunde einen Patienten auf. Foto von Jasmine Goldband, Abdruckgenehmigung von (Pittsburgh, PA) *Tribune Review.*

Studie um Studie lieferte Beweise dafür, dass die Antwort nur ein klares «Ja» sein konnte.

Als ich selbst Besuche mit meinem Therapiehund machte, gab es Situationen, in denen ich Wheatie anschaute und dachte: «Das war unglaublich! Hast du das, was gerade passiert ist, wirklich gesehen?» Manchmal, wenn ich aus einem Zimmer kam, war ich von Gefühlen überwältigt, die von dem Patienten, den Wheatie gerade besucht hatte, auf mich übergesprungen waren. Und ich dachte jedes Mal «Ist an dem, was die Untersuchungen behaupten, wirklich etwas dran, oder bin ich bloß eine Hundenärrin, die mehr in die Besuche hineininterpretiert als wahr ist?» Schon möglich, dass ich eine Hundenärrin bin – aber Therapiehunde sind wirklich etwas Besonderes. Jedes Mal wenn ich mit Hundehaltern von Kalifornien bis Ontario spreche, höre ich immer wieder das Gleiche: «Ich weiß nicht, ob es etwas Besonderes ist oder nicht. Aber …» Und dann höre ich Geschichten, die von Frieden, Freude und Trost erzählen und bei denen ein offenbar ganz normaler Hund am anderen Ende der Leine eine entscheidende Rolle gespielt hat. Diese scheinbar ganz normalen Hunde und ihre scheinbar ganz normalen

Besitzer haben ungewöhnliche Situationen erlebt – sie haben erlebt, dass Menschen lächeln und sich auf eine Weise berühren lassen, die nahe Angehörige und Fachleute in Erstaunen versetzt.

1.1 Was ist ein Therapiehund?

Ein *Therapiehund* ist ein Hund, der ein Training und eine Prüfung absolviert hat und befugt ist, Menschen in Pflegeheimen, Einrichtungen für begleitetes Wohnen, Krankenhäusern und Schulen regelmäßig und zuverlässig zu erfreuen und positiv zu beeinflussen. Ein Therapiehund sollte kontaktfreudig und freundlich sein und auf Fremde eingehen. Menschen reagieren auf Hunde manchmal unvorhersehbar, besonders kranke oder verwirrte Menschen und Kleinkinder, die an Hunde nicht gewöhnt sind. Das Temperament eines Therapiehundes sollte so beschaffen sein, dass seine Besuche ungefährlich sind und zu positiven Erfahrungen für den Hund und für die von ihm besuchten Menschen werden.

Testen Sie Ihr Wissen

Welche der folgenden Aussagen ist richtig?

1. Jeder Hund kann Patienten in Pflegeheimen und Krankenhäusern besuchen, vorausgesetzt er ist freundlich und wird an der Leine geführt.
2. Therapiehunde können ihre Besitzer überallhin begleiten – in Schulen, Krankenhäuser, Busse und Restaurants.
3. Das Wichtigste bei einem Therapiehundebesuch ist das Gespräch zwischen dem Hundebesitzer und dem Patienten.
4. Der Besuch eines Therapiehundes bringt Menschen zum Lächeln, aber eine echte Verbesserung der Gesundheit ist nicht zu erwarten.
5. Hunde, die arbeiten, werden als Therapiehunde oder Diensthunde bezeichnet. Die beiden Begriffe haben in etwa die gleiche Bedeutung.

Wenn Sie alle Aussagen als falsch erkannt haben, liegen Sie richtig. Vermutlich haben Sie selber einen Therapiehund oder kennen einen.

Ein Therapiehund wird darauf trainiert, mit einem bestimmten Menschen, dem *Halter*, zu arbeiten. Hund und Hundehalter werden ein Team, das gemeinsam Patienten besucht. Der Hundehalter unterstützt den Hund während der Besuche – aber während der Besuche steht der Hund im Mittelpunkt. Als ich mit Wheatie ein Krankenhaus besuchte, sagte meine ehrenamtliche Begleiterin augenzwinkernd: «Ich habe der Stationsleiterin von 4 West gesagt, dass Sie und Wheatie heute zu Besuch kommen. Ihr Gesicht strahlte, als sie Wheaties Namen hörte, ‹Wir *lieben* Wheatie! Aber ich glaube, Dawn kennen wir nicht›». Wir hatten beide verstanden – es geht *einzig und allein* um den Hund.

1.2 Welche Aufgaben hat ein Therapiehund?

Wenn ich im Krankenhaus mit Wheatie oder Toby, der sein Schild mit der Aufschrift «ehrenamtlicher Helfer» trägt, im Aufzug fahre, werde ich oft angesprochen. Hier ist ein typischer Dialog:

> «Warum ist der Hund im Krankenhaus?»
> «Das ist Toby – er ist einer der Therapiehunde des Krankenhauses. Er besucht Patienten.»
> «Oh – und was macht er?»
> «Er besucht Patienten und heitert sie auf.»
> «Gut – aber was TUT er denn?»

Ich weiß, die Leute wollen wissen, ob er den Patienten bestimmte Aufgaben abnimmt oder sie mit Kunststücken unterhält. Ich schaue meinen kleinen Terrier liebevoll an, der mittlerweile die Aufmerksamkeit aller Leute im Aufzug auf sich gezogen hat. Finstere Gesichter verwandeln sich in lächelnde, wenn gestresste Mitarbeiter und besorgte Besucher ihre Sorgen für einen Augenblick vergessen und Toby anschauen, ihm die Ohren kraulen und von ihren eigenen wunderbaren Hunden erzählen. Dann antworte ich: «Genau das – er führt es Ihnen gerade vor.»

Diejenigen, die das Glück haben, mit ihrem Therapiehund im Team zu arbeiten und zu erleben, wie die Patienten aufblühen und wie lange ihr Wohlgefühl diese kurzen Besuche überdauert, empfinden dies als besondere Belohnung. Wheatie und ich hatten Lia, eine junge Frau auf der Intensivstation, über mehrere Monate einmal pro Woche besucht. Lia hatte einen Yorkie zu Hause, den sie, wie sie den Pflegenden erzählte, sehr vermisste. Meistens ging es Lia sehr schlecht, wenn wir sie besuchten und sie konnte ihre Augen nur ein paar Sekunden offen halten. Trotzdem blieb Wheatie ruhig an ihrem Bett stehen, schmiegte sich an ihre Hand und ließ uns Lias Hand über seinen Kopf und Rücken führen. Eines Tages als wir Lias Zimmer betraten, lag sie nicht in ihrem Bett und wir befürchteten schon das Schlimmste. Einige Monate später, Wheatie und ich wollten gerade den Aufzug im Krankenhaus betreten, hörte ich, wie eine zierliche Frau «Wheatie!» rief. Sie sagte: «Wahrscheinlich erinnern Sie sich nicht an mich, aber Wheatie hat mich auf der Intensivstation besucht und diese Besuche haben mir wirklich geholfen durchzuhalten. Sie können sich nicht vorstellen, wie viel sie mir bedeutet haben.» Lia sah so quicklebendig und gesund aus – so ganz anders als die junge Frau in dem Krankenhausbett, die an ein Beatmungsgerät und zahllose intravenöse Schläuche angeschlossen war. Sie das Krankenhaus verlassen zu sehen, hat unseren Tag gerettet. Ob ich glaube, dass Wheaties Besuche einen Einfluss auf Lias Genesung hatten? Ganz sicher. Und obwohl ich weiß, dass Lias Genesung in erster Linie ihrer Widerstandskraft, ihrem medizinischen Team und dessen Behandlung zu verdanken ist, freute mich der Gedanke, dass diese kurzen Besuche eines Hundes mit struppigem Fell eine so positive Wirkung hatten und ihren Teil dazu beigetragen haben, dass Lia nach Hause zu ihrem Yorkie zurückkehren und Geschichten von der heilenden Kraft eines kleinen Hundes erzählen konnte.

1.3 Tiergestützte Therapien versus tiergestützte Aktivitäten

Ausgebildete Tiere können zu therapeutischen Zwecken eingesetzt werden, entweder im Rahmen von tiergestützten Therapien oder tiergestützten Aktivitäten. Eine *tiergestützte Therapie* ist eine speziell für einen bestimmten Patienten ausgewählte Intervention, mit der ein bestimmtes Ziel erreicht werden soll. So könnte etwa ein Psychologe Therapiehunde in die Behandlung von Kindern mit Hundeangst einbeziehen, um ihnen bei der Überwindung ihrer Angst zu helfen, oder ein medizinisches Team könnte messen, ob die Besuche von Therapiehunden die Herzangst von Patienten nach einem Herzanfall reduzieren. Die üblichen Begegnungen zwischen Therapiehunden und Patienten werden *tiergestützte Aktivitäten* genannt. Tiergestützte Aktivitäten, die oft auch als *Tiertherapie* bezeichnet werden, sind eher unregelmäßige Begegnungen zwischen Therapiehunden und Menschen mit verschiedenartigen Bedürfnissen. Tiergestützte Aktivitäten sind auf Zuwendung und Gesellschaft ausgerichtet. Die positiven Ergebnisse tiergestützter Aktivitäten sind schwieriger zu messen, aber die Auswirkungen auf die Menschen, die Kontakt zu Therapiehunden haben, sind keineswegs geringer zu bewerten. Tiergestützte Therapien und Aktivitäten können mit verschiedenen Tieren durchgeführt werden, aber in der Regel werden Hunde und gelegentlich auch Katzen eingesetzt. Auch andere domestizierte Tiere werden für Tiertherapien trainiert, werden in diesem Buch aber nicht berücksichtigt.

Die Gründerin der Therapiehundeorganisation Angel Paws, Patti Shanaberg, erläutert die Wirkung von Therapiehunden so: «Da das Verhalten von Tieren völlig zweckfrei ist, gelingt es ihnen, auf einer Ebene Zugang zu Menschen zu finden, die von vielen unterschätzt wird. Der therapeutische Nutzen tiergestützter Therapien und Aktivitäten ist weitaus mehr als bloße Unterhaltung, an die die meisten zuallererst denken.»

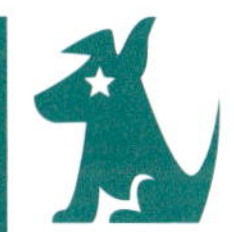

Dieses Buch präsentiert sowohl professionell geplante Forschungsstudien zum Thema tiergestützte Therapie als auch Besuche mit alltäglichen, tiergestützten Aktivitäten, die die Forschungsbefunde untermauern. Der in diesem Buch von mir verwendete Begriff *Therapiehundbesuch* bezieht sich auf tiergestützte Therapien und auf tiergestützte Aktivitäten.

1.4 Therapiehunde schenken bedingungslose Akzeptanz und Liebe

Therapiehunde haben die Aufgabe, anderen zu helfen. Ann Cadman ist Koordinatorin für Gesundheit und Wellness bei Animal Friends, einem in Pittsburg, Pennsylvania ansässigen Tierheim. Anns Gesicht glüht, wenn sie über die Arbeit der an ihrem Programm beteiligten Therapiehunde spricht:

> Die Arbeit mit einem Therapiehund ist eine Möglichkeit, anderen etwas zurückzugeben – besonders den oft vergessenen Menschen in Pflegeheimen, Einrichtungen für begleitetes Wohnen und Krankenhäusern, die diese Art von Unterstützung so dringend benötigen. Therapiehunde sind für diese Menschen besonders wichtig, denn sie schenken ihnen bedingungslose Akzeptanz und Liebe. Den Therapiehund kümmert es nicht, wie du

aussiehst, welche Probleme du hast oder was du kannst. Für den Hund zählt nicht das Äußere, sondern das Wesen eines Menschen. Es gibt keine Fallstricke – der Hund verlangt nichts und ist doch bereit, alles zu geben.

Was bedingungslose Akzeptanz und Liebe bewirken kann, hat Wheatie mir vor Augen geführt, als wir Sarah besuchten, unsere erste Krankenhauspatientin. Sarah, 52 Jahre alt, litt an einer aggressiven Krebsart im Kopf- und Halsbereich. Um Sarahs Leben zu verlängern, hatten die Ärzte einen letzten Versuch unternommen und den Tumor operativ weiträumig entfernt, was zur Folge hatte, dass Sarah links einen Großteil von Wange und Kiefer verlor. Der Operationsbereich hatte sich entzündet und war eine offene, nässende Wunde. Vor meinem Besuch bei Sarah hatte mir ihr Arzt erzählt, sie hätten Schwierigkeiten, jüngere Pflegepersonen zu motivieren, Zeit mit Sarah zu verbringen, weil sie durch die Operation so entstellt war. Da ich als Ärztin seit Jahrzehnten Umgang mit Patienten habe, versicherte ich ihm, ich hätte trotz der Operation keine Probleme, die Patientin zu besuchen. Wheatie und ich erreichten Sarahs offene Tür und ich klopfte an, um mich bemerkbar zu machen. Da die rechte Seite ihres Gesichts der Tür zugewandt war, sah sie aus diesem Blickwinkel völlig normal aus. Als sie das Klopfen hörte und sich zu uns umdrehte, musste man sich angesichts des Ausmaßes ihrer Operationswunde Mühe geben, nicht zu erschrecken. Wheatie stürmte dagegen unbeeindruckt ins Zimmer und rannte auf Sarah zu. Obwohl nicht viel zu verstehen war, sprach Sarah mit Wheatie und streichelte ihn lange, sichtlich froh, dass diesem Besucher bei ihrem Anblick weder Mitleid noch Angst oder schlimmste Befürchtungen anzumerken waren. Wir besuchten sie noch mehrere Male während ihres Krankenhausaufenthaltes und jedes Mal strahlten ihre Augen, wenn Wheatie im Türrahmen erschien. Er verlangte nichts – gab aber alles. Und in diesen kurzen Momenten, wenn Sarah und Wheatie sich tief in die Augen schauten, Nase an Schnauze, vergaß Sarah Krebs, Operationen und Schmerzen und spürte nur noch Akzeptanz, Frieden und bedingungslose Liebe.

1.5 Das ist ein Arbeitshund

Die Begriffe *Diensthund* (in Europa Assistenzhund) und *Therapiehund* werden häufig verwechselt. Bei meinen Krankenhausbesuchen höre ich oft, dass Mütter ihre Kinder, die auf Wheatie oder Toby zugehen, mahnen: «Lass den Hund in Ruhe – das ist ein Arbeitshund». Andere beneiden mich, dass ich einen Hund habe, den ich mit ins Restaurant nehmen kann (Assistenzhunde dürfen mit ins Restaurant, Therapiehunde nicht). Eine Freundin erzählte mir neulich, dass einer behinderten Frau der Zugang zum Bus verwehrt wurde, weil sie ihren Assistenzhund vor dem Busfahrer irrtümlich als Therapiehund bezeichnet hatte.

Ein *Assistenzhund* wird darauf trainiert, die speziellen Bedürfnisse der Person zu erfüllen, um die er sich kümmert. Er ist fast immer «im Dienst» und hat stets die Bedürfnisse seiner Person im Blick. Ein Therapiehund arbeitet dagegen mehrmals etwa eine Stunde pro Woche. Wenn

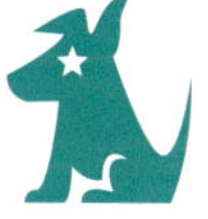

Assistenzhund versus Therapiehund

Ein Assistenzhund wird darauf trainiert, bestimmte Aufgaben für einen Menschen mit Behinderung zu übernehmen. Laut Bundesgesetz dürfen Menschen mit Behinderungen sich an öffentlichen Orten von ihrem Assistenzhund begleiten lassen, weil diese Hunde nicht als «Haustiere» gelten.
Das Bundesgesetz definiert dagegen nicht, was ein Therapiehund ist. In der Regel handelt es sich um das Haustier des Betroffenen. Nach Abschluss ihres Trainings und ihrer Prüfung besuchen Therapiehunde mit ihren Haltern Menschen an Orten, wo Hunde normalerweise nicht erlaubt sind: Krankenhäuser, Einrichtungen für begleitetes Wohnen, Hospize, Schulen, Einrichtungen, die Schutz vor häuslicher Gewalt bieten, Rehabilitationseinrichtungen und viele andere mehr.
Die positiven Auswirkungen von Therapiehunden sind vielfältig und verbessern sowohl körperliche (Senkung des Blutdrucks, Abbau von Ängsten, Förderung der Bewegung etc.) als auch psychische Probleme (weniger Depressionen, mehr Freude, Gesellschaft etc.).
Ein Assistenzhund lebt mit einem Menschen in einer Art Beziehung – ein Hund ist für eine Person da. Therapiehunde helfen vielen Menschen – ein Hund schenkt vielen Menschen Freude, Trost und Anregung.

JoAnn Turnbull, Delta Society

ein Therapiehund seinen Arbeitsplatz verlässt, ist er wieder Haustier und darf sich wie «ein ganz normaler Hund» benehmen. Meine Hunde sind längstens ½ bis 1 Stunde mit Patientenbesuchen beschäftigt.

1.6 Assistenzhunde und ihre Aufgaben

Eines der Bücher, aus denen ich meinen Söhnen immer am liebsten vorgelesen habe, war *Follow My Leader* von James B. Garfield. Diese berührende und spannende Geschichte schildert die mutige Reise von Jimmy, einem Jungen, der bei einem Unfall mit Feuerwerkskörpern erblindete und dem ein Blindenhund, den er in «Leader» umbenannte, half, sein Selbstvertrauen und seine Unabhängigkeit wiederzuerlangen. Laut der International Guide Dog Federation findet man in Ruinen aus dem 1. Jahrhundert n. Chr. Bilder von Hunden, die Blinde führen. Im 1. Weltkrieg begann der deutsche Arzt Gerhard Stalling, Hunde zu trainieren, damit sie Soldaten führen konnten, die durch Senfgas oder andere Verletzungen erblindet waren. Im Jahre 1929 wurde in Nordamerika unter dem Namen «The Seeing Eye» die erste Schule für Blindenhunde eröffnet. «The Seeing Eye» existiert immer noch auf einem 242 820 m^2 großen Campus in Washington Valley, New Jersey. Heute übernehmen Assistenzhunde vielfältige Aufgaben für die Personen, die sie unterstützen.

Um mehr über Assistenzhunde zu erfahren, habe ich bei meiner Lieblingshundetrainerin und Autorin Carol Lea Benjamin nachgefragt. Carol hat die packende Mystery-Serie Rachel Alexander and Dash sowie eine Reihe von praxistauglichen Trainingsbüchern geschrieben. Carols Buch «*Mother Knows Best: The Natural Way to Train Your Dog*» (1985) ist das mit Abstand vernünftigste und praxistauglichste Buch, das sämtliche Trainingsstadien vom Welpen bis zum jungen Hund abdeckt. Jedes Mal, bevor ein neuer Welpe zu uns ins Haus kommt, lese ich noch einmal mein ziemlich abgenutztes Exemplar, fasse das Wichtigste zusammen und schreibe es mir heraus. Carol hat mir die Aufgabe von Assistenzhunden wie folgt erklärt:

> Assistenzhunde unterstützen ihre Partner, die eine Behinderung haben. Manchmal kann man sehen, was sie tun, z. B. wenn sie einen Rollstuhl ziehen, eine Tür öffnen, heruntergefallene Gegenstände aufheben, ihren Partner auf ein Geräusch aufmerksam machen, z. B. auf die Türklingel oder das Telefon, und Blinde führen, ihre wichtigste Aufgabe. Manchmal hat der

Partner des Hundes auch eine so genannte «unsichtbare Behinderung», d. h. eine, die man nicht sehen kann. In einem solchen Fall beobachtet der Hund seinen Partner und wartet, bis er gebraucht wird. So können Hunde bei Schmerzen helfen, Menschen auf bevorstehende Anfälle aufmerksam machen, bei Diabetikern den Blutzuckerspiegel überwachen etc. Normalerweise kann man nicht sehen, was der Hund tut, weil er die meiste Zeit nur gut beobachtet. Selbst wenn die Hunde aktiv werden, etwa vor einem Anfall warnen oder bei Schmerzen helfen, würden die meisten Leute gar nicht merken, dass der Hund seine Arbeit tut. Sie würden denken, dass er mit seiner Pfote die Aufmerksamkeit seines Partners auf sich lenken will oder sich gegen seinen Partner lehnt. In solchen Situationen leistet der Hund unauffällig die dringend benötigte Hilfe.

1.7 Der Unterschied zwischen Assistenzhunden und Therapiehunden

Da Assistenzhunde die meiste Zeit im Dienst sind und für ihren Partner arbeiten, rät Carol Lea Benjamin, diese Hunde nicht bei ihrer Arbeit zu stören:

> Ein Assistenzhund sollte weder angesprochen, noch gerufen oder angefasst werden, auch dann nicht, wenn die Arbeit genauso unsichtbar ist wie die Behinderung. Jede Kontaktaufnahme mit dem Hund lenkt ihn von seiner wichtigen Aufgabe ab. Bei Therapiehunden ist es genau umgekehrt. Der Hund wird von seinem Partner geradezu ermuntert, auf andere Menschen zuzugehen. Die Arbeit dieser Hunde besteht darin, sich von fremden Menschen anfassen, streicheln und küssen zu lassen, d. h. von Menschen in Krankenhäusern, Pflegeheimen oder anderen Institutionen, wo der Besuch von ausgebildeten, gut erzogenen und kontaktfreudigen Hunden wahre Wunder wirken kann. Therapiehunde können die Energie und die Atmosphäre in Räumen verändern und Tränen in Lächeln verwandeln. Sie schenken Menschen, die es brauchen, Wärme und Freude und ermöglichen ihnen manchmal Kontakte, die sie vor dem Besuch des Hundes nicht hatten, z. B. zwischen Patienten und Hundehaltern. Therapiehunde, die sich im öffentlichen Raum aufhalten, können in der Regel gestreichelt werden, aber bitte immer erst fragen.

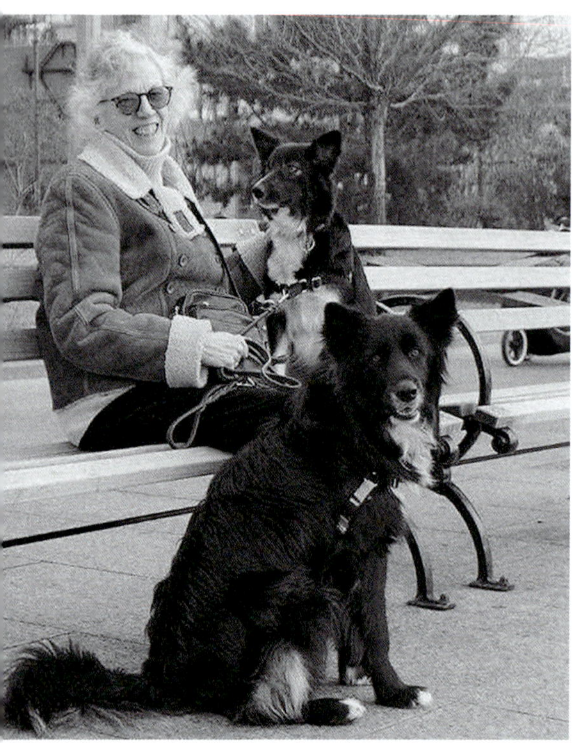

Abbildung 1.2
Carol Lea Benjamin mit den Assistenzhunden Sky (auf der Bank) und Monk. Abdruckgenehmigung für das Foto von Stephen Lennard.

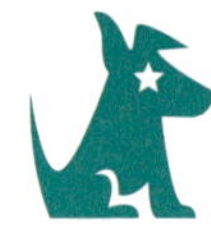

Die unterschiedlichen Aufgaben von Therapie- und Assistenzhunden

Was haben Therapie- und Assistenzhunde gemeinsam?
Beide werden trainiert, geprüft und bekommen eine Zulassung.

Was unterscheidet Therapiehunde von Assistenzhunden?

Therapiehunde	Assistenzhunde
Arbeiten für viele Personen	Arbeiten für eine Person
Arbeiten normalerweise einmal pro Woche oder Monat	Sind die meiste Zeit «im Dienst»
Sind auf ruhiges Verhalten und Gehorsam trainiert	Sind darauf trainiert, bestimmte komplexe Aufgaben zu übernehmen, zu denen ihr Mensch wegen seiner Behinderung nicht in der Lage ist

Dürfen sich in Krankenhäusern, Pflegeheimen, Hospizen, Schulen und Büchereien aufhalten, aber nur im Rahmen ihrer therapeutischen Arbeit	Dürfen ihren Menschen überallhin begleiten: in Busse, Restaurants, Läden usw.
Therapiehunde sollen mit Menschen interagieren	Therapiehunde sollen nicht von ihrer Arbeit abgelenkt werden

1.8 Das Training der Assistenzhunde

Um mehr über das Training von Assistenzhunden zu erfahren, fragte ich Judy Fridono, Gründerin und Geschäftsführerin von Puppy Prodigies in San Diego, Kalifornien. Im Rahmen dieses Programms wird in den ersten acht Lebenswochen der Assistenzhundewelpen mit dem Training begonnen.

Obwohl die Trainingsprogramme der Hunde sich unterscheiden, kommen Assistenzhundewelpen meistens im Alter von etwa acht Wochen zu einem Hundezüchter, wo sie ca. 15 Monate bleiben. In der Zeit reifen sie heran und absolvieren ein sechsmonatiges Intensivtraining, in dem sie lernen, bestimmte Aufgaben auszuführen. Ziel des Programms ist es jedoch nicht unbedingt, dass der Hund Aufgaben lernt, sondern es geht darum herauszufinden, ob er von seinem Temperament, seiner Persönlichkeit und seinem Verhalten her geeignet ist, die hohen Anforderungen zu erfüllen, die an einen Assistenzhund gestellt werden.

Tipp
Nur etwa drei von fünf Hunden, die ein Trainingsprogramm für Assistenzhunde absolvieren, werden als Assistenzhunde zugelassen.

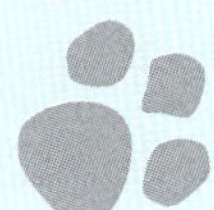

1.9 Ein Assistenzhund kann Leben retten

Wie viele Menschen, die ihrem Land dienten, kehrte Allan G. Parton als gebrochener Mann aus dem Golfkrieg zurück. 1991 tat er Dienst in der Royal Navy und wurde schwer verletzt. Als er nach Hause zurückkehrte, konnte er weder sprechen noch schreiben oder gehen. Nach jahrelanger intensiver Rehabilitationstherapie war Allan immer noch behindert und völlig demoralisiert:

> Ich war auf dem tiefsten Tiefpunkt, den man erreichen kann. Die Zeit in der Rehabilitation und im Krankenhaus war mein schlimmster Albtraum. In den 20 Jahren, die ich in der Royal Navy diente, hatte ich mich zum Offizier hochgearbeitet. Als Offizier und Ingenieur für elektronische Waffen habe ich neue Waffen konstruiert und wurde auf der ganzen Welt eingesetzt, um auf Schiffen, die in Stellung gebracht waren, funktionsunfähige Systeme zu reparieren. Ich war immer der Ernährer und Versorger meiner Familie gewesen. Und plötzlich war ich völlig abhängig von anderen – es war entsetzlich und ich konnte nichts daran ändern.

Als Allan im Rollstuhl und völlig demoralisiert nach Hause zurückkehrte, beschloss seine Frau Sandra, bei einer Wohltätigkeitsorganisation mitzuarbeiten, die Assistenzhunde trainierte. Allan begleitete Sandra zu den Kursen, saß aber nur teilnahmslos in seinem Rollstuhl in der Ecke des Raumes bis eines Tages ein Labrador Retriever namens Endal, der trainiert wurde, die Wende brachte:

> Endal entdeckte etwas auf dem Boden neben meinem Rollstuhl, kam auf mich zu, hob es auf, wie er es gelernt hatte, und legte es mir voller Stolz in den Schoß. Ich reagierte nicht, sagte nicht danke und lobte ihn auch nicht – das frustrierte ihn gewaltig. Um zu zeigen, dass er gut in seinem Job war, suchte Endal etwas anderes und legte es mir in den Schoß – um zu beweisen, dass ich noch sturer war als er, reagierte ich wieder nicht. Daraufhin häufte Endal alles, was er finden konnte, auf meinen Schoß und als ich schließlich hinter einem Berg von Gegenständen völlig zu verschwinden drohte, musste ich zum allerersten Mal seit sechs Jahren lächeln.

So begann eine 13-jährige Freundschaft zwischen einem Assistenzhund und seinem anfangs widerspenstigen Schützling. Dank Endal gewann Allan seine Unabhängigkeit zurück – Endal brachte Allan seine Schlüssel, einen Stift und das Telefon. Er konnte im Laden Pakete aus den Regalen nehmen, die Karte in den Geldautomaten schieben und Angestellte bezahlen. Endal konnte sogar Türen öffnen – die Tür der Waschmaschine, Haustüren und sämtliche andere Türen, sodass Allan die

Abbildung 1.3
Endal prüft, wo Menschen mit Behinderungen einsteigen können.

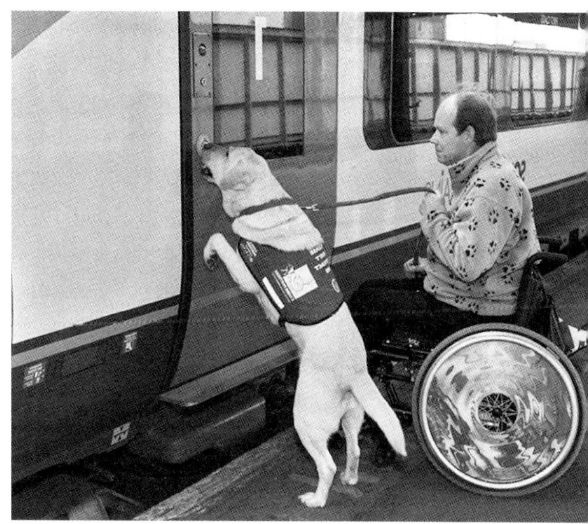

Anforderungen des täglichen Lebens, die für die meisten Menschen selbstverständlich sind, wieder bewältigen und genießen konnte.

Die meisten Hundebesitzer können sich ein Leben ohne ihren Freund nicht mehr vorstellen – aber für Jennifer Blanchard ist ihr Assistenzhund Ike, ein Labradoodle, noch mehr, nämlich ein Lebensretter. Jennifer leidet an einer seltenen, unheilbaren Störung des Immunsystems, vergleichbar mit einem Angioödem. *Angioödem* bedeutet «eine durch undichte Blutgefäße verursachte Schwellung» – und diese Schwellung kann sehr gefährlich und schmerzhaft sein. Selbst die kleinste Verletzung kann bei Jennifer diese gefährliche Schwellung auslösen: «Es kann passieren, dass ich mit meinem Bein gegen den Kaffeetisch stoße und 12 bis 24 Stunden später in der Chirurgie lande.» Und Jennifer hat schon viele Operationen hinter sich. Als ich im Sommer 2010 mit ihr sprach, war sie bereits 95 Mal operiert worden – nein, das ist kein Druckfehler: fünfundneunzig. Bei so vielen Operationen machen infektionsbedingte Komplikationen und tägliche, schmerzhafte Verbandwechsel Jennifers Behinderung noch schlimmer. Aufgrund der Operationen ist Jennifers Mobilität eingeschränkt und als ihr Arzt ihr dann sagte, sie würde nie wieder ohne Gehhilfe laufen können und müsse vielleicht sogar im Rollstuhl sitzen, war sie verzweifelt:

> Als sich meine Muskeln infolge der Verletzungen und Operationen zurückbildeten, sagten mir die Ärzte, ich könne nie wieder normal gehen. Sie sagten, ich müsse entweder einen Rollstuhl oder eine Gehhilfe bzw. Beinschienen benutzen. Ich probierte die Beinschienen aus, aber sie verursachten so starke Reizungen, dass ich wieder in der Chirurgie landete. Ich war damals 39 Jahre alt und konnte mich mit dieser Realität überhaupt nicht abfinden. Ich dachte auch daran, wie viele Male meine Arme und Beine schon gleichzeitig operiert worden waren, sodass ich vollständig abhängig war und nichts mehr allein tun konnte. Mein Arzt sagte mir außerdem, ich dürfe keine Krücken mehr benutzen, weil der durch mein Gewicht ausgeübte Druck meine Arme zu stark anschwellen lasse. Es war alles so deprimierend. Mein Leben erschien mir nur noch düster.

Doch dann kam Assistenzhund Ike in Jennifers Leben:

> Vor Ike gab es so viele Dinge, die ich nie wieder tun zu können glaubte. Ike hat mein Leben komplett verändert. Zunächst einmal bringt Ike mich jeden Morgen zum Lächeln, wenn er auf mein Bett huscht und mit seinem feuchten Bart über mein Gesicht streicht. Er beugt sich ganz vorsichtig über mich und drückt mir einen dicken feuchten Kuss auf. Das tut er jeden Morgen. Wenn ich im Krankenhaus bin und Ike mich besucht, klettert er auf mein Bett, legt seinen Kopf sanft auf meine Brust und seufzt. Er weiß, wohin er gehört.

Ike unterstützt Jennifer auch im Alltag:

> Ike hebt Dinge auf, die ich fallen lasse. Er schaltet das Licht ein und aus. Er kann an der Kasse meine Kreditkarte abgeben, die ich von meinem Rollstuhl aus nicht erreichen kann. Er kann auf die Knöpfe an Aufzügen drücken und elektronisch verriegelte Türen öffnen.
> Ike öffnet Schubladen und zieht mir sogar die Socken aus, wenn ich nach einer Operation an der Hand oder am Arm eine helfende Pfote brauche. Wenn ich in der Lage bin zu gehen, stützt Ike mich. Er trägt ein stabiles Geschirr, an dem ich mich festhalte, begleitet mich durch den Tag und gibt mir zusätzlichen Halt, sodass ich mich sicher bewegen kann. Er schirmt mich auch vor großen Menschenansammlungen ab, damit ich nicht angerempelt oder verletzt werde.
> Ike hat mein Leben 120-prozentig verändert. Bevor er zu mir kann, hatte ich Angst, aus dem Haus zu gehen, Angst vor Menschenmengen und vor Men-

Abbildung 1.4
Assistenzhund Ike kümmert sich um Jennifers körperliche und emotionale Belange – er begleitet und unterstützt sie und gibt ihr Kraft in guten und in schlechten Zeiten. Nach ihrer letzten Handoperation betrat Ike Jennifers Zimmer im Krankenhaus, ließ sich entschlossen auf ihrem Bett nieder und weigerte sich, ohne sie zu gehen.

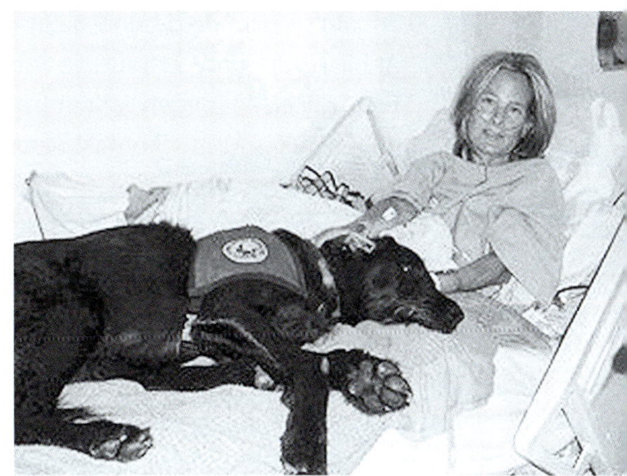

schen überhaupt. Ich war traurig und deprimiert angesichts der Aussicht, meine Arbeit, meine Gehfähigkeit und mein früheres Leben zu verlieren. Jetzt traue ich mich wieder, nach draußen zu gehen, mein Leben zu leben so gut es geht, denn ich weiß, dass ich einen Helfer habe, der mich führt und mich vorbehaltlos liebt.

1.10 Wie Therapiehunde Menschen helfen

Geschichten von Assistenzhunden wie Endal und Ike zeigen, wie sie ihre Partner unterstützen. Doch was ist mit Therapiehunden? Kann ein Besuch von einem pelzigen Gesellen die medizinische Behandlung wirklich positiv beeinflussen? Diese Frage interessiert die Ärzte seit vielen Jahren und sie führen Studien durch, um eine Antwort zu finden. Die Ergebnisse? Jede Studie zeigt: Therapiehunde verfügen über heilende Fähigkeiten, die die körperliche und emotionale Gesundheit der von ihnen besuchten Menschen verbessert.

Die hundgestützte Therapie ist etwas Besonderes für meine Mutter und die Mitbewohner der Einrichtung für begleitetes Wohnen, in der sie lebt. Meine Mutter und ihre Freunde freuen sich auf jeden Besuch und besonders auf das Programm, das die Hundehalter Pauline und Mike Glagola anbieten, wie z. B. Bow Wow Bingo. Ich bin Pauline und Mike sehr dankbar für die Zeit, die Energie und das Engagement, das sie aufbringen, um meiner Mutter und ihren Mitbewohnern die Tage (und Abende) zu verschönern.

> Sobald die Hunde da sind, sieht man nur noch strahlende Gesichter. Der Anblick der Hunde erfreut die Senioren und weckt Erinnerungen an Haustiere, die sie in jungen Jahren hatten. Einer der ersten Therapiehunde, zu denen meine Mutter Kontakt hatte, war Chip, ein schöner, freundlicher und liebevoller Cocker Spaniel. Es schien als wäre Chip sich seiner Rolle als zertifizierter Therapiehund bewusst. Er stolzierte selbstbewusst in den Raum, mit wachem Blick und wedelndem Schwanz und schmiegte sich an jeden, den er besuchte. Er vermittelte jedem Bewohner die Botschaft «Ich bin heute extra hierher gekommen – nur um dich zu sehen.» Die Freude, die er den Bewohnern machte, lässt sich schwer in Worte fassen – aber das Glück auf den lächelnden Gesichtern, die Chip begrüßten, war unübersehbar.
>
> Ron Paglia

Die Ausstrahlung des Therapiehundes wird sichtbar, wenn er einen belebten Flur entlanggeht – auf den von Überarbeitung und Stress gezeichneten Gesichtern der vorbeieilenden Mitarbeiter sowie auf den von Furcht und Angst gezeichneten Gesichtern der Patienten und Besucher erscheinen interessierte Blicke, ein freundliches Lächeln und dann fällt wie üblich der Satz: «Ahhh. Schau mal, wie süß. Ein Hund!» Es ist, als würde der Therapiehund auf seinem Weg über den Flur einen Schalter umlegen, der Freude verbreitet. Wer sieht, wie sein Nachbar lächelt und sich freut, schaut herüber und folgt seinem Beispiel, bis eine stresslösende Woge der Begeisterung den Therapiehund begleitet, der stolz seinen Weg fortsetzt mit dem Ziel, seine heilenden Fähigkeiten einzusetzen.

Der Einfluss von Therapiehundebesuchen auf erwachsene Krankenhauspatienten wurde am Massachusetts General Hospital gründlich erforscht (Coakley/Mahoney, 2009). Zu diesem Zweck wurden 59 Patienten vor und nach dem Besuch eines Therapiehundes untersucht. Jeder Besuch dauerte 10 Minuten. Die Patienten waren unmittelbar nach dem Besuch des Hundes ruhiger. Ihre Atemfrequenz war gesunken, sie hatten weniger Schmerzen und eine deutlich bessere Stimmung. Nachdem sie den Hund gestreichelt hatten, waren sie weniger angespannt, ängstlich, schlecht gelaunt, müde, deprimiert und mutlos.

Krankenhauspatient zu sein ist hart, frustrierend und oft langweilig. Der Besuch eines Hundes ist meistens eine willkommene Unterbrechung der Routine. Die Patienten in der im Massachusetts General Hospital

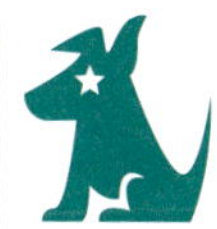

Verbesserungen nach 10 Minuten Besuch von einem Therapiehund (Coakley/Mahoney, 2009)

- Atemfrequenz: 3 % gesunken
- Schmerzen: 22 % weniger
- Energie: 19 % gestiegen
- Angst: 53 % reduziert
- Depressionen: 48 % weniger
- Schlechte Laune: 64 % gesunken
- Müdigkeit: 31 % gesunken

durchgeführten Studie empfanden die Besuche des Therapiehundes als beruhigend und wohltuend, sie gaben an, die Besuche hätten ihnen den Tag verschönt und sie zeitweilig davon abgehalten, sich Sorgen wegen ihren Probleme zu machen. Die Studie bestätigt die Beobachtungen, die ich mache, wenn ich mit Wheatie oder Toby meine Runden durchs Krankenhaus mache. Wenn einer der Terrier die Augen der Patienten zum Strahlen bringt, verändert sich ihr ganzes Verhalten – sie sehen besser aus, wirken lebendiger und sitzen sogar aufrechter im Bett. Freuen Sie sich, wenn die Augen eines Kindes beim Anblick von St. Nikolaus oder von vielen Geburtstagsgeschenken strahlen? Die gleiche Freude können Sie jeden Tag im Gesicht eines leidenden Patienten sehen, der von einem Therapiehund besucht wird. Es gibt kein besseres Mittel als einen lächelnden Hund, um einen Patienten von seiner Furcht, Einsamkeit und seinem Unbehagen für eine kurze Zeit abzulenken. Als ich einmal mit einem Therapiehund einen Mann und seine Familie besuchte, sagte der Mann zu seiner Frau: «Ich kann es nicht glauben. Seit ich den Hund gesehen habe, geht es mir viel besser. Seit ich hier bin, habe ich zum ersten Mal aufgehört, mir Sorgen zu machen. Unglaublich, wie viel besser ich mich fühle.» Und das alles haben ein paar Minuten mit einem Therapiehund bewirkt.

Die Besuche von Therapiehunden haben eine längere Wirkung als die wenigen Minuten, die Hund und Mensch miteinander verbringen. Eine Forschungsstudie, die Pflegeheimbewohner der Altersgruppe 67–94 untersuchte, kommt zu dem Schluss, dass die Bewohner sich nach den Besuchen von Therapiehunden mehr für sich, ihre Mitbewohner und ihre Umgebung interessierten (Kawamura et al., 2009). Diese

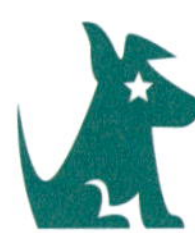

Es ist wissenschaftlich erwiesen

Die Besuche eines Therapiehundes verbessern die Stimmung und das Wohlbefinden der Patienten. Zudem reduzieren die Besuche Schmerzen, Stress und Einsamkeit der Patienten. Erfahrene Forscher (Kawamura/Niiyama/Niiyama, 2009; Sobo/Eng/Kassity-Krich, 2006) haben die Äußerungen von Patienten nach dem Besuch eines Therapiehundes zusammengefasst:

- Die Besuche sind eine willkommene Ablenkung von Krankheit, Symptomen und Ängsten.
- Therapiehunde haben eine beruhigende Wirkung.
- Es tut gut, einen Hund zu streicheln oder mit ihm zu kuscheln.
- Therapiehunde bedeuten für die Patienten etwas Schönes «von zu Hause».
- Therapiehunde machen glücklich.
- Therapiehunde liefern Gesprächsstoff für eine Unterhaltung mit Besuchern, anderen Patienten oder Pflegeheimbewohnern und Mitarbeitern.

Ergebnisse überraschen Marlene Miller nicht. Marlenes Therapiehund Mitsu, ein Wolfsspitz, hat Marlenes Schwiegermutter Dorothy Miller, 98 Jahre alt, den Tag verschönt und ihr geholfen, leichter Kontakt zu ihren Mitbewohnern zu bekommen. Dorothy und ihr Mann waren immer ein Team, aber als er fünf Jahre zuvor starb, fühlte Dorothy sich sehr einsam. Marlene hat mir erzählt, wie es dank Mitsus Hilfe gelang, eine große Lücke in Dorothys Leben zu füllen:

> Mutter hatte viel Kontakt zu anderen, als ihr Mann noch lebte. Aber allein zurückzubleiben machte sie sehr traurig. Seit ich Mitsu zu den Besuchen mitnahm, hat sich alles verändert. Die Dienstagabende waren immer die Zeit, in der es alle drängte, Dorothy und meine schöne Mitsu zu besuchen. Mitsu wurde zu einer Art Statussymbol für Mutter, die jetzt immer ein Gesprächsthema hatte – alle wollten alles über Mitsu wissen! In den Tagen zwischen den Besuchen wurde Mutter von den anderen Damen auf ein Schwätzchen zum Tee eingeladen und schon bald wurden Geschichten über Mitsu erzählt. Mutter fühlte sich plötzlich wieder wie ein wichtiges Mitglied ihrer Gemeinschaft und nicht als die einzige in der Familie, die allein war.

Viele wissenschaftliche Studien belegen, dass Therapiehunde vielen Patienten helfen – von Kindern bis hin zu Geriatriepatienten. Therapiehunde lindern nachweislich bei Kindern und Erwachsenen Schmerzen, bei Patienten mit Herzinsuffizienz reduzieren sie herzbedingten Stress, verbessern die Kommunikation von Senioren mit Alzheimer und mildern Depressionen bei Krebspatienten, die sich einer Chemotherapie unterziehen.

Tipp

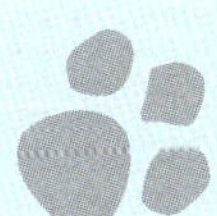

Experten sagen: «Da die Reform der Gesundheitsversorgung derzeit im Mittelpunkt des Interesses steht, ist der vermehrte Einsatz von Tieren zu therapeutischen Zwecken eine kostensenkende Strategie, die der Verbesserung und Aufrechterhaltung der Gesundheit von älteren Menschen dient» (Cangelosi/Sorrell, 2010: 19).

1.11 Therapiehunde können Türen öffnen

Therapiehunde haben einen großen Einfluss auf Menschen und ihre Familien. Als Ärztin habe ich Patienten sowohl bei freudigen Ereignissen – z. B. wenn ich bei der Geburt ihres Babys geholfen oder ihnen gute Nachrichten überbracht habe – als auch in Zeiten großer Not begleitet – z. B. wenn ich mit ihnen über eine frisch diagnostizierte tödliche Krankheit gesprochen oder am Bett einer Mutter gesessen habe, die im Sterben lag. In solchen Situationen fühlen Ärzte mit der Familie. Bevor ich anfing, mit Therapiehunden zu arbeiten, habe ich viele solcher Momente erlebt und war überzeugt, schon alles gesehen zu haben. Daher war ich nicht auf die intensiven Gefühle gefasst, mit denen Therapiehundehalter konfrontiert werden.

Die Anwesenheit eines Therapiehundes scheint den Schutzschild zu entfernen, mit dem Menschen ihre Emotionen kaschieren, um andere nicht in Verlegenheit zu bringen. Manchmal hat man beinahe den Eindruck, jemandem direkt in die Seele blicken zu können. Jacque Speed und ihre siebenjährige Therapiehündin Reilly, ein Golden Retriever, haben eine Situation erlebt, in der heilsame Gefühle zum Ausdruck gebracht wurden:

> Bei einem unserer Krankenhausbesuche kamen Reilly und ich in ein Zimmer, in dem sämtliche Familienmitglieder auf einer Seite versammelt waren. Auf der anderen Seite lag eine ältere, gebrechliche Frau bewe-

> gungslos in ihrem Krankenhausbett. Reilly zog sofort die Aufmerksamkeit der Familie auf sich und jeder sagte ihr, wie schön sie doch sei und streichelte begeistert ihr weiches Fell. Meine Aufmerksamkeit richtete sich auf die Frau, die immer noch in ihrem Bett lag und um die sich niemand kümmerte. Sie hob einen gekrümmten Finger und bewegte ihn vor und zurück, als Zeichen für Reilly, zu ihr zu kommen. Bevor ich mich zu Reilly umdrehen konnte, hatte meine aufmerksame Therapiehündin bereits auf diese kleine Geste reagiert, marschierte stolz auf das Bett der Frau zu und legte ihren Kopf auf ihre Hand. Die Frau begann sofort, Reillys seidiges Ohr zu streicheln und lächelte selig. Dann liefen Freudentränen über ihre Wangen. Das Ganze passierte sehr schnell, es dauerte nur einen kurzen Augenblick. Doch die Liebe und Freude, die die Frau in diesem Augenblick erlebte, war unendlich wertvoll. Ich hatte mich die ganze Zeit nur auf Reilly und ihre Patientin konzentriert und nicht auf die Familie geachtet. Aber die Familie hatte Reilly im Blick und war gerührt von diesem einfachen, aber innigen Ausdruck der Verbundenheit zwischen ihrer Angehörigen und dem Hund. Alle weinten. «Wir können uns nicht erinnern, wann Großmutter das letzte Mal gelächelt hat.»

Diese wenigen Minuten mit dem Hund haben Türen geöffnet, die lange Zeit verschlossen waren.

1.12 Therapiehunde helfen auch den Betreuern

Dass Besuche von Therapiehunden die Patienten positiv beeinflussen, wurde in zahlreichen medizinischen Studien nachgewiesen, nicht aber die Wirkung, die der Kontakt mit Therapiehunden auf andere Menschen hat. Jeder Therapiehundehalter wird jedoch bestätigen, dass ein Therapiehund bei allen Menschen, denen er begegnet, Stress abbaut: Besucher der Einrichtung, hauswirtschaftliche Mitarbeiter, Therapeuten, Pflegepersonen und Ärzte. Ein Teil der Besuchszeit des Hundes wird von den Bedürfnissen der Familie und der Mitarbeiter in Anspruch genommen. Jedes Mal wenn ich mit meinen Therapiehunden durch das Krankenhaus gehe, werde ich von Besuchern und Mitarbeitern angesprochen und alle sagen das Gleiche: «Ooooh! Ein Therapiehund! Komm doch mal her. Ich könnte heute *wirklich* ein bisschen Therapie gebrauchen.» Und wenn die Menschen, die die Patienten betreuen,

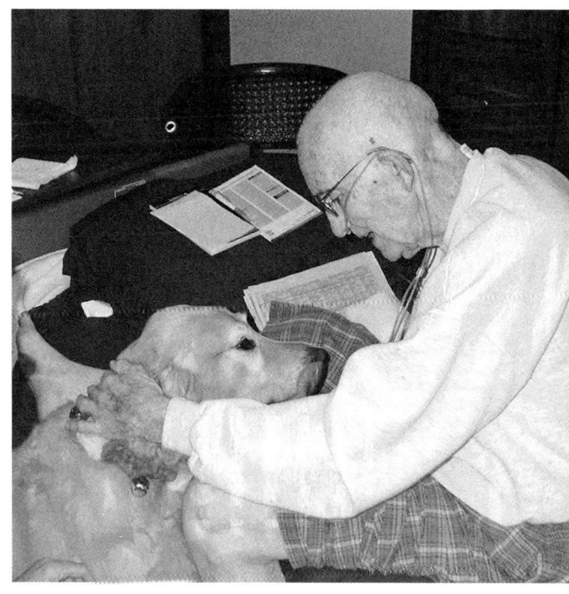

Abbildung 1.5
Jacque sitzt im Hintergrund, während Therapiehündin Reilly, ein Golden Retriever, Wunder vollbringt, indem sie Freude schenkt und Schmerzen lindert.

weniger Stress haben, sondern gut gelaunt sind, können sie ihre Patienten besser versorgen und strahlen mehr Optimismus aus.

Eines der unvergesslichsten Erlebnisse war für Jacque Speed und ihre Therapiehündin Reilly, ein Golden Retriever, der Besuch bei John. John, der selbst immer Golden Retriever hatte, war im Hospiz und lag im Sterben:

> Als wir ankamen, lag John im Bett und seine Frau, Tochter und Enkeltochter waren zu Besuch. Als John Reilly erblickte, freute er sich so sehr, dass er sich im Bett aufsetzte, Reilly mit den mitgebrachten Leckerchen fütterte, sie umarmte, ihre Ohren und ihr Gesicht streichelte, lächelte, lachte und mir und seiner Familie Geschichten erzählte. Als seine Tochter und seine Enkelin sahen, wie er sich freute, während er Reilly streichelte, machten sie Fotos und lächelten unter Tränen.
>
> Der Besuch dauerte nur 12 Minuten und Johns Familie entschuldigte sich bei mir, dass ich wegen dieser kurzen Zeit mit John extra hergekommen war. Aber diese wenigen Minuten haben die Schmerzen deutlich gelindert. Johns Angehörige sagten, sie könnten sich nicht erinnern, wann John zuletzt gelächelt oder gelacht hat oder dass ihn etwas so erfreut hat.

Vier Tage später bekam ich einen Anruf von Johns Frau. John war gestorben. Aber diese 12 Minuten mit Reilly werden in unserer Erinnerung stets mit den letzten Tagen in Johns Leben verbunden sein.

1.13 Die heilende Kraft der Therapiehunde aus wissenschaftlicher Sicht

Dass der Besuch eines Hundes eine willkommene Ablenkung ist, wenn man krank und einsam ist oder Langeweile hat, leuchtet ein. Aber kann ein Hund unsere Gesundheit *tatsächlich* positiv beeinflussen? Ist die Arbeit eines Therapiehundes nicht bloß dazu da, dass wir uns emotional besser fühlen?

Wir, die wir in der Medizinforschung arbeiten, haben offenbar jede Menge Zeit, uns über solche Fragen den Kopf zu zerbrechen – und uns dann Forschungsstudien auszudenken, um eine Antwort darauf zu finden. Diese Studien belegen, dass die positiven Auswirkungen nicht bloß die emotionale Ebene betreffen, sondern physiologische Auswirkungen haben.

Die Beschäftigung mit einem freundlichen Hund führt zu physiologischen Veränderungen. Wer einen Hund streichelt, spürt eine beruhigende Wirkung *und* eine reduzierte schädliche Stressreaktion des Körpers. Im Rahmen eines einzigartigen Experiments wurden 120 gesunde Erwachsene geistig (Mathematikaufgaben lösen) und körperlich unter Stress gesetzt (Allen/Blascovich/Mendes, 2002). Um die Reaktion des Herzens auf den Stress zu überprüfen, kontrollierten die Forscher Herzfrequenz und Blutdruck. Die Erhöhung von Herzfrequenz und Blutdruck zeigte, dass geistiger oder körperlicher Stress auch für das Herz Stress bedeutet. Die Anwesenheit eines freundlichen Hundes bei körperlichem oder geistigem Stress (Mathematikaufgaben lösen) führte zu einer signifikanten Abnahme der Stressreaktion: Die Teilnehmer fühlten sich besser *und* hatten bessere physiologische Werte.

Wie kann der Besuch eines Hundes die Gesundheit positiv beeinflussen? Mit seinem wissenschaftlichen Artikel «Animal-Assisted Therapy – Magic oder Medicine?» (Tiergestützte Therapie – Wunschdenken oder Heilmittel?), der im *Journal of Psychosomatic Research* erschienen ist, hat Dr. J. S. Odendaal eine Antwort auf diese Frage geliefert. In der betreffenden Studie kontrollierte Odendaal biologische Veränderungen – Blutdruck und Stresshormone – bei Menschen und Hunden während einer für beide angenehmen Interaktion. Stresshormone fungieren im Gehirn und Nervensystem als Botenstoffe, die die Organe zu einer Stressreaktion veranlassen. Dazu gehören Cortisol, Oxytocin, Prolactin und Endorphine. Steigt der Cortisol-Spiegel an, wird die Stressreaktion ausgelöst mit all ihren negativen Auswirkungen auf den Körper. Endorphine verbessern dagegen die Stimmung und das Wohlbefinden und lindern Schmerzen. In dem besagten Experiment wurde die Stressreaktion der Teilnehmer nach ein paar Minuten Beschäftigung mit dem Hund reduziert:

- Der Blutdruck war signifikant gesunken – der positive Einfluss auf die Stressreaktion bedeutete auch weniger Stress für das Herz.
- Der Spiegel der Stresshormone war niedriger.
- Teilnehmer und Hunde hatten höhere Endorphin-Spiegel – ein Beweis dafür, dass beide die Interaktion genossen und sich besser fühlten.
- Der Cortisol-Spiegel der Teilnehmer war gesunken; ein Beleg für den positiven Einfluss der Interaktion auf die Stressreaktion.
- Bei den Hunden war der Cortisol-Spiegel nicht gesunken; ein Beleg dafür, dass Besuche für den Hund Stress bedeuten.

Die Studie verweist auf zwei wichtige Erkenntnisse. Erstens: Ein kurzer Besuch von einem Therapiehund reduziert die Stresshormone und damit die negativen Stressreaktionen bei den von dem Hund besuchten Personen. Zweitens: Diese Besuche sind Arbeit für den Hund. Sein Stresssystem bleibt während der Besuche aktiv. Es ist wichtig zu wissen, dass es für den Therapiehund kein Vergnügen, sondern harte Arbeit ist, den ganzen Nachmittag zu spielen, Fremde zu begrüßen und ihre heilende Wirkung darzubieten. Therapiehundehalter sollten dies berücksichtigen.

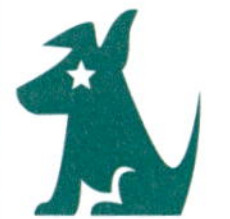

Wissenschaftliche Erkenntnisse über die Wirkung von Therapiehundebesuchen

- Der Besuch eines Therapiehundes führt zu konkreten, messbaren, physiologischen Veränderungen der Hirnchemie und des Herzens. Diese Veränderung wirken sich positiv auf die Gesundheit aus.
- Die positiven Veränderungen treten bereits nach ein paar Minuten Beschäftigung mit dem Hund ein. Um optimale Auswirkungen auf die

Gesundheit zu erzielen, empfehlen Wissenschaftler, die Besuche von Therapiehunden auf 10 bis15 Minuten zu beschränken.

- Sowohl die Hunde als auch die von ihnen besuchten Menschen genießen die Begegnung und empfinden sie als angenehm und emotional wohltuend.
- Die Besuche des Therapiehundes reduzieren Stress bei Menschen, sind aber harte Arbeit für den Hund. Daher sollte sowohl die Dauer als auch die Anzahl der Besuche, die ein Hund pro Tag absolviert, begrenzt werden. Da sich die Menschen auch nach kurzen Besuchen des Hundes besser fühlen, gibt es keinen Grund für längere Besuche, die für den Therapiehund mehr Stress bedeuten.

Wunschdenken oder Heilmittel? Besuche von Therapiehunden haben ohne jeden Zweifel eine heilende Wirkung. Das ist wissenschaftlich erwiesen.

Literatur

Allen, K., Blascovich, J., and Mendes, W. B. (2002). Cardiovascular reactivity and the presence of pets, friends, and spouses: The truth about cats and dogs. *Psychosomatic Medicine* 64:727–39.

Benjamin, C. L. (1985). *Mother knows best: The natural way to train your dog*. New York: Hungry Minds.

Cangelosi, P. R., and Sorrell, J. M. (2010). Walking for therapy with man's best friend. *Journal of Psychosocial Nursing and Mental Health Services* 48:19–22.

Coakley, A. B., and Mahoney, E. K. (2009). Creating a therapeutic and healing environment with a pet therapy program. *Complementary Therapies in Clinical Practice* 15:141–6.

Garfield, J. B. (1994). *Follow my leader*. London: Puffin.

Kawamura, N., Niiyama, M., and Niiyama, H. (2009). Animalassisted activity: Experiences of institutionalized Japanese older adults. *Journal of Psychosocial Nursing and Mental Health Services* 47:41–7.

Odendaal, J. S. J. (2000). Animal-assisted therapy—Magic or medicine? *Journal of Psychosomatic Research, 49*, 275–80.

Sobo, E. J., Eng, B., and Kassity-Krich, N. (2006). Canine visitation (pet) therapy: Pilot data on decreases in child pain perception. *Journal of Holistic Nursing* 24:51–7.

2. Fido als Begleiter in guten und schlechten Zeiten

Für die meisten Hundebesitzer ist ihr Hund ein wichtiges Mitglied der Familie. Gibt es Gesundheitsprobleme in der Familie, können Haustiere einen wichtigen Beitrag zur Genesung ihrer menschlichen Gefährten leisten. Doch welche Erkenntnisse hat die Forschung? Kann ein Hund die Gesundheit wirklich verbessern?

Tipp

Laut einer im Jahre 2004 von der American Animal Hospital Association durchgeführten Umfrage würde die Hälfte der befragten Tierhalter sich für ihr Haustier entscheiden, wenn sie nur einen einzigen Gefährten auf eine einsame Insel mitnehmen könnten.

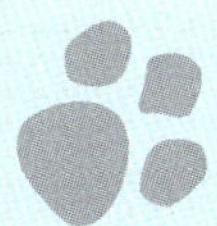

Wie jahrzehntelange medizinische Untersuchungen über die Auswirkungen des Zusammenlebens mit einem pelzigen Freund ergeben haben, ist ein Hund gut für die Gesundheit (Barker/Wolen, 2008):

- Hundebesitzer sind im Allgemeinen gesünder als Menschen, die keinen Hund haben.
- Das Streicheln eines Hundes senkt den Blutdruck und bedeutet damit weniger Stress für das Herz.
- Der Besitz eines Hundes motiviert Menschen mit einer Herzerkrankung, ihre Rehabilitationstherapie ernst zu nehmen.
- Spaziergänge mit dem Hund helfen, das Gewicht zu halten.
- Senioren mit einem Haustier bleiben länger aktiv, gesund und glücklich als Senioren ohne Haustier.
- Ein Hund hilft, soziale Kontakte zu anderen zu knüpfen und beugt Einsamkeit und Isolation vor.

Wie in der britischen medizinischen Fachzeitschrift *Clinical and Experimental Allergy* veröffentlichte neue Forschungsbefunde belegen, stärkt ein Hund im Haus das Immunsystem (Lappalainen et al., 2010). Ein gesundes Immunsystem ist wichtig für die Aufrechterhaltung der Gesundheit und die Abwehr von Krankheiten. Kleine Kinder, die schon sehr früh Kontakt zu Hunden hatten – z. B. weil ein Hund während der Schwangerschaft der Mutter oder im ersten Lebensjahr des Babys mit ihm Haus lebte –, haben signifikant veränderte Immunfaktoren. Es wird angenommen, dass diese die Babys während ihrer weiteren Entwicklung vor anomalen Reaktionen des Immunsystems schützen. Die Anwesenheit einer Katze im Haus hatte keinerlei Einfluss auf das Immunsystem. Diese Forschungsbefunde werden durch einen früheren Bericht in derselben Fachzeitschrift bestätigt, demzufolge Kleinkinder, die als Babys mit einem Hund zusammenlebten, ein signifikant geringeres Risiko hatten, Allergien und Immunprobleme zu entwickeln (Bufford et al., 2008). Kinder, die in ihrem ersten Lebensjahr mit einem Hund zusammenlebten, hatten ein um 56 % geringeres Risiko, eine mit Asthma einhergehende, juckende, allergische Hautkrankheit (ein *atopisches Ekzem*) zu entwickeln. Das Risiko, giemendes Asthma zu entwickeln, sank um 47 %.

Ein Hund hilft auch, das mit einem gesundheitlichen Problem verbundene Leid zu lindern. Mark Doty weiß dies aus eigener leidvoller Erfahrung. Er schildert, wie wichtig sein Golden Retriever und sein schwarzer Labrador Retriever für ihn da waren, als sein Partner an AIDS starb. In seinem Bestseller *Dog Years: A Memoir* beschreibt Doty (2007), wie es ihm mithilfe seiner Hunde gelang, seinen Schmerz zu überwinden:

> Arden und Beau waren eine sehr große Hilfe für mich, als Wally starb – nicht nur weil ihre täglichen Bedürfnisse dafür sorgten, dass ich den Kontakt zum normalen Leben nicht verlor, sondern auch, weil ich mit ihnen sprechen und vor ihnen weinen konnte ohne dass es ihnen irgendetwas ausmachte; sie fanden mich nie krank [oder] ließen durchblicken, ich solle versuchen, darüber hinwegzukommen.

Es gibt zahlreiche wissenschaftliche Befunde, die belegen, dass Hunde Menschen helfen können, eine Krankheit zu überwinden. Andererseits bedeutet ein Begleithund immer auch eine große Verantwortung, die eine Familie, die mit der Betreuung eines Kranken ohnehin schon ausgelastet ist, leicht überfordern kann. Damit das neue Familienmitglied sich gut in die Familie integriert, ist es wichtig zu wissen, was das Leben mit einem Hund bedeutet – welche Vorteile und welche Arbeit es mit sich bringt – und welche Voraussetzungen gegeben sein müssen, wenn ein Hund neu ins Haus kommt, in dem ein Kranker lebt.

2.1 Begleithunde und ihre heilende Kraft

Die medizinische Forschung bestätigt, was Hundebesitzer längst wissen: Ein Hund im Haus ist für die Menschen wichtig und er besitzt heilende Kräfte. Froma Walsh, MSW, PhD, Kodirektorin des Chicago Center for Family Health und Professorin an der University of Chicago hat untersucht, welche Bedeutung Haustiere für Familien haben. Ihre Arbeit im Bereich der Familientherapie wurde von der American Psychological Association, der American Association for Marriage and Family Therapy und der American Family Therapy Association mehrfach ausgezeichnet. In dem kürzlich veröffentlichten Bericht zu diesem wichtigen Thema betont Walsh (2009), dass Begleithunde ihren Besitzern in schwierigen Zeiten oder bei Krankheit Widerstandskraft und Resilienz verleihen. Hunde bieten Trost und Sicherheit, wenn die Familie einen Umzug, den Tod eines geliebten Menschen oder eine Scheidung verkraften muss. Darüber hinaus kann ein Hund ein Fels in der Brandung sein, wenn sein Besitzer krank wird.

Tipp

Laut Walsh (2009: 483) sind «Haustiere häufig der ‹Kitt› in der Familie – sie fördern die Interaktion und Kommunikation».

2.2 Begleithunde spüren, wie sie ihren Besitzern helfen können, eine Krankheit zu überwinden

Für Maggie Foxmore wurde ein Wheaten Terrier zum Beschützer, als sie eine schwächende Krankheit entwickelte. Ein Terrier, der eigentlich als Trost und Unterstützung gedacht war, wurde zum Beschützer, als sie krank wurde. Maggie ist Künstlerin und hat für ihre Bilder zwei wunderbare Modelle: den zehnjährigen Lord Argyle und die sechsjährige

Miss Maisy. Trotz ihrer ausgefallenen Namen sind Lord Argyle und Miss Maisy ganz normale, lebhafte Wheaten Terrier. Maggie hat sich inzwischen an die «Begrüßung der Wheatens» gewöhnt, die typisch für diese Rasse ist. «Bei Wheaten Terriern ist es so, dass man nicht einfach das Haus betritt und artig begrüßt wird. Wheaten Terrier pflegen einen wie Tigger aus den *Winnie-the-Pooh*-Geschichten zu begrüßen – überschwänglich!»

Als Maggie unter schweren Schwindelanfällen litt, war ihr nicht nach überschwänglicher Begrüßung zumute. Schwindel ist eine ernst zu nehmende Gleichgewichtsstörung, die das Stehen oder Gehen erschwert. Schwindel fühlt sich an wie eine schwere Form der Reisekrankheit und die Betroffenen müssen während der Genesung meistens das Bett hüten. Verantwortlich für Maggies Schwindel war ein schwerer Innenohrschaden, weshalb sie Spezialisten in einem anderen Bundesstaat aufsuchen und sich einer komplizierten Wiederherstellungsoperation unterziehen musste.

Während Maggie im Krankenhaus behandelt wurde, fühlte sich Lord Argyle sehr einsam:

> Mein Mann erzählte, dass Argyle unter meiner Abwesenheit sehr gelitten hat und dass er die Nächte, die ich im Krankenhaus verbrachte, auf dem Sofa Wache gehalten und ununterbrochen aus dem Fenster geschaut hat. Als ich nach Hause entlassen wurde, ging es mir immer noch ziemlich schlecht. Mein Kopf machte große Probleme und die geringste Bewegung löste heftigen Schwindel aus. Ich konnte nichts anderes tun, als ruhig liegen zu bleiben. Als ich zu Hause ankam, waren wir etwas in Sorge wegen der begeisterten Begrüßung durch meinen normalerweise sehr lebhaften Lord Argyle, der mich sehr vermisst hatte. Doch Lord Argyle spürte in dem Moment, als ich das Haus betrat, dass sich etwas verändert hatte und verhielt sich auf der Stelle wie ein braver Wheaten, was ich nie für möglich gehalten hätte. Er kam langsam auf mich zu, leckte vorsichtig meine Hand und wich während meiner Genesung nicht mehr von meiner Seite!

Wo immer Maggie sich aufhielt, stellte Lord Argyle sich hinter ihre Beine, als wolle er sie schützen. Er verließ sie nur, wenn ihr Mann ihn zum Gassigehen nach draußen bugsierte oder ihm Futter gab.

Seitdem hatte Maggie noch öfter mit Gesundheitsproblemen zu kämpfen. Ihre Wheaten Terrier haben sie stets zuverlässig beschützt. «Wenn

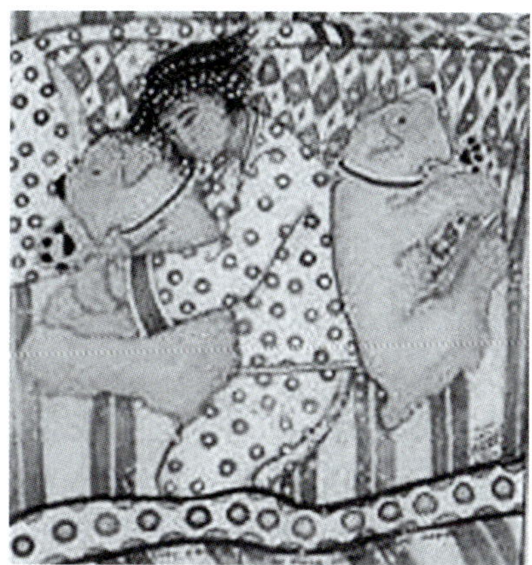

Abbildung 2.1
Maggies Bild zeigt, wie die idealen Betreuer sie mit ihrem angeborenen Instinkt unterstützen: ihre Terrier kuscheln sich dicht an sie, um ihr die dringend benötigte Zuneigung zu schenken.

ich im Bett liege oder starke Beschwerden habe, dann spüren meine Terrier das und suchen meine Nähe.» Die Unterstützung, die Maggie von ihren Wheaten Terriern bekommt, ist Thema ihrer Kunst:

> Einige meiner Bilder zeigen, wie meine Wheaten Terrier mich unterstützen. Sie scheinen instinktiv zu erfassen, was mit meinem Körper los ist und reagieren auf meinen Gesundheitszustand oft besser als ich! Meine Wheaten Terrier hören mir immer zu und sind für mich wie ein Fels in der Brandung.

2.3 Wie können Menschen mit gesundheitlichen Problemen von Begleithunden profitieren?

Das Beispiel von Maggie Foxmore und Lord Argyle hat gezeigt, dass Hunde ihren Besitzern bei gesundheitlichen Problemen Trost, Gesellschaft und eine Schulter zum Ausweinen bieten können. Bei chronischen Gesundheitsproblemen kann ein Begleithund den Betroffenen helfen, ihren Alltag so normal wie möglich zu gestalten und sie von ihren Symptomen ablenken:

- Begleithunde sorgen dafür, dass ihre Besitzer aktiv bleiben, denn sie wollen ausgeführt werden und spielen. Auch wenn der Besitzer seine eigenen sportlichen Aktivitäten vernachlässigt, treibt ihn die Verantwortung für Fidos Belange an, das Haus zu verlassen und einen Spaziergang zu machen, auch wenn er den Tag lieber auf der Couch oder im Bett verbringen würde.

- Begleithunde fungieren als Türöffner für Menschen mit sichtbaren Krankheiten oder Behinderungen. Die meisten würden einen Menschen, der im Rollstuhl oder mit einer Gehhilfe auf der Parkbank sitzt, ignorieren. Aber wenn ein niedlicher Begleithund dabei ist, bleiben viele stehen und erkundigen sich nach dem Hund.
- Begleithunde sind niedlich und lustig. Ihre Anwesenheit lenkt die Betroffenen von ihren Problemen ab, heitert sie auf und verbessert ihre Stimmung.
- Die Anwesenheit eines Hundes vermag die negativen Auswirkungen großer Belastungen spürbar zu mildern.

Wenn Sie oder ein Angehöriger ein gesundheitliches Problem hat, spielen Sie vielleicht mit dem Gedanken, sich einen Hund anzuschaffen. Bevor Sie das tun, sollten Sie über ein paar Dinge nachdenken, insbesondere wenn Ihre Familie durch eine Krankheit ohnehin schon belastet ist. Die folgenden Fragen sind als Entscheidungshilfe gedacht:

- Ist der Hund eine zusätzliche Belastung für uns?
- Hunde sind niedlich, aber habe ich wirklich die Zeit und die Kraft, mich um einen Hund zu kümmern?
- Ist dies der richtige Zeitpunkt für die Anschaffung eines Hundes?

Um von kompetenter Seite Antworten auf diese und andere Fragen zu bekommen, habe ich Patricia A. Bednarik kontaktiert. Fragt man Pat nach ihren Qualifikationen, antwortet sie: «Ich bin schon ganz lange Hundemutter, ich liebe Hunde und helfe anderen, Hundeeltern zu werden.» Pat ist Mitglied im Verwaltungsrat von Animal Friends, einem in Pittsburgh, Pennsylvania, ansässigen Tierheim. Außerdem ist sie Pflegemutter und setzt sich als Beraterin für die Rettung von Cairn Terriern ein. Da sie schon seit zehn Jahren in diesem Bereich arbeitet, weiß sie Rat, wenn es um die Entscheidung für oder gegen die Anschaffung eines Hundes geht und sie kann sagen, unter welchen Voraussetzungen man besser auf einen Hund verzichten sollte. Pat ist auch eine anerkannte Spezialistin für Multiple Sklerose (MS). Mit ihren Erfahrungen in puncto Hunde und Behinderungen ist sie die ideale Leiterin des Programms MS PAWS (Pets Are Wonderful Support), das sich im Notfall um die Versorgung der Haustiere von Menschen mit MS kümmert. Pat ist somit eine Expertin, wenn es um die Anschaffung eines Hundes geht und sie kennt

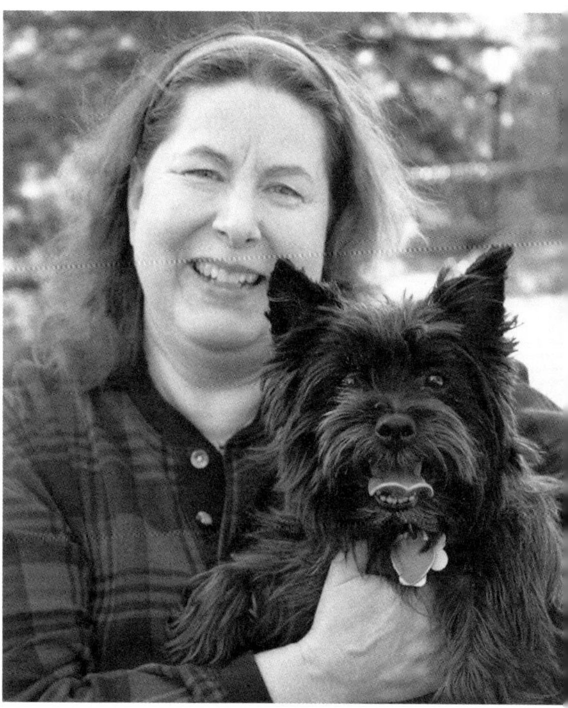

Abbildung 2.2
Pat Bednarik und die neunjährige Cairn Terrier-Hündin Petunia, die die ersten vier Jahre ihres Lebens in einem Käfig in einer Zuchtstation als Zuchthund missbraucht wurde, bevor sie von Pat gerettet wurde.

sich genauso gut mit den körperlichen und emotionalen Bedürfnissen von Menschen mit chronischen gesundheitlichen Problemen aus.

Pat weiß am besten, wann die Anschaffung eines Hundes ratsam ist, was bedacht werden muss, wenn ein Mitglied des Haushalts gesundheitliche Probleme hat und wie sichergestellt werden kann, dass der Hund auch weiterhin glücklich ist und gut versorgt wird:

> Ein Hund sollte immer erst nach reiflicher Überlegung und niemals aus einer Laune heraus angeschafft werden. Ist eine Person mit besonderen Bedürfnissen Mitglied des Haushalts, sollten deren Bedürfnisse, die der anderen Mitglieder und die des Hundes bei der Entscheidung über die Anschaffung eines Hundes mit berücksichtigt werden. Ein Hund sollte nur dann angeschafft werden, wenn es gelingt, den Bedürfnissen der Menschen und denen des Hundes gerecht zu werden – und zwar tagtäglich, an guten wie an schlechten Tagen.

Die Anschaffung eines Hundes ist eine wichtige Entscheidung, die mit viel Arbeit verbunden ist, denn es gilt, den Hund so zu erziehen, dass er mit der Familie und der Nachbarschaft gut auskommt. Pat rät auch, vor allem gut zu überlegen, ob der Zeitpunkt für die Anschaffung eines Hundes der richtige ist:

> Manchmal ist die Betreuungsperson, die sich im Wesentlichen um das kranke Familienmitglied kümmert, auch für die Versorgung des Hundes zuständig. In solchen Fällen gilt es darauf zu achten, dass die Betreuungsperson durch die Anschaffung eines Hundes nicht noch mehr belastet wird. Dies ist besonders wichtig, wenn die Krankheit des Familienmitglieds instabil oder progressiv ist und man absehen kann, dass auf die Betreuungsperson weitere Pflichten zukommen.

Man sollte sich unbedingt Zeit nehmen, um die Bedürfnisse *aller* Mitglieder des Haushalts sorgfältig zu prüfen, damit die Anschaffung des Hundes sowohl für den Hund als auch für die Menschen ein Gewinn wird.

Ist es aus Ihrer Sicht der richtige Zeitpunkt für die Anschaffung eines Hundes, müssen Sie darauf achten, dass Sie einen Hund auswählen, der zu Ihnen passt und dann noch einmal überlegen, ob Sie den Hund wirklich wollen. Bevor Sie sich einen Hund anschaffen, sollten Sie die typischen Verhaltensweisen und Bedürfnisse des Hundes sowie die jeweiligen Belange der Mitglieder des Haushalts berücksichtigen.

Nachdem Sie alles in Betracht gezogen haben, kommen Sie vielleicht zu dem Schluss, dass es besser ist, sich keinen Hund anzuschaffen. Trotzdem müssen Sie und Ihr Angehöriger mit dem gesundheitlichen Problem nicht auf die heilende Kraft der Hunde verzichten. Wenn Sie die volle Verantwortung für einen Hund nicht übernehmen können, bleibt Ihnen immer noch die Möglichkeit, sich von einem anerkannten Therapiehund und seinem Halter besuchen zu lassen. Zu diesem Zweck können Sie Kontakt zu einem Tierheim in Ihrer Nähe und zu Hundeklubs aufnehmen, die Therapiehunde ausbilden.

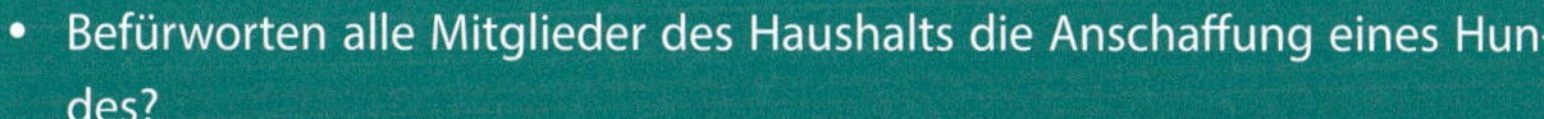

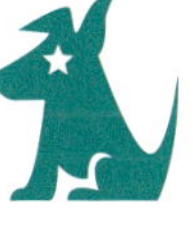

Fragen, die die Entscheidung erleichtern:

- Befürworten alle Mitglieder des Haushalts die Anschaffung eines Hundes?
- Ist sichergestellt, dass sich jeden Tag jemand um den Hund kümmert?
- Hat der Hund jeden Tag genügend Auslauf? Kann jemand täglich mit dem Hund spazieren gehen? Gibt es für den Hund einen eingezäunten Garten, eine sichere Möglichkeit zum Festbinden oder einen Auslauf?
- Ist sichergestellt, dass der Hund richtig erzogen wird? Haben Sie genug Zeit, Motivation und Ausdauer für ein Trainingsprogramm?
- Gibt es jemanden, der dafür sorgt, dass der Hund stubenrein wird und der eventuelle Missgeschicke im Haus und Exkremente außerhalb des Hauses beseitigt?
- Hat die Person, die sich um den Hund kümmert, ein vorübergehendes oder ein dauerhaftes Gesundheitsproblem? Gibt es für den Fall, dass sie eine degenerative, progressive Krankheit hat eine andere Person, die die Versorgung des Hundes übernehmen kann?
- Haben Sie ausreichend Geld, um für den Hund Tierarztrechnungen, Futter, Pflege usw. zu bezahlen?

Wenn Sie nicht alle Fragen mit «Ja» beantworten können, sollten Sie auf einen Hund verzichten.

Tipp

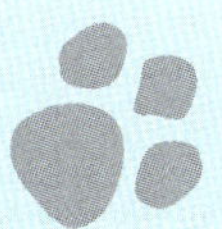

Menschen mit gesundheitlichen Problemen, die selbst keinen Hund halten können, müssen nicht auf die heilende Kraft der Hunde verzichten. Sie können sich von einem anerkannten Therapiehund und dessen Halter besuchen lassen, der gewährleisten kann, dass der Hund ungefährlich und gut gepflegt ist.

2.4 Die Auswahl des richtigen Hundes

Pat rät, bei der Auswahl des Hundes auf Größe, Alter und rassenspezifische Merkmale zu achten:

> Die Größe des Hundes spielt eine wichtige Rolle. Viele glauben, ein kleiner Hund sei für ältere und gebrechliche Menschen besser geeignet, doch ein kleiner Hund kann ältere Menschen leicht zu Fall bringen, besonders wenn sie sehbehindert sind. Und für Menschen, die neu erblindet sind, ist ein Assistenzhund oft die bessere Wahl.
> Auch das Alter des Hundes ist zu berücksichtigen. Welpen sind niedlich, aber es sind Babys und als solche nur an ihren eigenen Bedürfnissen interessiert. Für einen Menschen mit einem gesundheitlichen Problem ist ein älterer Hund, der stubenrein, gut erzogen und ruhiger ist, in der Regel besser geeignet. Zudem müssen Welpen, solange sie noch Welpen sind, intensiv trainiert werden. Wenn aus einem Welpen ein guter Hund werden soll, ist jede Woche in seinem Entwicklungsprozess wichtig. Kann das Training in dieser entscheidenden Lebensphase nicht adäquat durchgeführt werden, weil der Besitzer ein gesundheitliches Problem hat, dann geht wichtige Trainingszeit verloren, die der Welpe dringend gebraucht hätte. Außerdem lassen sich Persönlichkeit und Temperament eines älteren Hundes besser einschätzen, sodass es leichter wird zu entscheiden, ob der Hund zu Ihren Lebensgewohnheiten und Bedürfnissen passt.

Bestimmte Rassen würde Pat Menschen mit einem gesundheitlichen Problem nicht unbedingt empfehlen, wie z. B. Hunde mit einem ausgeprägten Beschützerinstinkt, Hunde, die ihr Territorium verteidigen, Hunde, die sehr lebhaft sind oder solche, die generell schwer zu erziehen sind:

> Die Rasse kann eine wichtige Rolle spielen, aber auch die Persönlichkeit und das Temperament des Hundes sind von Bedeutung. Quirlige Hunde, solche, die ihr Territorium verteidigen oder sehr eigenwillige Hunde sind meistens nicht die beste Wahl, aber im Grunde kommt es auf die Motivation des Besitzers an, wie viel Zeit und Mühe er in das Training seines Hundes investieren will. Terrier sind oft sehr eigenwillig und schwer zu trainieren. Aber es gibt eine Dame im Rollstuhl mit einem Jack Russel-Terrier-Mischling, den sie zu anderen kleinen Hunden ins Tierheim bringt. Da die Dame einen Elektro-Rollstuhl hat, lässt sie ihren Hund so trainieren, dass er auf ein Zeichen von

ihr sofort kommt, auf ihren Schoß springt, sich auf ihrer Schulter niederlässt und ruhig sitzen bleibt, sobald der Rollstuhl sich in Bewegung setzt. Das hat mich sehr erstaunt und da ich Terrier kenne, weiß ich, wie viel Mühe die Dame in die Ausbildung ihres Hundes investiert hat. Man muss sich bei allen Hunden Mühe mit dem Training geben – bei manchen eben mehr.

Wenn Sie sich für eine bestimmte Hunderasse interessieren, sollten Sie mit Leuten sprechen, die diese Rasse züchten und sie im Rahmen von Ausstellungen des American Kennel Club präsentieren. Diese Leute haben viel Erfahrung, wenn es darum geht, für ihre Hunderasse ein geeignetes Zuhause zu finden.

Nachdem die Frage Größe, Alter und Rasse geklärt ist, sollten Sie darauf achten, dass der Hund gut in die Familie passt. Pat rät, einen Hund auszuwählen, der sofort auf die Person zugeht, für die er in erster Linie gedacht ist:

Sorgen Sie dafür, dass das Familienmitglied, das die therapeutische Unterstützung am dringendsten braucht, den Hund kennenlernt, bevor Sie ihn zu sich nach Hause holen. Der Hund sollte von sich aus auf dieses Familienmitglied zugehen und es allen anderen Familienmitgliedern vorziehen. Schreckt der Hund jedoch vor der Person mit dem gesundheitlichen Problem zurück, wird er dies wahrscheinlich auch tun, wenn Sie ihn zu sich nach

Tabelle 2.1

Rassen, die für Menschen mit besonderen Bedürfnissen geeignet sind:	Diese Rassen haben einen ausgeprägten Beschützerinstinkt, verteidigen ihr Territorium, sind sehr lebhaft und schwer zu trainieren. Daher kommen sie für Menschen mit einem gesundheitlichen Problem eher nicht in Betracht:
Bichon Frise	Akita
Cavalier King Charles Spaniel	Border Collie
Cocker Spaniel	Chihuahua
Erwachsene English Setter	Chow Chow
Golden Retriever	Deutscher Schäferhund
Greyhound (Bedingung: Garten mit Zaun)	Husky
Erwachsene Labrador Retriever	Terrier
Pomeranian	
Pug	

Hause holen. Nehmen Sie sämtliche Hilfsmittel, die das Familienmitglied benutzt – Stock, Gehhilfe, Rollstuhl, Motorroller, Sprachgenerator etc. – mit und testen Sie, wie der Hund darauf reagiert. Zeigt der Hund bei der ersten Begegnung sichtbar Angst vor diesen Hilfsmitteln, entscheiden Sie sich für einen, der sie akzeptiert.

Pat weist darauf hin, dass Sie von dem Hund, der neu in Ihr Haus kommt, noch keine therapeutische Arbeit erwarten können. Dies gilt besonders für junge Hunde, die mehr Training und Aufmerksamkeit brauchen:

Wenn ein Hund in sein neues Zuhause kommt, sollten Sie darauf achten, dass all seine Bedürfnisse erfüllt werden – der Hund muss sich an seine neue Familie gewöhnen und braucht ein angemessenes Training sowie Begleitung. Erwarten Sie nicht von dem Hund, dass er jedem jederzeit zur Verfügung steht – er braucht Zeit zum Spielen, Austoben und Entspannen. Wenn Sie wollen, dass der Hund sofort auf die Bedürfnisse der im Haushalt lebenden Personen reagiert und seine therapeutische Arbeit unmittelbar beginnt, sind die Besuche eines zertifizierten Therapiehundes sicher besser für Sie geeignet.

Pat empfiehlt außerdem, noch einmal darüber nachzudenken, ob die zusätzliche Arbeit, die ein Hund mit sich bringt, nicht doch zu viel ist. Diese zusätzliche Arbeit könnte eine zu große Belastung sein, insbesondere wenn die Person mit einem gesundheitlichen Problem eine ganze Reihe von Bedürfnissen hat:

Bevor man sich einen Hund anschafft, sollte man unbedingt prüfen, ob die Anwesenheit des Hundes für die Person, die mit der Betreuung des kranken Familienmitglieds schon genug zu tun hat, nicht zu einer zusätzlichen Belastung wird. Auch in diesem Fall wäre es besser, sich für die Besuche eines Therapiehundes und gegen die zusätzliche Arbeit durch einen eigenen Hund zu entscheiden.

2.5 Hunde sind etwas Wunderbares … aber

Pat liebt Hunde, gar keine Frage, und nichts bringt ihr Gesicht mehr zum Strahlen, als wenn sie von der erfolgreichen Vermittlung eines ihrer Cairn Terrier-Schützlinge in ein liebevolles und dauerhaftes

Zuhause erzählt. Aber Pat ist durchaus realistisch und gibt sachliche, vernünftige Ratschläge, wenn es um die Anschaffung eines Hundes geht – und sie erkennt sehr wohl, wenn ein Hund für eine Person oder Familie nicht das Richtige ist:

> Hunde sind etwas Wunderbares, aber in einigen Fällen ist ein Hund einfach ungeeignet. Es kommt vor, dass Menschen, die immer Hunde hatten, die mit der Versorgung eines Hundes verbundene Arbeit nicht mehr übernehmen können. Dann kann eine Katze die bessere Wahl sein. Doch manchmal ist es wirklich besser, auf ein Haustier ganz zu verzichten.

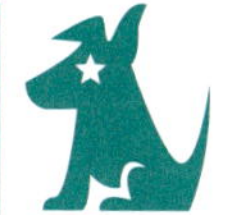

Falls Sie alleine leben, denken Sie lieber zwei Mal nach, bevor Sie sich einen Hund anschaffen, wenn

- Sie körperlich nicht in der Lage sind, sich selbst zu versorgen;
- Ihr Geld für einen Hund nicht reicht (Tierarztkosten, Hundesteuer, Futter, Pflege etc.);
- Sie häufig ins Krankenhaus müssen;
- Sie den Hund nicht trainieren können;
- Sie dem Hund keine adäquate Begleitung bieten können;
- Sie nicht wissen, wer sich im Notfall *zuverlässig* um den Hund kümmert.

Bei bestimmten gesundheitlichen Problemen ist es oft schwierig, wenn nicht unmöglich, sich um einen Hund zu kümmern. Ein Hund will jeden Tag versorgt werden, nicht nur an guten Tagen. Ein Hund sollte nur dann angeschafft werden, wenn sichergestellt ist, dass sein Wohl gewährleistet ist und er gut versorgt wird. Ein Hund sollte keinesfalls angeschafft werden, wenn die Gefahr besteht, dass er verletzt oder vernachlässigt wird. Pat nennt gesundheitliche Probleme, die es ratsam erscheinen lassen, auf einen Hund zu verzichten:

> Hunde können die Emotionen von Menschen sehr genau wahrnehmen. Daher sollte auf die Anschaffung eines Hundes verzichtet werden, wenn in einem Haushalt jemand lebt, der emotional nicht stabil ist oder seine Wut nicht unter Kontrolle hat. Hunde können für Menschen, die an Depressionen leiden, äußerst hilfreich sein, sollten aber keinesfalls Menschen überlassen werden, die zu Gewalttätigkeit neigen. Das bedeutet nicht, dass Menschen mit psychiatrischen Erkrankungen nicht von Hunden profitieren

können, allerdings sollten sie lieber die Dienste von Hundehaltern mit einem Therapiehund in Anspruch nehmen, als sich einen eigenen Hund anzuschaffen.

Auch Patienten mit Demenz sind für einen Hund keine geeigneten Betreuer. Der Hund ist nicht nur dafür da, der betroffenen Person zu helfen, sondern die Person muss auch in der Lage sein, sich regelmäßig um den Hund zu kümmern. Nur weil Opa gerne mit Ihren Yorkies schmust, wenn Sie ihn besuchen und die Hunde ihn sichtlich aufheitern und beruhigen, bedeutet das noch lange nicht, dass er sich um einen eigenen Hund kümmern kann. Besuchen Sie Ihren Opa lieber regelmäßig mit Ihren Hunden oder sorgen Sie dafür, dass Therapiehunde ihn besuchen, deren Halter sicherstellen, dass auch die Bedürfnisse des Hundes nicht zu kurz kommen.

Haustiere können Menschen auch leicht zu Fall bringen. In einem kürzlich im *Journal of Safety Research* erschienenen Bericht ging es um Verletzungen durch Stürze, die von Haustieren verursacht wurden (Stevens/Teh/Haileyesus, 2010). Zu den Stürzen kam es, weil die Betroffenen den Haustieren nachjagten, über sie stolperten oder stürzten oder von den Haustieren gestoßen oder geschoben wurden. Es ist wichtig zu bedenken, welche Risiken speziell kleine und aktive Haustiere für ältere Menschen und Menschen mit Gleichgewichts- oder Mobilitätsstörungen bedeuten. Laut Stevens et al. (2010) lässt sich das Sturzrisiko durch eine Sensibilisierung für potenzielle Ursachen sowie durch ein Gehorsamstraining verringern.

Bedingt durch Ihr gesundheitliches Problem sind Sie darauf vorbereitet, dass jederzeit etwas passieren kann, sei es dass Ihre Symptome wieder aufflackern oder sich verschlimmern. Es gibt Zeiten, in denen Sie Schwierigkeiten haben, sich um Ihre täglichen Bedürfnisse zu kümmern. Oder Sie müssen ganz plötzlich ins Krankenhaus. Doch auch wenn Ihre gesundheitlichen Probleme sich verschlimmern, Fido will

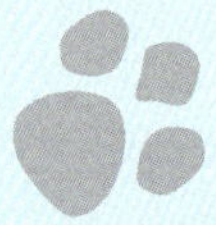

Tipp

Bevor Sie sich einen Hund anschaffen, stellen Sie sicher, dass die Bedürfnisse des Hundes berücksichtig werden, dass Sie wissen, wie viel Training und Arbeit die Versorgung des Hundes bedeutet und dass die Versorgung des Hundes gewährleistet ist für den Fall, dass Ihre gesundheitlichen Probleme Sie daran hindern, sich um den Hund zu kümmern.

trotzdem wie gewohnt versorgt werden: er will jeden Tag spazieren gehen, trainieren, gefüttert werden, Gassi gehen, Aufmerksamkeit usw.

Pats Patient Dan, ein junger Mann, leidet an MS, einer progressiven neurologischen Erkrankung, die unvermutet einzelne Teile des Nervensystems befällt. Der Verlust der Nervenfunktion kommt und geht oder verschlimmert sich fortlaufend. Im Fall von Dan war die Anschaffung eines Hundes kein Problem, weil sowohl für Dan als auch für seine Frau die tägliche Versorgung des Hundes ein Vergnügen ist:

> Dan ist auf einen Rollstuhl angewiesen. Ginger und er passten perfekt zueinander. Als Dan Ginger zum ersten Mal sah, lief sie gleich zu ihm, ohne sich von seinem Rollstuhl abschrecken zu lassen. Sie mochten sich offenbar auf Anhieb. Dan kümmerte sich intensiv um Ginger und sorgte dafür, dass sie alles bekam, was sie brauchte. Er achtete darauf, dass sie gefüttert und gebürstet wurde, Zeit zum Spielen und Ausruhen hatte. Die Versorgung von Ginger gab Dans Leben einen neuen Sinn. Er ging mehr aus sich heraus und konzentrierte sich nicht mehr nur auf seine Behinderung. Allerdings konnte Dan Ginger nicht ganz allein versorgen, sondern er brauchte die Hilfe seiner Frau – sie achtete darauf, dass Ginger in den eingezäunten Garten kam, hielt den Garten frei von Hundekot und kümmerte sich an den Tagen um sie, an denen es Dan nicht gut ging.

Jeder kann unerwartet in eine Notsituation geraten. Die meisten Unfälle oder Notfälle lassen sich nicht vorhersagen. Wenn Sie jedoch ein instabiles oder progressives gesundheitliches Problem haben, kann es häufiger vorkommen, dass Sie sich nicht um Ihren Hund kümmern können. In manchen Fällen weiß man im Voraus, dass man öfter zusätzliche Unterstützung braucht. Wenn dies so ist, müssen Sie dafür sorgen, dass Erwachsene oder Hundeexperten, auf die Sie sich verlassen können, sich um Fido kümmern, wenn der unerwartete Notfall eintritt.

Literatur

American Animal Hospital Association. (2004). *2004 pet owner survey.* http://www.aahanet.org/media/s_pos2004.aspx (accessed January 2011).

Barker, S. B., and Wolen, A. R. (2008). The benefits of human – companion animal interaction: A review. *Journal of Veterinary Medical Education* 35:487–95.

Bufford, J. D., Reardon, C. L., Li, Z., Roberg, K. A., et al. (2008). Effects of dog ownership in early childhood on immune development and atopic diseases. *Clinical and Experimental Allergy* 38:1635–43.

Doty, M. (2007). *Dog years: A memoir*. New York: HarperCollins.

Lappalainen, M.H., Huttunen, K., Ropponen, M., Remes, S., et al. (2010). Exposure to dogs is associated with a decreased tumour necrosis factor-alpha-producing capacity in early life. *Clinical and Experimental Allergy* 40:1498–1506.

Stevens, J.A., Teh, S.L., and Haileyesus, T. (2010). Dogs and cats as environmental fall hazards. *Journal of Safety Research* 41:69–73.

Walsh, F. (2009). Human–animal bonds II: The role of pets in family systems and family therapy. *Family Process* 48:481–99.

3. Die tiergestützte Therapie

Die Arbeit mit einem Therapiehund setzt voraus, dass zwischen dem trainierten Hund und seinem engagierten Halter eine enge Beziehung besteht. Philosophen diskutieren aktuell über die Frage, ob es ethisch vertretbar ist, Haustiere einzusetzen, um Menschen zu therapieren: Ist es richtig, von einem Hund zu verlangen, dass er Menschen hilft? Die Philosophen kommen zu dem Schluss, dass die Beziehung zwischen Therapiehund und Halter dem Hund, seinem Halter und den Menschen nützt, die das Glück haben, von einem Therapiehund besucht zu werden (Zamir, 2006). Da Hunde von Natur aus sehr kontaktfreudig sind, glauben die Philosophen, dass Hunden die sozialen Aspekte der therapeutischen Arbeit sowie das gute Verhältnis, das sich zwischen Hund und Halter während des Trainings entwickelt, genießen.

Gleich zu Beginn meines Lebens habe ich von dem therapeutischen Nutzen eines Begleithundes profitiert. Als meine Eltern fanden, es sei an der Zeit, ein zweites Kind zu adoptieren, adoptierten sie gleich zwei: ein lautes Mädchen mit blauen Augen und Locken und einen sabbernden englischen Springer Spaniel-Welpen, der als Trost und Begleitung für meinen älteren Bruder gedacht war. Seit ich selbst Kinder habe, wundere ich mich immer wieder, wie meine Mutter es geschafft hat, sich frohgemut um einen Zweijährigen, ein Baby und einen Welpen zu kümmern! Obwohl Skipper, so hieß der Welpe, eigentlich für meinen Bruder bestimmt war, beanspruchte seine lästige kleine Schwester den Hund ganz für sich und Skipper und ich waren in unseren zwölf gemeinsamen Jahren unzertrennlich. Skipper half bei meiner Erziehung und lehrte mich wichtige Dinge über Hunde und über das Leben.

In der Zeit als ich aufwuchs, hatten wir immer viele Hunde im Haus. Meine künstlerisch veranlagte Mutter malte Bilder von Ausstellungshunden und mein Vater trainierte Jagdhunde. Also nahm ich ganz selbstverständlich an, dass ich schon alles wusste, was ich über Hunde und Hundetraining wissen musste. Als ich beschloss, einen Therapiehund in mein medizinisches Team aufzunehmen, stellte ich überrascht fest, dass vor dem ersten Therapiebesuch eine Menge zu tun ist. Abgesehen davon, dass ich Gehorsamskommandos zu lernen hatte, musste ich auch das Temperament meines Hundes genau einschätzen, um herauszufinden, ob er für die Therapiearbeit geeignet ist. Dann musste ich entscheiden, welche Art von Arbeit für ihn infrage kommt. Wir begannen mit einem Vorleseprogramm für Kinder, machten zusätzlich Besuche im Pflegeheim und schließlich stellte sich heraus, dass der Hund am liebsten Krankenhauspatienten besuchte. Falls auch Sie sich für die Arbeit mit Therapiehunden interessieren, sollten Sie folgende Fragen beantworten:

- Ist die Arbeit das Richtige für Sie und für Ihren Hund?
- Können Sie genug Motivation für das Training aufbringen, das Sie absolvieren müssen, um als Therapiehund-Halter-Team anerkannt zu werden?
- Wissen Sie, wie Sie Kontakt zu anderen Therapiehundehaltern bekommen, die Sie beraten und Ihnen beim Einstieg helfen können?

Um ein Therapiehund-Halter-Team zu werden, braucht es Zeit, Training und Ausdauer. Therapiehundearbeit ist nicht für jeden Hund und nicht für jeden Hundehalter geeignet. Aber wenn es für Sie und Ihren Hund das Richtige ist, eröffnet sich Ihnen eine faszinierende Welt.

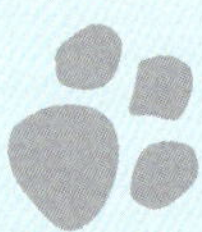

Tipp

Die Hundehalterin Rose Mary Mulkerrin hat festgestellt, dass das Training, das ihr Hund Lucky D absolvieren musste, um ein Therapiehund zu werden, sich allgemein sehr positiv ausgewirkt hat – der Hund bleibt auf Befehl stehen, lässt Sachen, die heruntergefallen sind, auf dem Boden liegen und verhält sich auf Befehl ruhig und gesittet.

3.1 Ist therapeutische Arbeit das Richtige für Sie und Ihren Hund?

Ann Cadman, Koordinatorin für Gesundheit und Wellness bei Animal Friends, einer Schutzorganisation für Haustiere, arbeitet seit mehreren Jahren mit Therapiehundehaltern. In einem Zeitraum von drei Jahren haben ihre Therapiehund-Halter-Teams mehr als 69000 Menschen besucht und erfreut:

> Hund und Halter müssen bestimmte Eigenschaften haben, wenn aus ihnen ein Therapiehund-Halter-Team werden soll. Therapiehundearbeit ist nicht für jeden Hund und nicht für jeden Halter geeignet. Ich habe im Laufe der Jahre sehr viele Hunde erlebt, aber vielen fehlten für einen guten Therapiehund einfach das Temperament und der Charakter. Es ist wichtig zu wissen, was einen guten Therapiehund ausmacht, damit für diese Arbeit gleich ein geeigneter Hund ausgewählt werden kann.

Janet Malinsky und Barbara Pohodich sind nicht nur ein Therapiehund-Halter-Team, sondern arbeiten auch selbst als Team zusammen. Mit ihren Hunden besuchen und erfreuen Janet und Barb einmal in der

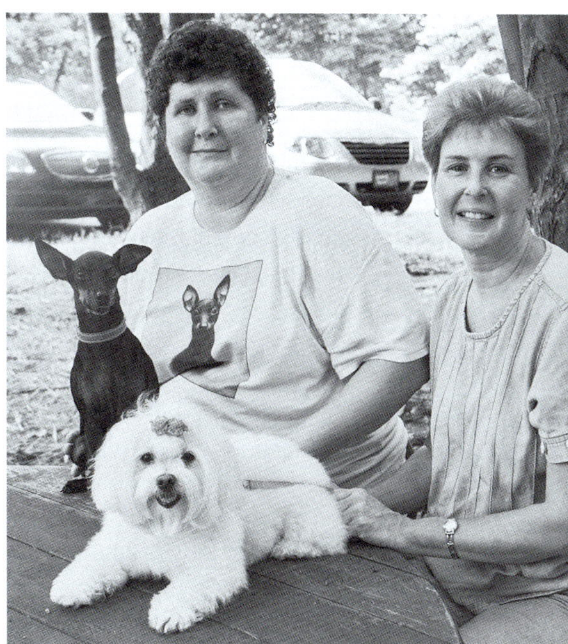

Abbildung 3.1
Janet und Barbara sind Freundinnen. Sie arbeiten mit ihren quirligen Therapiehunden im Team zusammen und machen jede Woche Besuche. Das Bild zeigt zwei der vier Therapiehunde: die Zwergmanchester Terrier-Hündin Courtney und die Malteser-Hündin Sadie.

Woche die Bewohner von Pflegeheimen und Hospizzentren. Janets Therapiehunde sind Zwergmanchester Terrier und Barb hat einen Zwergpudel und einen Malteser.

Janet und Barb nehmen ihre Arbeit ernst. Sie besuchen mit ihren Hunden immer wieder Trainingskurse und die Besuche haben für sie oberste Priorität. Sie geben sich große Mühe, damit die Besuche für die Bewohner zu einem besonderen Erlebnis werden: sie putzen die Hunde an Feiertage heraus, machen Fotos von den Hunden mit den Menschen, die sie besuchen, und versichern den Bewohnern, dass sie an den Tagen zwischen den Besuchen an sie denken. Janet sagt, dass sie und Barb eine besondere Beziehung zu den Bewohnern haben:

> Für viele Menschen, die wir besuchen, sind wir ihre Familie. Sie freuen sich auf unsere Besuche, besonders auf unsere Hunde und machen sich große Sorgen um die Hunde, wenn wir eine Woche mal nicht erscheinen. Grace, eine der Bewohnerinnen, wollte «ihren Hund» jede Woche sehen. Sie hatte immer riesigen Spaß, wenn wir sie mit Courtney, Brittney, Sadi und Lexi fotografierten. Sie rahmte die Bilder und stellte sie in ihrem Zimmer auf. Das «Präsentationsbuch», das sie allen zeigte, war voll mit Bildern von unseren Therapiehunden.

Barb fügt hinzu, dass beide Seiten von dieser guten Beziehung profitieren:

> Wir empfinden die Menschen, die wir besuchen, auch als Teil der Familie. Grace war so eine Art Großmutter für uns. Als meine Tochter die High-School abgeschlossen hatte, luden wir Grace zur Abschluss-Party ein. Diese Einladung lieferte Grace Gesprächsstoff für mehr als einen Monat. Sie ging sogar in einen Schönheitssalon, um sich «aufmöbeln» zu lassen, wie sie sagte! Für Janet und mich war es viel Arbeit, bis wir Grace auf der Party hatten – wir mussten ihr beim Ankleiden und Zurechtmachen helfen, sie und ihren Rollstuhl ins Auto verfrachten und in der Zeit, in der sie bei uns war, auf sie aufpassen, aber es war die Mühe wert, sowohl für sie als auch für meine Familie. Meine Tochter hat an dem Tag noch eine Großmutter bekommen.

Und all das wäre wahrscheinlich ohne die Arbeit von ein paar knuddeligen Therapiehunden nie passiert.

Janet fügt hinzu: «Wenn man dieselben Menschen jede Woche sieht, werden sie ein Teil der Familie.» Janet und Barb sind aber auch wichtig für die Familien der Bewohner. Barb erzählt: «Bettys Tochter war sehr dankbar, dass wir ihre Mutter besuchten, weil sie es nicht jeden Tag konnte. Sie hat uns immer wieder gesagt ‹Euer Besuch ist für meine Mutter der Höhepunkt der Woche›.» Als Betty krank wurde und ins Hospiz kam, haben die Hunde sie auch dort besucht:

> Wir haben Betty gleich in ihrer ersten Woche im Hospiz besucht. Als Bettys Tochter die Hunde sah, fing sie an zu weinen – von «ihren Hunden» im Hospiz besucht zu werden, hat Betty ihre letzten Monate verschönert. Wie viel ihr dies bedeutet hat, erfuhren wir erst, als wir wunderschöne Dankschreiben bekamen – für jeden Hund eins!

Ann Cadman weiß, was einen guten Therapiehund ausmacht. Ein Therapiehund muss gut erzogen und kontaktfreudig sein, sich gut benehmen und er darf keine Angst vor Fremden haben:

> Bei einem Therapiehund kommt es nicht auf Rasse, Größe und Geschlecht an – wichtig sind sein Temperament und sein Charakter. Ich habe drei Hunde zu Hause, die wundervolle Haustiere sind, aber ich würde sie nie für therapeutische Zwecke einsetzen, weil ihr Temperament und ihr Charakter nicht dem eines Therapiehundes entspricht. Ein Therapiehund muss auf Menschen zugehen und sich anfassen lassen, er darf weder an der Leine ziehen noch bellen oder jaulen, während er arbeitet. Ältere Hunde sind meistens ruhiger und als Therapiehunde bestens geeignet.

Ruth Salvador hat Anns Rat beherzigt, als sie Birdie zu sich nahm, eine Border Collie-Hündin, die darauf trainiert worden war, Gänse zu hüten. Obwohl Border Collies die geborenen Hütehunde sind, war Birdie von ihrem Charakter her völlig ungeeignet, lange hinter Gänsen herzujagen. Im Alter von 4 Jahren wurde sie abgegeben und fand bei der pensionierten Lehrerin Ruth ein neues Zuhause. Seit drei Jahren sind Birdie und Ruth ein Therapiehund-Halter-Team:

> Ich hätte nie gedacht, dass ich im Ruhestand mit einem Therapiehund Menschen besuchen würde. Als Birdie zu uns kam, fiel mir auf, wie gut sie auf jeden einging. Wenn wir spazieren gingen, beachtete Birdie alle, die uns begegneten: Erwachsene, Kinder, geschäftige Handwerker, Leute, die aus

> ihrem Auto ausstiegen und Lieferanten. Sobald Birdie sie entdeckt hatte, musste sie sie auf sich aufmerksam machen. Und die meisten Leute konnten auch Birdie nicht widerstehen. Sie entlockte ihnen stets ein Lächeln. Ich war mir sicher, dass Birdie der geborene Therapiehund war.

Heute besucht Birdie Patienten mit Demenz in einem Pflegeheim, Kinder in einem Krebszentrum und Grundschulkinder im Rahmen eines Leseprogramms. Auch wenn sie charakterlich nicht für die Gänsejagd geeignet war, so hat sie doch eine bemerkenswerte Ausdauer, wenn es darum geht, vielen bedürftigen Menschen ihre Zuneigung zu schenken!

Goldendoodle Lucy ist gutmütig, kontaktfreudig und stets gehorsam, mit anderen Worten: ein ausgezeichneter Therapiehund. Wie alle guten Therapiehunde spürt Lucy instinktiv, wer ihre therapeutische Arbeit am dringendsten braucht. Schon als junger Hund wusste Lucy, wann Menschen Trost brauchten. «Sie hatte schon immer ein gutes Gespür für Menschen», erinnert sich Lucys Halterin Kad Favorite. Wenn jemand weint, nähert sich Lucy vorsichtig an und legt dem Betreffenden ihren Kopf auf die Hand oder in den Schoß.» Da Lucy stets gehorcht, kontaktfreudig ist und ein offenes freundliches Wesen hat, ist sie als Therapiehund optimal geeignet.

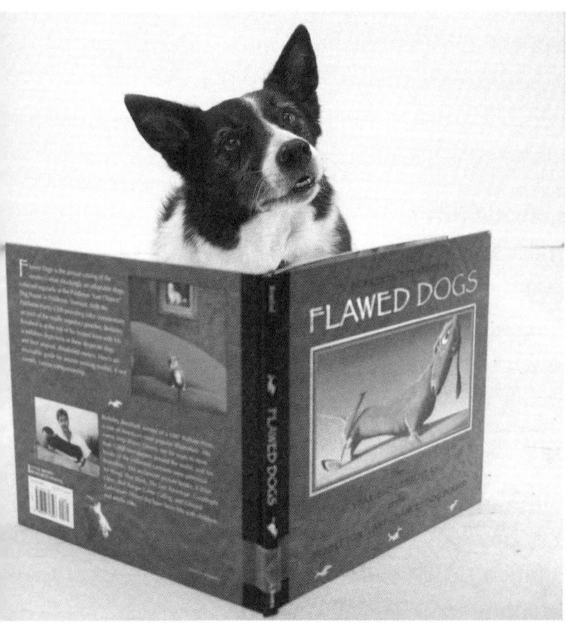

Abbildung 3.2
Die Border Collie-Hündin Birdie war nicht zum Hütehund bestimmt, aber auch ein «nicht perfekter Hund» kann ein Therapiehund mit heilenden Fähigkeiten werden. Abdruckgenehmigung für das Foto von Natalie Larocco.

Patti Shanaberg, Gründerin der in Zentralohio ansässigen Therapiehundeorganisation Angel Paws, rät, das Gehorsamstraining in der Öffentlichkeit durchzuführen. Zum einen, damit der Hund lernt zu gehorchen, auch wenn er abgelenkt wird, und zum anderen um zu sehen, wie er auf Fremde reagiert:

> Einige Hunde begrüßen gern Menschen zu Hause und auf der Straße. Aber es ist für den Hund eine völlig neue Erfahrung, ein unbekanntes Gebäude zu betreten und Menschen zu besuchen. Nehmen Sie Ihren Hund häufiger mit an Orte, wo Hunde erlaubt sind, wie z. B. Tierhandlungen und Kaufhäuser. Durch solche Erfahrungen gewöhnen Sie Ihren Hund daran, Gebäude zu betreten und fremden Menschen zu begegnen. Zudem haben solche Situationen mehr Ähnlichkeit mit Therapiehundebesuchen, als die Begegnung mit Fremden auf der Straße. Sind dem Hund solche Situationen unangenehm, arbeiten Sie weiter konstruktiv mit ihm und ermöglichen Sie Ihm, ähnliche Erfahrungen mit Fremden innerhalb Ihres Hauses zu machen. Damit helfen Sie Ihrem Hund, sich an Situationen dieser Art zu gewöhnen.

Bevor Sie mit den Besuchen beginnen können, muss jeder Hund eine Prüfung absolvieren, die sicherstellt, dass er für die therapeutische Arbeit bereit ist. Laut Ann Cadman werden alle Hunde von einer externen Organisation geprüft und zertifiziert:

> Manche Leute glauben, ihr Hund sei als Therapiehund geeignet, weil er Menschen zu Hause freundlich begrüßt. Das wird er sicher oft tun – aber bevor Sie mit ihm Besuche machen, muss er sich in einer fremden Umgebung bestimmten Tests unterziehen, die von fremden Personen durchgeführt werden, um sicherzustellen, dass der Hund für die therapeutische Arbeit geeignet ist. Dies ist wichtig für die Sicherheit und das Wohlbefinden des Hundes und der Menschen, die er besuchen soll. Therapiehunde sind Repräsentanten der Organisation, der Sie als ehrenamtliche Helfer angehören, und auch ihrer Rasse. Daher ist es wichtig, darauf zu achten, dass die Hunde den Erwartungen entsprechen, die an Therapiehunde gestellt werden.

Am Ende des Buches finden Sie Organisationen, die Therapiehunde testen und zertifizieren, sowie Webseiten, auf denen die jeweiligen Anforderungen für jede Gruppe aufgeführt sind. Hier finden Sie auch Links zu Therapiehundegruppen in Ihrer Umgebung, die Sie über das

Training von Therapiehunden informieren und Ihnen Möglichkeiten aufzeigen können, wer in der Nähe Ihres Wohnortes von einem Therapiehund besucht werden möchte.

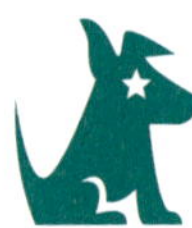

Hat mein Hund das Zeug zu einem guten Therapiehund?

Prüfen Sie, welche der folgenden Aussagen Ihren Hund treffend beschreibt. Mein Hund

- befolgt jederzeit Befehle wie Sitz, Platz, Bleib und Komm – auch wenn er abgelenkt wird;
- bleibt angeleint an meiner Seite, auch wenn wir Menschenansammlungen durchqueren;
- freut sich, wenn er von Fremden begrüßt wird;
- lässt sich begrüßen, streicheln (auch auf ungeschickt Art) und umarmen, ohne zu springen, sich überfordert zu fühlen, zu bellen oder zu beißen;
- hört auf zu schnuppern oder interessante Dinge aufzunehmen, sobald er den Befehl «Lass» hört;
- toleriert Menschenmengen, Aktivität und Lärm;
- lässt sich für die Besuche baden, bürsten und die Krallen schneiden;
- toleriert neue Situationen, ungewöhnliche Geräte und Fremde unterschiedlichen Alters, ohne überfordert zu sein.

Ein Therapiehund muss *alle* Voraussetzungen erfüllen. Wenn jede dieser Aussagen uneingeschränkt auf Ihren Hund zutrifft, haben Sie einen potenziellen Therapiehund. Müssen die Fähigkeiten Ihres Hundes jedoch in einigen Punkten verbessert werden, können Sie mit ihm Trainingskurse für Therapiehunde besuchen, die von verschiedenen Hundeklubs und Tierheimen angeboten werden, die auch Therapiehundeprüfungen durchführen.

Meine beiden Therapiehunde sind Soft-Coated Wheaten Terrier. Diese Rasse gilt als liebenswert, verspielt, quirlig *und* springfreudig. Die «für Wheatens typische Begrüßung» liefert immer wieder Gesprächsstoff und sieht so aus: Wheatens pflegen aus dem Stand in die Luft zu springen, um einem einen fetten Schmatz ins Gesicht zu drücken. Unnötig zu erwähnen, dass ein Therapiehund Menschen nicht anspringen darf.

Debbie Brown befürchtete vor Beginn der therapeutischen Arbeit mit ihrer liebenswerten und freundlichen Wheaten-Hündin Hayley, dass sie vor lauter Aufregung die Leute anspringen würde:

> Ich merkte bald, dass Hayley in der Lage war, zwischen Spiel und Therapiebesuch zu unterscheiden. Sie schien zu wissen, dass die Menschen im Pflegeheim, die sie besuchte, alt waren. Anstatt hochzuspringen, ging sie zu ihnen und schmiegte sich an, um sie zu begrüßen. Sie hatte begriffen!

Als ich mit Toby, meinem zweiten Wheaten, in einer Tierhandlung übte, schaute mich der Ladenbesitzer neugierig an. Ich erklärte ihm, dass ich mit Toby für seine Therapiehundeprüfung übe, weil er lernen soll, auch bei Ablenkungen Befehle zu befolgen. Der Ladenbesitzer, der mit der überschwänglichen Art der Wheatens offenbar vertraut war, sagte voller Überzeugung: «Sie werden es niemals schaffen, dass ein Wheaten die Prüfung als Therapiehund besteht.» Um es kurz zu machen, Toby bestand die Prüfung, genau wie Hayley. Ich gebe es zu: Sobald ich Toby das leuchtend gelbe Schild mit der Aufschrift «ICH BIN EIN THERAPIEHUND» am Halsband befestigt hatte, ging ich *sofort* in diese Tierhandlung. Debbie hat Recht – Therapiehunde «begreifen es». Sie wissen, in welcher Situation ihre heilenden Fähigkeiten gefragt sind.

Manchmal wird man mit der Frage konfrontiert, ob bestimmte Rassen als Therapiehunde besonders geeignet sind. Laut Ann Cadman hängt die Eignung zum Therapiehund weniger von der Rasse als vom Temperament und von der Erziehung ab. Pam Gaber, Chief Executive Officer von Gabriel's Angels, bestätigt dies. Gabriel's Angels ist eine Organisation, die tiergestützte Therapien für misshandelte, vernachlässigte und gefährdete Kinder anbietet. Der Name Gabriel's Angels erinnert an den ersten Therapiehund, der nicht zu einer Rasse gehörte, die für die Arbeit von Therapiehunden prädestiniert ist. Er war ein schöner grauer Weimaraner und hieß Gabriel. Ihre Arbeit mit Gabriel und anderen Therapiehunden hat Pam überzeugt, dass so gut wie jede Rasse großartige Therapiehunde hervorbringen kann:

> Beim Thema Therapiehunde denken die meisten zuerst an Golden Retriever oder Labrador Retriever. Wenn Sie sich für Therapiehundearbeit interessieren, lassen Sie sich nicht entmutigen, wenn Ihr Hund nicht zu einer Rasse gehört, die für die Therapiehundearbeit besonders geeignet zu sein scheint. Auch Hunde anderer Rassen können fantastische Therapiehunde werden. Trotzdem kann es sein, dass ein einzelner Hund sich nicht zum Therapiehund eignet, auch wenn seine Rasse ihn dazu prädestiniert. Bei Gabriel's Angels haben wir wunderbare Therapiehunde aus vielen Rassen,

> die man nicht ohne weiteres mit Therapiehunden in Zusammenhang bringen würde, wie z. B. Dobermann, Rottweiler und Pit Bull-Mischlinge, aber auch Golden Retriever und Labrador Retriever. Wir lehnen diese «Rassen mit schlechtem Ruf» nicht von vornherein ab, aber wir akzeptieren sie auch nicht in jedem Fall. Aufgrund unserer Erfahrungen in den letzten zehn Jahren können wir sagen, dass die Gene zwar eine gewisse Rolle spielen, eine liebevolle und gesunde Umgebung für den Charakter eines Hundes und seine Eignung als Therapiehund jedoch viel entscheidender ist.

Neulich sagte mir die Leiterin von einem der Programme, für das ich mit meinen Wheatens ehrenamtlich arbeite: «Wir haben hier eine Bewerbung für tiergestützte Therapie mit einem Rottweiler. Es gibt Briefe, die bestätigen, dass er ein wunderbarer Hund ist und in Pflegeheimen gute Arbeit geleistet hat. Aber ein Rottweiler als Therapiehund? Was halten Sie davon?»

Ich brauchte nicht lange zu überlegen – Rottweiler können fantastische Therapiehunde sein. Ein gutes Beispiel ist der fünfjährige Dillon. Er macht seit zwei Jahren mit seiner Halterin Kerri Stamas Besuche.

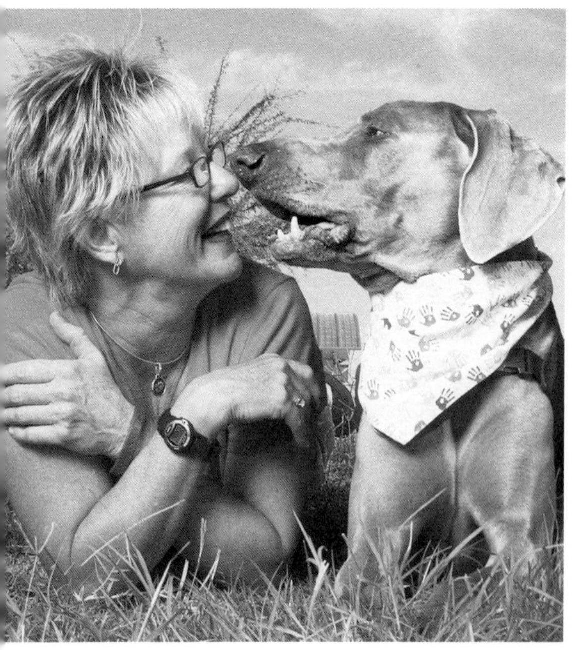

Abbildung 3.3
Gabriel und Pam Gaber von Gabriel's Angels.

Dillon war als Welpe häufig im Büro eines Appartement-Komplexes, wo die Mieter einmal im Monat ihre Rechnungen zu bezahlen pflegten. Kerri erinnert sich, wie gerne Dillon immer mit den Kindern gespielt hat:

> Die Leute brachten meistens ihre Kinder mit und die Kinder spielten immer gern mit Dillon. Bald kamen die Kinder ohne ihre Eltern ins Büro und fragten: «Kann Dillon rauskommen und mit uns spielen?» Ich glaube aufgrund seiner Erfahrungen als Welpe kam Dillon sich wie eins der Kinder vor.

Im Alter von sieben Wochen begann für Dillon das Gehorsamstraining. Im Welpen-Kindergarten übte die Gruppe gerade «am Welpen vorbeigehen». Dillon schnappte nach drei Personen. Kerri nahm dies ernst und trainierte mit ihm, um ihm das aggressive Verhalten abzugewöhnen. Nach einigen Wochen hatte Dillon gelernt, Fremde angemessen zu begrüßen. In den folgenden vier Jahren besuchte Kerri mit Dillon weiter Gehorsams- und Übungskurse, die die Teamarbeit zwischen Hund und Hundehalter verbessern und den Hund darauf trainieren, im Rahmen von Wettbewerben Gehorsams- und andere Übungen auf einem Testparcours zügig zu absolvieren. Aus Dillon wurde ein liebenswerter, kontaktfreudiger Hund, den Kerri für die Arbeit als Therapiehund trainierte. Dillon bevorzugt die Arbeit mit Kindern. In einem Krisenzentrum hat Dillon so etwas wie eine Vermittlerrolle. Er hilft Eltern, zu ihren Kindern, die ohne sie im Krisenzentrum gelebt haben, wieder Kontakt aufzubauen:

> Sich mit Dillon beschäftigen ist etwas, was Eltern und Kinder unbefangen tun können. Wenn sie mit Dillon spielen und über ihn sprechen, gelingt es ihnen eher, auch wieder über andere Dinge zu sprechen.

Obwohl Dillon groß und muskulös ist, haben die Kinder keine Angst vor ihm:

> Wenn Kinder Dillons freundliches Gesicht sehen, strahlen sie. Dillon scheint etwas an sich zu haben, das sie einlädt, mit ihm zu spielen. Die meisten Kinder können dem nicht widerstehen. Dillon zieht Kinder magisch an. Bei einem Event, an dem wir teilnahmen, waren Stände aufgebaut, die zeigten, welche Dienste Kindern in Not zur Verfügung stehen. Dillon und ich waren an dem Stand für tiergestützte Therapie und neben uns war eine Dame mit

Marshmallow-Shootern für die Kinder – das sind kleine Spielzeuge, die kleine Süßigkeiten in die Luft schießen, auf die die Kinder meistens ganz versessen sind. Wenn die Kinder auf die Stände zugingen, sahen sie Dillon und ließen den Marshmallow-Shooter links liegen, um meinen Hund zu streicheln. Die Dame hinter dem Marshmallow-Tisch beschwerte sich, dass Dillon die Kinder davon abhält, an ihren Stand zu kommen und stellte eine Trennwand auf, die verhinderte, dass die Kinder Dillon zu sehen bekamen, bevor sie ihren Stand besucht hatten.

Dillon hat auch eine unendliche Geduld. Da Kinder so magisch von ihm angezogen werden, ist er oft von Kindern umringt, die diesen schönen Hund alle streicheln und umarmen wollen. Viele Leute sind überrascht, wenn sie diesem freundlichen, großen Hund zum ersten Mal begegnen:

In einer Einrichtung waren ein paar Jungen im Teenageralter, die sich Bücher mit verschiedenen Hunden angeschaut hatten. Sie sagten, Rottweiler seien gemein und bösartig. Daraufhin bat uns die Beraterin, mit Dillon einen Besuch abzustatten. Als wir in der Einrichtung eintrafen, kam der Therapiehund des Zentrums, ein Rhodesian Ridgeback, auf Dillon zu und war nicht im Geringsten erfreut, auf seinem Territorium einem anderen Hund zu begegnen. Der Ridgeback beschnüffelte Dillon und schnappte kurz nach ihm, um ihm zu zeigen, wer hier der Boss war. Dillon ging nicht auf ihn ein und richtete seine Aufmerksamkeit auf die Teenager. Die Jungen schauten verblüfft drein und einer rief: «Das glaube ich nicht. Ein Rottweiler, der einen Rückzieher macht!»

An diesem Tag lernten die Jungen nicht nur sehr viel über Hunde, sondern auch darüber, wie man Konflikte lösen kann, ohne handgreiflich zu werden. Und wenn Sie nun glauben, Dillon sei ein ängstlicher Rottweiler, dann täuschen Sie sich. Dass er nicht auf den Ridgeback reagierte, war keine Angst. Weil Dillon dank Kerris ausdauerndem Training über eine gute Erziehung und ein vorbildliches Verhalten verfügte, traf er eine Entscheidung.

Dillons außergewöhnlicher Umgang mit Kindern zeigt, dass so genannte «Rassen mit schlechtem Ruf» wundervolle Therapiehunde sein können – diese kraftvoll aussehenden Hunde können Menschen, die Unterstützung brauchen, Stärke verleihen. Um nun zurück zu der

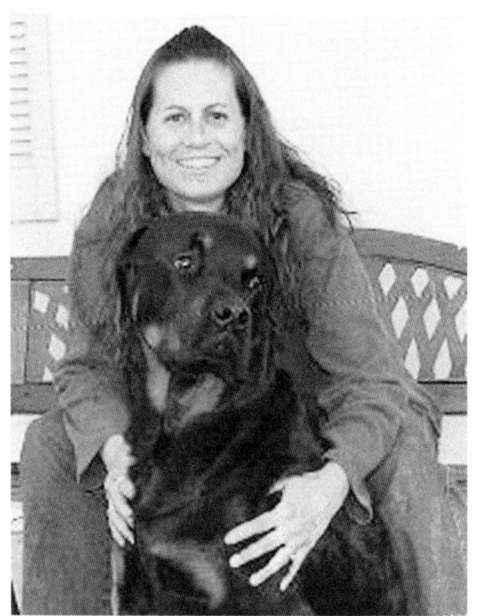

Abbildung 3.4
Kerri und Therapiehund Dillon, ein Rottweiler. Dank Kerris intensivem Training wurde aus Dillon ein wunderbarer Therapiehund und ein unentbehrlicher Helfer im und ums Haus. Er hebt heruntergefallene Gegenstände auf, findet eine verlegte Fernbedienung oder Schuhe wieder und hilft im Laden sogar beim Tragen.

Frage, ob die Leiterin des Programms einen gut erzogenen, zertifizierten und vertrauenswürdigen Rottweiler in unser Team aufnehmen sollte? Auf jeden Fall.

Wer erinnert sich nicht an die Schlagzeilen, die den Fußballstar Michael Vick mit Hundekämpfen in Verbindung brachten? Im August 2007 bekannte Vick sich schuldig im Sinne der Anklage. Die Medien berichteten über seine Verurteilung und Gefängnisstrafe. Doch was wurde aus den stummen Opfern, den vielen unglücklichen, durch die Hundekämpfe brutalisierten Hunden, während Vick seine Strafe verbüßte? Viele dieser Hunde bekamen eine zweite Chance auf ein besseres Leben – einer von ihnen ist ein Pit Bull namens Hector.

Als Vicks Hunde eingesammelt und gerettet wurden, kontaktierte Andrew (Roo) Yori, ein erfahrener Trainer, der es sich zur Aufgabe gemacht hat, die positiven Eigenschaften von Pit Bulls zu zeigen, die Gruppe, die sich um einige der Hunde kümmerte, die Bay Area Doglovers Responsible About Pit Bulls – kurz BADRAP genannt. Als Roo Hector zum ersten Mal begegnete, sah er seine äußeren Narben, eine Folge der Verletzungen, die er während der vielen Hundekämpfe erlitten hatte. Aber er sah auch, dass Hector trotz der äußeren Narben in seinem Innern immer noch ein wundervoller Hund war:

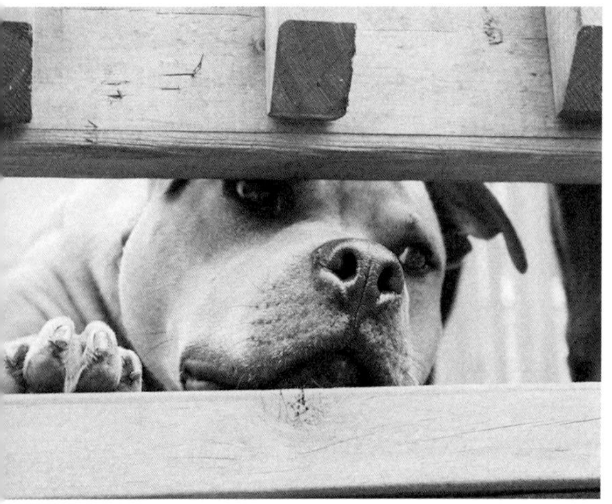

Abbildung 3.5
Obwohl Hector von Narben gezeichnet war, die durch Missbrauch entstanden waren, verrieten seine klugen Augen und sein freundliches Wesen, dass in ihm ein fantastisches Haustier und ein potenzieller Therapiehund stecken. Abdruckgenehmigung für das Foto von Joshua J. Grenell.

> Als ich Hector zum ersten Mal sah, war er etwa zwei oder drei Jahre alt. Man sah ihm an, dass er viel durchgemacht hatte. Er hatte Narben auf der Brust und an den Beinen und ihm fehlten die Eckzähne und ein Stück der Zunge. Aber ich konnte auch sehen, was für ein Hund Hector in Wirklichkeit war und wusste, dass er sehr gut in meine Familie passen würde.

Am Freitag, den 13. Juni 2008, einem Glückstag, kam Hector zu Roo und dem Rest der Familie Yori:

> Kampfhunde sind gewöhnlich schlecht sozialisiert, doch Hector war ein glücklicher, umgänglicher Hund. Wir nennen ihn «Hector der Inspektor», weil er alles beschnüffelt und untersucht. Er interessiert sich für alles – so als müsse er die verlorene Zeit nachholen, in der es ihm verwehrt war, die Welt zu erkunden und anderen zu begegnen. Hectors Verhalten ließ erkennen, dass aus ihm ein fantastischer Begleithund und, mehr noch, ein wunderbarer Therapiehund werden würde.

Im Februar 2009 hatten Roo und Hector Therapiehundetraining und -prüfung hinter sich gebracht. Der Prüfer hob Hectors herausragendes Verhalten besonders hervor:

> Hectors Geschichte ist ein anschauliches Beispiel für die Resilienz von Hunden. Hector hat zum Glück eine zweite Chance bekommen – dieses Mal als Therapiehund. Die Menschen, die Hector in Pflegeheimen und Krankenhäusern besucht, sind sehr von ihm beeindruckt. Bei unserem ersten Kran-

kenhausbesuch gingen Hector und ich in einen Gemeinschaftsraum, in dem die Patienten, die gehen oder im Rollstuhlstuhl hereingefahren werden konnten, im Kreis saßen und auf den Therapiehund warteten. Hector ging zu jedem Patienten in der Runde. Einige wollten mit ihm spielen. Hector schmiegte sich an sie, um ihnen zu signalisieren, dass er verstanden hatte und ihre Aufmerksamkeit genoss. Andere reagierten eher zurückhaltend auf ihn. Mit Rücksicht auf deren Bedürfnisse und Wohlergehen änderte Hector sein Verhalten. Es war faszinierend zu sehen, wie es diesem in seinen jungen Jahren so schlecht sozialisierten Hund gelang, sich in so viele verschiedene Menschen einzufühlen und auf sie einzugehen. Als wir in der Gruppe zusammensaßen, war das Interesse der Patienten geweckt. Sie wollten mehr über Hectors Geschichte wissen und einige sagten mir, sie hätten dank Hector ihre Meinung über Pit Bulls geändert. Noch erstaunlicher war, dass die Patienten aus sich herausgingen und miteinander ins Gespräch kamen. Nachdem sie Hectors Geschichte gehört hatten, erzählten sie von ihren Hunden zu Hause oder von Hunden, die sie früher hatten. Hector hatte dazu beigetragen, dass diese Patienten sich im Krankenhaus nicht mehr allein und isoliert fühlten, sondern sich unterhielten und Kontakte knüpften.

Hectors außergewöhnliche Geschichte ist zum einen ein Beleg dafür, dass der einzelne Hund mit den seiner Rasse zugeschriebenen Eigenschaften keineswegs übereinstimmen muss, und zum anderen zeigt sie, dass in vielen Hunden ein guter Therapiehund steckt, auch in solchen, die eine zweite Chance auf ein gutes Leben brauchen.

Sowohl große als auch kleine Hunde können großartige Therapiehunde sein. Es ist zwar einfacher, jemandem einen kleinen Hund auf den Schoß zu setzen, aber manche Patienten ziehen große Hunde vor. In einer Studie konnten Senioren mit Demenz wählen, ob sie von einem Zwergschnauzer (5 kg), einem mittelgroßen Schnauzer (16 kg) oder von einem großen Pudel (20 kg) besucht werden wollten (Marx et al., 2010). Hier die Ergebnisse:

- Beinahe die Hälfte der Senioren wollte keinen Besuch von dem kleinen Hund.
- Zwei von fünf Senioren wollten keinen Besuch von dem mittelgroßen Hund.
- Nur einer von fünf Senioren wollte keinen Besuch von dem großen Hund.

Die Senioren verbrachten auch mehr Zeit mit den größeren Hunden. Ein Hund durfte höchstes drei Minuten bei einem Senior bleiben:

- Die Senioren verbrachten im Durchschnitt 2½ Minuten mit dem großen Hund.
- Sie verbrachten 2 Minuten mit dem mittelgroßen Hund.
- Sie verbrachten 1 Minute mit dem kleinen Hund.

Die Senioren äußerten sich auch positiver über Besuche mit größeren Hunden. Die Ergebnisse dieser Studie sollten Sie aber nicht davon abhalten, mit einem kleineren Hund Senioren einen Besuch abzustatten. Sie sollten jedoch Rücksicht darauf nehmen, dass manche Menschen nicht so gern von kleinen Hunden besucht werden wollen und den Hund lieber erst einmal aus der Ferne beobachten, bevor sie ihre Scheu überwinden und zu ihm gehen, um ihn zu streicheln. Andere wiederum haben Angst vor großen Hunden.

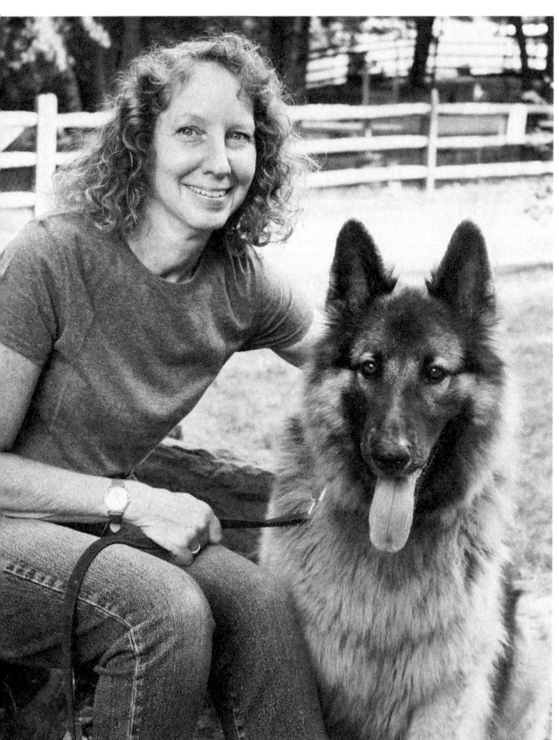

Abbildung 3.6
Große Hunde können wunderbare Therapiehunde sein. Miki Carlin besucht mit ihrem langhaarigen, deutschen Schäferhund Spinner Patienten im Pflegeheim. «Alle wundern sich, wie ruhig er ist, für einen so großen Hund!»

Denken Sie daran, dass manche Menschen anfangs Probleme mit Hunden im Allgemeinen oder mit bestimmten Rassen oder mit der Größe haben.

- Fragen Sie immer vorher, ob ein Besuch mit dem Hund erwünscht ist.
- Gehen Sie langsam und behutsam auf Menschen zu, die Sie noch nicht mit Ihrem Hund besucht haben.
- Lassen Sie die Person, die Sie besuchen, bestimmen, wie nah er oder sie den Hund an sich heranlassen möchte – vielleicht möchte jemand den Kopf Ihres Hundes streicheln, während der Hund sitzt oder den Hund auf dem Bett in die Arme schließen.
- Bleiben Sie nicht zu lange – auch kurze Besuche haben eine heilende Wirkung.

3.2 Therapiehunde haben den sechsten Sinn

Ann Cadman sagt neuen Therapiehundehaltern immer: «Therapiehunde sind etwas Besonderes – sie haben den sechsten Sinn und spüren, wo sie gebraucht werden. Sie scheinen die Weisheit alter Seelen zu haben, wenn es darum geht, die Bedürfnisse und Schmerzen von Menschen zu erspüren.» Ann erinnert sich an eine Situation, in der die neunjährige belgische Schäferhündin Glinda ihren sechsten Sinn unter Beweis stellte:

> Glinda hatte viel Erfahrung mit Pflegeheimbesuchen. Eines Abends, wir waren fast fertig mit unserer Arbeit, kamen wir zu unserer letzten Patientin. Sie lag im Bett und war an viele Schläuche angeschlossen. Glinda blieb ruhig neben dem Bett stehen, wie sie es immer tat. Doch ehe ich mich versah, sprang meine große Hündin auf das Bett der Frau und bevor ich reagieren konnte, arbeitete Glinda sich gezielt zum Kopfende des Betts vor. Ich staunte, dass sie weder die Frau noch einen einzigen Schlauch oder Draht berührte. Als Glinda auf Höhe des Gesichts der Frau war, schaute sie sie ruhig an. Die Frau streckte die Arme aus und umfasste mit ihren runzeligen Händen Glindas Gesicht, zog es an ihr Gesicht und liebkoste und küsste Glinda. Ich zog Glinda vom Bett und wollte gehen, aber sie sprang sofort wieder hoch und näherte sich dem Gesicht der Frau. Es war als wüsste sie genau, dass die Frau ihre Nähe und ihre Berührung brauchte. Glinda war

noch nie auf das Bett eines Patienten gesprungen und hat es auch später nie wieder getan. Ich glaube, es war Glindas sechster Sinn – sie wusste, was die Frau brauchte und was nur sie ihr geben konnte. Ein kluger Hundehalter weiß um diese Besonderheit der hundgestützten Therapie und lässt den Hund gewähren.

Auch der Border Collie-Mischling der Mulkerrins, Lucky D, hat einen ausgeprägten sechsten Sinn. Lucky D spürt intuitiv, was Menschen brauchen. Als die Mulkerrins Lucky D zu sich nahmen, war er sehr scheu und begrüßte nie die vielen Leute, denen sie unterwegs begegneten. Doch einmal blieb Lucky D auf einem Spaziergang abrupt stehen und wollte unbedingt zu einem Mann, der vor dem Haus auf seiner Veranda saß. Der Mann umarmte Lucky D und erzählte unter Tränen, er habe jahrelang Beagles trainiert: «Mein Hund ist gerade gestorben und das war genau das, was ich jetzt gebraucht habe.»

3.3 Therapiehunde sind Repräsentanten ihrer Rasse

Besuche mit Therapiehunden sind eine gute Gelegenheit, falsche Vorstellungen im Zusammenhang mit Hunden und Hunderassen auszuräumen. Wenn ein Rottweiler wie Dillon oder ein Pit Bull als Therapiehund arbeitet, tritt er auch als Repräsentant seiner Rasse auf. Die American Pit Bull Terrier Haley the Comet und Cayenne Pepper, zwei Therapiehündinnen, sind hervorragende Repräsentanten. Die dreijährige Haley arbeitet mit krebskranken Kindern und hilft ihnen, ihre Krankheit zu überwinden und wenigstens für eine Weile ihre Sorgen zu vergessen, indem sie ihre Umarmungen genießt und sie dafür mit Hundeküssen belohnt. Die zweijährige Cayenne besucht die Bewohnerinnen eines Frauenhauses. Cayenne lässt die Kinder geduldig über sich klettern, lässt sich streicheln und umarmen. Sie fungierte sogar als Modell für ein kleines Mädchen, das ihr begeistert Röcke angezogen und Hüte aufgesetzt hat. Sie saß geduldig da und ließ sich immer wieder umziehen!

Ein anderer großartiger Repräsentant war Therapiehund O'Mugzy, ein Pit Bull Terrier, der mit Ann Cadman Besuche gemacht hat:

Nachdem ich mit O'Mugzy eine Gruppe von behinderten Erwachsenen besucht hatte, fragten mich die Mitarbeiter nach ihrer Rasse. Ich ließ sie raten und sie nannten Rassen, die als sehr freundlich gelten. Als ich ihnen sagte, O'Mugzy sei ein Pit Bull, konnten sie es kaum glauben. Dies war eine gute Gelegenheit, Leuten klarzumachen, dass das Verhalten eines Hundes nicht von der Rasse, sondern vom Training abhängt.

3.4 Welche Fähigkeiten braucht ein Therapiehundehalter?

Ann Cadman weiß, welche Fähigkeiten ein Therapiehundehalter haben muss:

> Die Halter müssen genauso kontaktfreudig, freundlich und gesellig sein wie ein guter Therapiehund. Sie müssen Optimismus und Begeisterung ausstrahlen, sympathisch wirken und ständig lächeln! Sie müssen in der Lage sein, über Blickkontakt und verbindliche Konversation Kontakt zu den Menschen aufzubauen. Wenn Sie nicht wissen, was Sie sagen sollen – sprechen Sie einfach über Ihren Hund!

Ann weist auch darauf hin, dass der Halter genau auf die Bedürfnisse und das Wohl des Therapiehundes achten muss. Das Wohl des Hundes hat Vorrang vor den Annehmlichkeiten des Halters oder den Wünschen der Person, die der Hund besucht:

> Für den Halter haben die Gesundheit, die Sicherheit und das Wohl des Hundes oberste Priorität. Während der Hund seiner therapeutischen Arbeit nachgeht, muss der Halter den Hund die ganze Zeit unter seiner Kontrolle haben – er darf den Hund NIE in die Obhut anderer geben, auch nicht, um mal eben zu telefonieren, das Bad aufzusuchen oder etwas aus dem Auto zu holen. Der Halter muss außerdem auf das Verhalten des Hundes achten. Sieht er, dass der Hund sich in der Besuchssituation unwohl fühlt oder leidet, muss er den Besuch abkürzen.

Ann schärft neuen Therapiehundehaltern immer wieder ein, dass das Wohl des Hundes wichtiger ist als die Gefühle der Menschen, die sie besuchen. Auch wenn Patienten Sie bitten, doch noch etwas länger zu bleiben, gilt, wenn Ihr Hund genug hat, ist es Zeit zu gehen. Legen Sie vor den Besuchen fest, wie lange Sie bleiben wollen und was Ihr Hund darf und dann halten Sie sich auch daran. Ich erlaube meinen Hunden beispielsweise nicht, von den Menschen, die sie besuchen, Futter anzunehmen. Ich möchte die Kontrolle darüber haben, was sie fressen und sicher sein, dass sie nichts bekommen, was ihnen schadet. Hunde, die

Futter annehmen, beißen manchmal in die Finger und hinterlassen Speichel an den Händen. Nimmt Ihr Hund Futter von kranken Personen an, besteht die Gefahr, dass sich Infektionen ausbreiten. Die erste Regel lautet also: «Kein Futter während der Arbeit.» Jedes Mal wenn ich eine Gruppe von älteren Nonnen besuche, versucht Schwester Angela, meinen Hunden heimlich «Snacks für Menschen» zuzustecken – sie bietet ihnen alles an, was sich in dem großen Beutel an ihrer Gehhilfe befindet. Dieser große Beutel ist wie der von Mary Poppins: Man weiß nie, was herauskommt. Schwester Angela holt gewöhnlich Tüten mit Schokolade, Popcorn, Frühstückscerealien und Hustenbonbons aus ihrem Beutel, hält den Inhalt dann nach unten und ruft die Hunde. Sie reagiert verärgert, wenn ich freundlich erkläre, dass die Hunde keine Snacks für Menschen haben dürfen, weil sie davon krank werden können. Als die für Aktivitäten zuständige Leiterin ihr begreiflich zu machen versuchte, dass Hunde solche Snacks nicht fressen, antworte Schwester Angela: «Noch nicht. Aber wenn sie erst einmal auf den Geschmack gekommen sind, werden sie immer mehr davon haben wollen!» Genau das versuche ich zu vermeiden! Schwester Angela verzieht jedes Mal ihr Gesicht, wenn ich den Hunden nicht erlaube, Snacks von ihr anzunehmen und sie sagt immer, dass «ein bisschen Popcorn oder etwas Süßes ihnen schon nicht schaden wird», aber es gibt gute Gründe, anderen nicht zu erlauben, den Hund während des Besuchs zu füttern. Sich der Ansicht einer strengen Nonne zu widersetzen ist schwierig, aber darüber muss ich mich hinwegsetzen und an Wheaties und Tobys Gesundheit denken. Die gute Nachricht ist, dass es immer ein Weilchen dauert, bis Schwester Angela ihre Snacks auspackt. Also achte ich darauf, dass die Hunde zuerst Schwester Angela begrüßen und mit den anderen Schwestern beschäftigt sind, sobald Schwester Angela ihre Vorräte aus dem Beutel holt.

Es gehört mit zu den schönsten Erfahrungen im Zusammenhang mit meiner Arbeit an diesem Buch, dass ich so viele verschiedene Menschen kennengelernt habe, die Therapiehundehalter sind: Hausfrauen, Geistliche, Schriftsteller, Menschen aus dem Gesundheitsbereich, Anwälte und Menschen aus vielen anderen Berufen, die fantastische Therapiehundehalter sind. Barbara Pohodich beispielsweise ist examinierte Krankenschwester. Daher war es nahe liegend, mit ihren Therapiehunden Patienten in Pflegeheimen und Hospizen zu besuchen. Als Barb ihren Ehemann Emil fragte, ob er mitmachen wolle, war er zunächst skeptisch. Als Ingenieur lagen ihm Messungen und Berechnungen mehr als kranke Menschen und so war er sich nicht sicher, ob es das Richtige für ihn war. Doch trotz seiner anfänglichen Skepsis war Emil bald Feuer und Flamme, berichtet Barb:

> Etwas zögerlich begleitete Emil mich zum ersten Mal ins Pflegeheim. Aber als wir wieder draußen waren, sagte er: «Ich bin dabei.» Ich wusste, dass er, genau wie ich, Feuer gefangen hatte. Emil hatte mit eigenen Augen gesehen, wie viel Freude Therapiehunde kranken Menschen schenken. Die Patienten reagieren unterschiedlich auf die Therapiehunde. Einige lächeln, andere nicken mit dem Kopf oder sagen leise etwas. Als Hundehalter gibt es einem ein gutes Gefühl zu wissen, dass der eigene Hund das Leben eines Menschen für kurze Zeit bereichert hat. Es ist ein Gefühl, das man nicht vergisst und das einen jede Woche neu motiviert, wieder hinzugehen.

Ein Therapiehundehalter muss improvisieren und sich ständig neuen Situationen anpassen können. Man weiß nie, wer die Person ist, die Ihr Hund besucht, oder welche speziellen Bedürfnisse sie hat. Für einen großen Hund wie Bluthund Louie, kann der Platz schon mal zum Problem werden. Louies Besitzerin Anita DeBiase erinnert sich an einen Besuch:

> Wir waren gebeten worden, einen gelähmten Mann auf der Intensivstation zu besuchen. Er saß in einem Spezialstuhl, der zu breit war für Louie, um sich dem Mann vom Boden aus zu nähern und zu klein, um hineinspringen zu können. Wir mussten also improvisieren und neben den jungen Mann einen kleineren Stuhl stellen, auf den Louie aufspringen konnte. Wegen seiner Größe saß Louie nicht gerade bequem, aber er ist hart im Nehmen – seine Patienten gehen vor.

3.5 Was motiviert Menschen, Therapiehundehalter zu werden?

Menschen haben verschiedene Gründe, sich für die Arbeit mit Therapiehunden zu interessieren. Manche Hundebesitzer entdecken bei ihrem Hund besondere Fähigkeiten. Für andere ist die Arbeit mit Therapiehunden eine Möglichkeit, Menschen in Notsituationen beizustehen. Wieder andere haben selbst von dem Besuch eines Therapiehundes profitiert und wollen nach überstandener Krankheit auch Therapiehundehaltern werden.

Bei Patti Shanaberg war der Weg zur Therapiehundehalterin lang und schmerzvoll. Patti war Pferdetrainerin und hatte ihr Leben lang mit Hunden zusammengelebt. Als sie 22 war, geriet ihr Leben völlig aus den Fugen. Die Ursache war ein Unfall, der ihr Rückenmark durchtrennte, sodass sie für den Rest ihres Lebens im Rollstuhl sitzen musste. Da Patti ihre Arme noch benutzen konnte, führte sie weiterhin ein gesundes und aktives Leben. Sie arbeitete Vollzeit, schwamm jeden Tag anderthalb bis drei Kilometer und fuhr Monoski. Trotz aller Bemühungen, ein normales Leben zu führen, erlitt Patti weitere Verluste. Ein Bruder starb an einem Hirntumor, der andere kam bei einem Autounfall ums Leben. Patti verlor außerdem ihren Vater und ihren langjährigen Begleithund. Angesichts all dieser Verluste beschloss Patti, sich als Begleithund einen Welpen anzuschaffen und ihn zu trainieren. Ursprünglich wünschte sie sich einen reinrassigen Golden Retriever, doch dann eroberte Samantha, ein Golden Retriever-Border Collie-Samojede-Mischlingswelpe Pattis Herz:

> In der ersten Zeit nannte ich Sami «Prozac», weil sich mein Leben schlagartig veränderte, als ich sie zu mir nahm. Zum Glück behielt sie den Namen nicht, weil ich sie bald schon Samantha oder Sami nannte. Da ich Rollstuhlfahrerin bin, halten die Leute Sami oft irrtümlich für einen Assistenzhund. Aber das ist sie nicht. Sie ist nur dazu da, mir Liebe zu schenken und gestreichelt zu werden. Sami verstand oft nicht, dass die Leute draußen zögerten, sie zu streicheln, weil sie dachten, sie sei ein Assistenzhund, der nicht von seiner Arbeit abgelenkt werden durfte.
>
> Durch Sami lernte ich völlig neue Seiten des Lebens kennen. Ich hatte früher in der Unterhaltungsindustrie gearbeitet, aber in der Zeit, als ich aufgrund der Komplikationen einer Knocheninfektion zu einem mehrmonatigen Krankenhausaufenthalt gezwungen war, entschloss ich mich, etwas zu tun, das mir die Möglichkeit gab, das Leben anderer Menschen direkt zu verbessern. Ich hatte keine Ahnung, wie ich das machen sollte, wollte aber für alle Möglichkeiten offen sein und sagte mir, dass es besser ist, kleine Dinge mit ganzem Herzen, als große halbherzig zu tun.

Als Sami drei Jahre alt war, erfuhr Patti von der Arbeit der Therapiehunde und wusste sofort, dass sie ihre Aufgabe gefunden hatte:

Trotz meines Unfalls habe ich weiterhin ein aktives und gesundes Leben (inklusive Monoski-Wettkämpfe) geführt, aber ich habe viele Menschen mit chronischen Krankheiten kennengelernt, die bedeutend einschränkender waren als meine. Ich habe gesehen, dass Menschen durch längere oder häufige Krankenhausaufenthalte, die abhängig von anderen machen und selbst kurzzeitige Kontakte mit der Natur oder mit Tieren verhindern, in einem Maße demoralisiert werden können, dass ihr Genesungsprozess beeinträchtigt wird. Tiere mit ihrer Unvoreingenommenheit haben die einzigartige Fähigkeit, Menschen auf einer völlig neuen Ebene zu berühren, was von vielen unterschätzt wird.

Um näher bei ihrer Mutter zu sein, zog Patti nach Newark, Ohio, wo sie jedoch zu ihrer Enttäuschung keine Organisationen fand, die sich um Therapiehundearbeit kümmerten. 2003 gründete Patti Angel Paws, die bislang einzige Pet Partners Organisation mit der Zweigorganisation Reading Education Assistance Dogs (R. E. A. D.) in Zentralohio. Angel Paws entwickelt und implementiert Therapiehunde-Programme für eine Vielzahl von Einrichtungen. Die Organisation erarbeitet detaillierte Richtlinien und Arbeitsanleitungen, die sicherstellen, dass der Besuch von einem Therapiehund zu einer für den Hund und die von ihm besuchten Menschen angenehmen Erfahrung wird. Angel Paws unterstützt Leseprogramme und besucht die Bewohner von Pflegeheimen, psychiatrischen Einrichtungen, Schutzeinrichtungen für die Opfer häuslicher Gewalt sowie die Patienten in Krankenhäusern und Hospizen. Sami diente bei der Ausbildung von neuen Hund-Hundehalter-Teams als Rollenmodell. Neue Therapiehundehalter bekamen Gelegenheit, Sami in Besuchssituationen zu beobachten, bevor sie Patienten allein besuchten. Darüber hinaus hat Sami Patti im Rahmen von berufsbegleitenden Weiterbildungsmaßnahmen, gemeindespezifischen Programmen und verschiedenen Spezialevents unterstützt.

Im Februar 2010 verlor Sami im Alter von 13½ Jahren ihren Kampf gegen den Krebs, nachdem sie durch ihre unvergleichliche therapeutische Arbeit das Leben vieler Menschen positiv beeinflusst hat. Wie alle außergewöhnlichen Therapiehunde hatte auch Sami die Gabe, Menschen auf eine tiefe und besondere Weise zu berühren. Die erste Begegnung zwischen Sami und Patti hat Pattis Leben und das zahlloser anderer Menschen in Zentralohio verändert, die das Glück hatten, von Sami oder einem ihrer Schüler besucht zu werden:

> Ich bin dankbar für diese außergewöhnliche Hündin, die intelligent und gleichzeitig sanftmütig und mitreißend war, was äußerst selten ist. Es war eine Freude, sie zu haben und zu erleben, wie es ihr gelang, das Leben so vieler Menschen zu verändern.

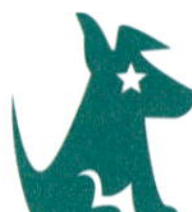

Haben Sie das Zeug zu einem Therapiehundehalter?

Die folgenden Fragen helfen Ihnen herauszufinden, ob Sie als Therapiehundehalter geeignet sind:

- Sind Sie in der Lage, auf die Bedürfnisse Ihres Hundes zu achten, damit er nicht überfordert wird?
- Können Sie problemlos akzeptieren, dass manche Menschen *nicht* von einem Therapiehund besucht werden wollen?
- Sind Sie gerne mit anderen Menschen zusammen?
- Gelingt es Ihnen, Menschen mit einem fröhlichen Lächeln zu begrüßen?
- Finden Sie es schön, anderen das Gefühl zu geben, im Mittelpunkt der Aufmerksamkeit zu stehen?

Wenn Sie jede Frage mit «Ja» beantworten können, eignen Sie sich zum Therapiehundehalter.

3.6 Der Einstieg in die tiergestützte Therapie

Das *American Journal of Infection Control* hat Richtlinien veröffentlicht, die sicherstellen sollen, dass die hundgestützte Therapie zum Erfolg wird (LeFevre/Golab et al., 2008). Die Richtlinien wurden von einer Expertenkommission unter Mitarbeit von Fachleuten für Therapiehunde, Infektionskontrolle, öffentliche Gesundheit und Veterinärmedizin entwickelt. Die Empfehlungen enthalten Tipps, die neuen Therapiehund-Halter-Teams den Einstieg erleichtern und Anleitungen, die neuen sowie erfahrenen Teams aufzeigen, wie jeder Besuch zum Erfolg wird.

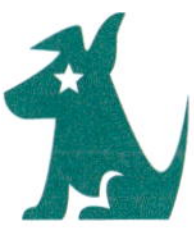

Was vor dem ersten Besuch zu tun ist

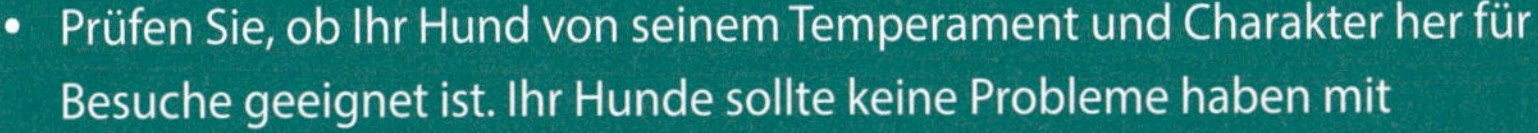

- Prüfen Sie, ob Ihr Hund von seinem Temperament und Charakter her für Besuche geeignet ist. Ihr Hunde sollte keine Probleme haben mit
  - Fremden;
  - lauten Geräuschen oder abrupten Bewegungen;
  - Menschenansammlungen;
  - heftigen oder ungeschickten Liebkosungen oder einengenden Umarmungen;
  - kleinen Kindern;
  - Geräten, mit denen er während des Besuchs konfrontiert werden könnte (z. B. Gehhilfen, Rollstühle und Infusionsständern);
  - anderen Tieren.
- Prüfen Sie, ob Ihr Hund auf die Besuche vorbereitet ist.
  - Haben Sie und Ihr Hund ein Gehorsamstraining absolviert und die Prüfung für die Anerkennung als Therapiehund bestanden?
  - Reagiert Ihr Hund jederzeit auf Ihre Befehle?
  - Ist Ihr Hund gesund und hat er die vorgeschriebenen Impfungen bekommen?
- Prüfen Sie, ob es in der Einrichtung, die Sie besuchen, anerkannte Richtlinien für Besuche mit Tieren gibt. Machen Sie sich mit den Richtlinien jeder Einrichtung, die Sie besuchen, vertraut.
  - Gibt es in der Einrichtung bestimmte Räume für die Besuche?
  - Müssen Sie sich jedes Mal, wenn Sie Besuche machen, bei einem Mitarbeiter eintragen oder anmelden?

Diese Richtlinien dienen als allgemeine Orientierung bei der Vorbereitung auf die Besuche mit Ihrem Therapiehund. Voraussichtlich werden Sie weitere Instruktionen von der ehrenamtlichen Organisation bekommen, die Ihre Besuche organisiert, sowie von der Einrichtung, die Sie besuchen.

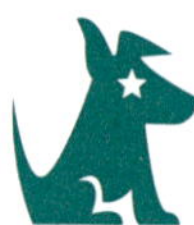

Frühzeitige Planung ist die Voraussetzung für erfolgreiche Besuche

- Achten Sie darauf, dass ein erfahrener Therapiehundehalter oder ein Mitarbeiter der Einrichtung, die Sie besuchen, Sie bei Ihrem ersten Besuch begleitet und Ihnen erklärt, worauf Sie achten müssen und Sie auf die Besonderheiten der Einrichtung hinweist.
- Achten Sie darauf, dass Ihr Hund an den Besuchstagen gesund, sauber und gebürstet ist. Lassen Sie Ihren Hund außerdem einmal im Jahr vom Tierarzt untersuchen.
- Achten Sie auch darauf, dass Sie selbst an den Besuchstagen gesund sind und keine ansteckende Krankheit haben.
- Planen Sie ausreichend Zeit ein, damit Ihr Hund sich vor dem Besuch erleichtern kann. Machen Sie auch während des Besuchs Pausen, falls Ihr Hund sie braucht.
- Waschen Sie sich vor und nach jedem Patientenbesuch die Hände. Halten Sie bei jedem Besuch ein Händedesinfektionsmittel für sich und die Patienten bereit.
- Am Besuchstag tragen allein Sie die Verantwortung für Ihren Therapiehund. Halten Sie ihn daher während des Besuchs ständig unter Ihrer Kontrolle und geben Sie ihn *niemals* in die Obhut einer anderen Person.
- Lassen Sie Ihren Hund während des Besuchs nicht von der Leine.
- Melden Sie sich vor jedem Besuch bei den Mitarbeitern, um zu erfahren, wer an diesem Tag nicht besucht werden soll.
- Bitten Sie alle, die Sie besuchen wollen, um Erlaubnis, bevor Sie den Raum betreten oder mit dem Hund näher kommen. Respektieren Sie die Ablehnung des Besuchs und bedanken Sie sich mit einem Lächeln. Versuchen Sie nicht, Leute zu dem Besuch zu überreden oder ihnen den Besuch aufzudrängen.
- Besuchen Sie niemanden, der gerade seine Mahlzeit einnimmt, behandelt oder von den Mitarbeitern versorgt wird.

3.7 Was Sie tun müssen, um für Ihren Hund die Zertifikation als Therapiehund zu bekommen

Wie bereits erwähnt, sollte jeder Hund von einem erfahrenen Therapiehundeexperten getestet werden, bevor Sie mit Ihren Besuchen beginnen. Ihr Hund muss ein allgemeines Gehorsamstraining, einen Temperamentstest sowie ein spezielles Therapiehundetraining mit den dazugehörigen Prüfungen absolvieren. Nach bestandener Prüfung bekommen Sie und Ihr Hund die Zertifikation als Therapiehund-Halter-Team. Diese ist nicht auf andere Hunde oder Halter übertragbar, die nicht speziell als Team getestet wurden. Die Zertifikation kann bei den Organisationen Therapy Dogs International und Delta Society erworben werden. Der American Kennel Club bietet die Canine Good Citizen-Zertifikation an, die nachweist, dass der Hund ein allgemeines Gehorsamstraining absolviert hat und Menschen und anderen Hunden gegenüber ein angemessenes Verhalten zeigt. Bevor Sie mit Ihrem Hund Einrichtungen im Gesundheitsbereich besuchen können, brauchen Sie zusätzlich zu der Canine Good Citizen-Zertifikation den Nachweis über eine Therapiehundeprüfung.

Sie als Hundehalter haben die Aufgabe, den Hund zu den Besuchen zu fahren und darauf zu achten, dass seine Bedürfnisse nicht zu kurz kommen. Die Therapiehundehalterin Pauline Glagola hat bei jedem Besuch einen Beutel mit den wichtigsten Dingen für ihre Therapiehunde dabei. Je nachdem wo Pauline Besuche macht, nimmt sie manchmal auch einen Campingstuhl mit, auf dem der Hund während des Besuchs sitzen kann.

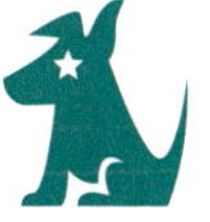

Die wichtigsten Dinge für den Hund

Stellen Sie einen Beutel mit den wichtigsten Dingen für Ihren Hund zusammen. Der Inhalt kann verändert werden, je nachdem wo die Besuche stattfinden. Die Grundausrüstung:

- Die Therapiehund-Zertifikation oder ein entsprechendes Abzeichen und ein aktueller Impfpass.
- Kleines Handtuch.
- Desinfektionsmittel für die Hände.
- Faltbare Schüssel für Wasser.
- Kotbeutel.
- Bürste.
- Kleine Snacks.
- Kleiner Ball, den der Hund apportieren kann, wenn er mag.

Wenn Sie den Beutel mit der Ausrüstung für Ihren Hund immer zu den Besuchen mitnehmen, haben Sie stets alles Wichtige dabei, was Sie für Ihren Hund brauchen. Ich benutze bei therapeutischen Besuchen zusätzlich eine kurze Leine mit nur 120 cm, weil es wichtig ist, dass meine Hunde während der Besuche in meiner Nähe bleiben. Ein Therapiehund-Halstuch ist ein Zeichen für Ihren Hund und für die Leute, denen Sie begegnen, dass Ihr Hund als Therapiehund arbeitet. Meine Hunde tragen im Krankenhaus Abzeichen mit ihrem Foto, ihrem Namen und ihrem Status als ehrenamtliche Helfer.

Weder Hund noch Halter sollten Patienten besuchen, wenn einer von beiden krank ist. Hunde mit offenen Wunden oder Hauterkrankungen sollten keine Besuche machen. Vielleicht befürchten Sie auch, Ihr Hund könnte sich infizieren und andere Patienten oder Ihre Familie anstecken. Zum Glück kommt dies nur sehr selten vor. Die Centers for Disease Control und andere Organisationen haben Empfehlungen für Richtlinien herausgegeben, die verhindern sollen, dass Patienten und Therapiehunde sich gegenseitig anstecken (Sehulster/Chinn, 2003). In den folgenden Abschnitten fasse ich die neuesten Informationen zum Thema Infektionsprophylaxe und tiergestützte Therapie zusammen.

Krankenhauspatienten können Infektionen haben, die schwer zu behandeln sind. Hierher gehören Infektionen mit dem Methicillin-resistenten *Staphylococcus aureus* (MRSA) und *Clostridium difficile*. Um herauszufinden, ob Hunde sich bei den Menschen, die sie besuchen, anstecken können, haben Forscher des Ontario Veterinary College der University of Guelph (LeFevre et al., 2009) über einen Zeitraum von einem Jahr 194 Therapiehunde alle 2 Monate getestet. Hier die Ergebnisse:

- Bei neun Hunden wurde mit nur einem Test MRSA in der Nase oder im Kot nachgewiesen. Bei keinem Hund wurde MRSA mehr als einmal nachgewiesen.
- Clostridium wurde bei 39 Hunden nachgewiesen, acht wurden mehrfach positiv getestet.
- Keiner der Hunde, die positiv auf Clostridien getestet wurden, zeigten Anzeichen einer Infektion, wie z. B. Durchfall.

Die gute Nachricht ist, dass die Hunde durch den Kontakt mit infizierten Patienten in der Regel nicht krank werden; und nun die schlechte

Nachricht: Es besteht die Möglichkeit, dass die Hunde sich infizieren und andere anstecken.

Die Forscher fanden auch heraus, dass die positiv getesteten Hunde zu denen gehörten, die die Patienten häufig ableckten, von ihnen während des Besuchs Snacks annahmen, nahe am Bett infizierter Patienten saßen oder den Patienten die Pfote gaben. Anderen Berichten zufolge können Haustiere, die engen Kontakt zu MRSA-Patienten haben, sich ebenfalls infizieren (Rutland et al., 2009). Um das Infektionsrisiko zu minimieren, sollten Sie Ihrem Hund die beschriebenen Verhaltensweisen unbedingt abgewöhnen, besonders dann, wenn er Krankenhauspatienten oder Menschen in Einrichtungen besucht, in denen diese Infektionen ein Problem sind.

Tipp

Therapiehunde, die Patienten ablecken oder von ihnen Snacks annehmen, engen Kontakt zu Patienten bzw. ihrem Bettzeug haben oder ihnen die Pfote geben, können sich leichter infizieren. Wenn Sie vorher ein sauberes Laken auf den Schoß des Patienten oder über das Bettzeug legen, können Sie der Ausbreitung von Keimen entgegenwirken.

Rohes Fleisch bedeutet ebenfalls ein erhöhtes Infektionsrisiko für Hunde. In einer Studie wurden über den Zeitraum von einem Jahr die Kotproben von 200 gesunden Hunden alle 2 Monate untersucht (LeFevre/Reid-Smith et al., 2008). Bei Hunden, die rohes Fleisch bekamen, war die Wahrscheinlichkeit, *Salmonellen* oder *Escherichia coli* (E. coli) in der Stuhlprobe zu finden, zwanzig Mal höher. Die Wahrscheinlichkeit einer Infektion mit MRSA oder Clostridien war dagegen nicht höher. Aus diesem Grunde sollte bei Therapiehunden die Fütterung mit rohem Fleisch eingeschränkt werden, insbesondere wenn sie Patienten besuchen, die ein geschwächtes Immunsystem und damit ein höheres Infektionsrisiko haben.

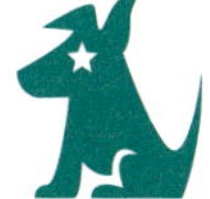

Die folgenden Tipps helfen, das Infektionsrisiko während des Therapiehundebesuchs zu reduzieren:

- Machen Sie nur Besuche, wenn Ihr Hund und Sie selbst gesund sind und keine Symptome haben, die auf eine Infektion oder Erkrankung hindeuten.

- Baden und bürsten Sie Ihren Hund vor jedem Besuch, um Tierepithelien zu entfernen, die bei empfindlichen Menschen allergische Reaktion auslösen können.
- Gewöhnen Sie Lucky ab, kranke Patienten abzulecken oder ihnen die Pfote zu geben.
- Decken Sie den Schoß des Patienten oder sein Bett mit einem frischen Bettlaken ab, bevor Sie Duke oder seine Pfoten mit dem Patienten oder seinem Bett in Berührung bringen.
- Halten Sie ein Händedesinfektionsmittel bereit, das die Patienten vor und nach dem Besuch Ihres Hundes benutzen können.
- Waschen Sie sich vor und nach jedem Patientenbesuch die Hände.
- Waschen Sie Fluffy die Füße nach dem Besuch in der Einrichtung.
- Füttern Sie Ihren Therapiehund nicht mit rohem Fleisch.
- Lassen Sie es nicht zu, dass Ihr Hund während der Besuche von anderen Futter oder Snacks annimmt.
- Baden Sie Ihren Hund nach und vor jedem Besuch in Einrichtungen des Gesundheitsbereichs.

Die effektivste Art, Infektionen und deren Weiterverbreitung zu vermeiden ist zugleich auch die einfachste und billigste: Hände waschen. Die World Health Organization (WHO) empfiehlt Menschen, die mit Patienten arbeiten, sich jedes Mal die Hände zu waschen (Pittet et al., 2009), wenn sie

- einen Patienten berührt haben,
- die Sachen eines Patienten (z.B. die Bettwäsche) berührt haben,
- vom Patienten benutzte Gegenstände (z.B. das Bettgestell, das Telefon oder die Stühle) berührt haben,
- medizinische Geräte im Zimmer des Patienten (z.B. den Infusionsständer) bewegt haben.

Womit sollte man sich die Hände waschen? Mit normaler Seife und Wasser. Mikrobiologen der University of North Caroline in Chapel Hill haben 14 Produkte zur Reinigung der Hände (Sickbert-Bennet et al., 2005) getestet: normale, nicht antibakterielle Seife, antibakterielle Spezialseifen, Produkte zum Abwischen oder Einreiben sowie Händedesinfektionsmittel, die nicht abgespült werden. Alle Produkte wurden

10 Sekunden benutzt. Das Ergebnis: einfache Seife und Wasser schnitten am besten ab, sogar besser als antibakterielle Spezialseifen. Weitere Ergebnisse:

- Händewaschen mit Wasser und Seife tötet Keime wirksam ab.
- Teurere Mittel zum Abwischen und Desinfektionsmittel töten weniger Keime ab als normale Seife und Wasser.
- Um die Keime zu entfernen, werden Seife und Wasser gebraucht. Die Seife löst die Keime von der Haut und das Wasser spült sie ab, weshalb man Seife *und* Wasser braucht.
- Zehn Sekunden Händewaschen reichen aus, um die meisten Keime (mehr als neun von zehn) von den Händen zu entfernen.

Wenn Sie Besuche mit Ihrem Hund machen, achten Sie darauf, Ihre Hände möglichst häufig zu waschen, damit Sie sich nicht infizieren und andere nicht anstecken.

Tipp
Wenn Sie Ihre Hände nur zehn Sekunden mit Wasser und Seife waschen, können Sie Krankheitserreger zuverlässig entfernen.

Viele Einrichtungen verbieten Therapiehundebesuche bei Patienten mit schweren Erkrankungen. Bei einigen dieser Patienten ist das Immunsystem oft so geschwächt, dass es Infektionen weder abwehren noch adäquat bekämpfen kann. Dazu gehören Patienten mit Leukämie, Patienten, die eine Chemotherapie bekommen sowie Patienten, die stark unterernährt sind. Patienten mit gefährdetem Immunsystem können besucht werden, wenn das Behandlungsteam die Besuche befürwortet und strenge Vorsichtsmaßnahmen zum Schutz vor einer Ansteckung getroffen werden (LeFevre et al., 2008). In der Regel muss der Hundehalter einen OP-Kittel, Handschuhe und/oder einen Mundschutz tragen. Melden Sie sich immer bei der zuständigen Pflegeperson, bevor Sie einen Patienten mit gefährdetem Immunsystem besuchen und erkundigen Sie sich, ob der Patient besucht werden darf und welche Vorsichtsmaßnahmen für diesen Patienten und seine spezielle Erkrankung zu treffen sind.

Die meisten Einrichtungen verbieten Therapiehundebesuche bei Patienten auf Intensiv- oder Isolierstationen, manche erlauben sie unter der Voraussetzung, dass die Maßnahmen zum Schutz und Wohlergeben des Patienten und des Therapiehundes strikt befolgt werden. Immer mehr Anbieter von Gesundheitsleistungen erkennen, dass die Besuche von Therapiehundebesuchen bei schwer kranken Patienten auf Intensivstationen eine positive Wirkung haben. Eine unlängst von Pflegenden der Wright State University durchgeführte Studie über Therapiehundebesuche bei Patienten auf Intensivstationen kommt zu dem Schluss, dass therapeutische Besuche von speziell trainierten Haustieren, wie z. B. Therapiehunden und ihren Haltern, «Pflegenden die Möglichkeit bieten, den Körper des Patienten kostensparend ganzheitlich zu behandeln» und sowohl die körperlichen wie auch die emotionalen Bedürfnisse vieler Patienten auf Intensivstationen zu erfüllen (DeCourcey/Russell/Keister, 2010). Die Fähigkeit der Therapiehunde, bedingungslos Liebe zu schenken, ohne eine Gegenleistung zu erwarten wurde im Hinblick auf diese Patienten als besonders wichtig erachtet. Um Infektionen vorzubeugen, sollten Sie entsprechende Richtlinien der Einrichtung mit den Mitarbeitern besprechen, bevor Sie Patienten auf der Intensiv- oder Isolierstation besuchen. Patienten auf Isolierstationen können in bestimmten Fällen besucht werden, vorausgesetzt die Einrichtung ist einverstanden und die Vorsichtsmaßnahmen werden strikt eingehalten.

Anita DeBiase und ihr Therapiehund Louie, ein Bluthund, wurden gebeten, eine junge Frau mit gefährdetem Immunsystem zu besuchen, die vor gewöhnlichen Keimen geschützt werden musste:

> Patricia musste vor dem Besuch mit einem Kittel, Handschuhen und einem Mundschutz bekleidet und aus ihrem Zimmer gefahren werden. Die Pflegenden befürchteten, mein großer Hund könnte Patricias Schutzkleidung in Unordnung bringen und sie so der Gefahr einer Infektion aussetzen. Schon bei unserem ersten Besuch wusste Louie instinktiv, wie er mit Patricia umgehen musste. Er legte seinen Kopf vorsichtig in ihren Schoß oder setzte sich ruhig neben ihren Rollstuhl, damit sie ihn mit ihrer behandschuhten Hand streicheln konnte. Gegen Ende des Besuchs bat mich Patricia um ein Foto von Louie, das sie in ihrem Zimmer aufhängen wollte. Patricia hatte sich mit so viel Mühe auf den Besuch von Louie vorbereitet und die Zeit mit ihm so sehr genossen, dass wir uns vornahmen, Patricia während ihres Krankenhausaufenthaltes regelmäßig zu besuchen. Es war

> mir ein Vergnügen, ein Foto von Louie mit Patricia zu machen, es zu rahmen und ihr zu schenken, damit sie wenigstens etwas von Louie immer bei sich hatte.

In der Regel sind den Patienten auf Isolierstationen solche Besuche in ihrem Zimmer untersagt. Wenn diese Patienten einen Besuch wünschen, darf der Hund nicht in ihre Nähe kommen, d. h. er muss vor der Tür bleiben, wo die Patienten ihn wenigstens sehen können. Sie können Ihrem Hund beibringen, in solchen Situationen die Pfote zu heben, damit es so aussieht, als würde er den Patienten zuwinken, oder ein kleines Foto von Ihrem Hund mitbringen oder kleine Karten mit dem Bild Ihres Hundes drucken und die Mitarbeiter bitten, es den Patienten zu geben.

Patienten müssen ständig mit anderen sprechen – Fragen beantworten, wie sie sich fühlen und Besuchern versichern, dass mit ihnen alles in Ordnung ist. Besuche können für Patienten sehr anstrengend sein. Ich werde oft gefragt, ob ich bei meinen Therapiehundebesuchen keine Schwierigkeiten habe, mit den Patienten ins Gespräch zu kommen. Ich antworte dann: «Die meisten Patienten wollen sich gar nicht mit mir unterhalten, sondern einfach nur Zeit mit dem Hund verbringen. Ich stelle ihnen Wheatie vor und den Rest erledigt er!» Ann Cadman sagt neuen Therapiehundehaltern immer:

> Wichtig ist nicht, was der Hundehalter sagt, sondern was der Hund tut. Die Besuche von Therapiehunden sind deshalb so heilsam, weil der Hund niemanden kritisiert, wenn er etwas vergisst oder sich inkorrekt ausdrückt. Was zählt, ist der Kontakt zu dem Hund, nicht Worte.

Die meisten Leute haben ein ungutes Gefühl, wenn sie Patienten besuchen, weil sie nicht wissen, was sie sagen oder wie sie sich fühlen werden. Donna Kaczynski ging es genauso. Nach einem Schlaganfall musste ihre Großmutter ins Pflegeheim und Donna war klar, dass es wichtig war, sie zu besuchen: «Da ich solche Einrichtungen nicht mag, fragte ich die Mitarbeiter, ob ich meinen Golden Retriever Noah mitbringen könnte. Allein wollte ich nicht gehen.» Die Mitarbeiter empfingen Noah mit offenen Armen und kraulten seinen Bauch:

> Noah und ich besuchten Großmutter treu und brav jede Woche bis zu ihrem Tod. Danach war mir klar, warum wir diese Reise begonnen hatten –

Noah war der geborene Therapiehund. Ich erkundigte mich, was ich tun musste, um Noah als Therapiehund zertifizieren zu lassen und besuchte einen Canine Good Citizen-Kurs. Noah bestand die Canine Good Citizen-Prüfung und die bei Therapy Dogs International. Danach begann unsere Arbeit als Therapiehund-Halter-Team. Ich fühle mich in Gesellschaft kranker Menschen nicht wohl, doch Noah nimmt ihre Gebrechen nicht war. Er sieht eine Hand, die ihn streichelt, eine, die eine Pfote oder einen Kuss von ihm will. Noah lehrt mich, wie man Menschen in schwierigen Situationen am besten helfen kann. Ich bin sehr stolz, seine Partnerin zu sein.

3.8 Ehrenamtliche Arbeit stärkt Körper und Seele

Ehrenamtliche Arbeit ist gut für die Gesundheit. Ralph Waldo Emerson muss dies gewusst haben, als er sagte: *«Es gehört zu den schönsten Prinzipen im Leben, dass es unmöglich ist, anderen zu helfen, ohne sich selbst zu helfen. Hilf und dir wird geholfen.»*

Falls Ihnen nichts an dem Rat von Dichtern liegt, sei Ihnen gesagt, dass Medizinforscher Emersons Äußerung bestätigen: Anderen zu helfen ist gut für die Gesundheit. Im Rahmen einer im *Journal of Urban Health* veröffentlichten Studie begleiteten Forscher 174 ältere Menschen, die mindestens 15 Stunden pro Woche Grundschulkindern beim Lesen und anderen Aufgaben halfen (Barron et al., 2009).

- Nach vier bis acht Monaten ehrenamtlicher Tätigkeit gaben die meisten Teilnehmer an, mehr Kraft und Energie zu haben.
- Die Geschwindigkeit, mit der die Senioren Treppen steigen konnten, verbesserte sich um 100 % bei denen, die zu Beginn ihrer ehrenamtlichen Tätigkeit einigermaßen gesund waren und um 50 % bei denen, die zu diesem Zeitpunkt bei guter Gesundheit waren.
- Über die Hälfte der Teilnehmer gab an, mehr als vor der ehrenamtlichen Tätigkeit spazieren zu gehen, und zwar von 50 bis 100 % mehr als vorher.
- Die Kraft beim Zugreifen verbesserte sich um 40 bis 75 %.

Diese eindrucksvollen körperlichen Verbesserungen sind nicht etwa das Ergebnis eines mehrmonatigen Gymnastikprogramms, sondern darauf zurückzuführen, dass die Teilnehmer Kindern beim Lesen halfen. Und wie bewerteten die Teilnehmer ihren Einsatz? Neun von zehn woll-

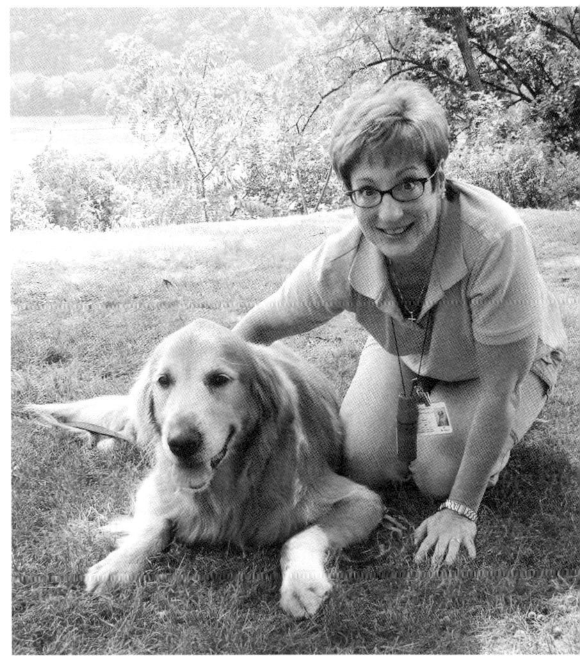

Abbildung 3.7
Golden Retriever Noah lehrt Donna die Kunst, Menschen zu besuchen, die Gesellschaft brauchen.

ten im nächsten Jahr wiederkommen – vielleicht der beste Beweis für den Erfolg.

Ehrenamtliche Tätigkeit kann auch das Leben verlängern. Die Ärzte Harris und Thoresen von der Standford University haben im *Journal of Health Psychology* Befunde veröffentlicht, die auf einen Zusammenhang zwischen ehrenamtlicher Tätigkeit und Mortalität hindeuten (Harris/Thoresen, 2005). Sie begleiteten über einen Zeitraum von acht Jahren mehr als 7 500 Senioren in den USA:

- Im Vergleich zu Senioren, die «die nie ehrenamtlich arbeiteten », hatten Senioren, die sich «selten ehrenamtlich betätigten» ein um 41 % verringertes Sterberisiko.
- Senioren, die «gelegentlich ehrenamtlich arbeiteten», reduzierten ihr Sterberisiko um 42 %.
- Senioren, die «häufig ehrenamtlich arbeiteten» reduzierten ihr Sterberisiko um 53 %.

Vielleicht fragen Sie sich jetzt, ob die ehrenamtliche Tätigkeit diesen Senioren geholfen hat, gesünder zu *werden*, oder ob sich nur gesündere

Senioren ehrenamtlich betätigten und deshalb der Eindruck entstand, ehrenamtliche Tätigkeit sei gut für die Gesundheit. Es ist zwar wahrscheinlicher, dass gesunde Senioren ehrenamtlich arbeiten, doch Harris und Thoresen haben gezeigt, dass auch unter Berücksichtigung des Hintergrunds und des Gesundheitszustands der Teilnehmer das Sterberisiko der Senioren, die häufig ehrenamtlich arbeiteten, selbst dann noch um fast 20 % reduziert war.

3.9 Tipps für eine erfolgreiche Arbeit mit Ihrem Therapiehund

Sind sowohl Sie als auch Ihr Hund für die Therapiehundearbeit geeignet, gilt es zu überlegen, welche Arbeit für Sie und Ihren Hund die richtige ist. Sie müssen auch darauf achten, die Besuchszeiten zu begrenzen, damit Ihr Hund nicht überfordert wird.

Pam Gaber von Gabriel's Angels erläutert, wie Sie herausfinden können, welche therapeutische Arbeit zum Temperament Ihres Hundes passt:

> Ihr Hund ist eine einzigartige Persönlichkeit – genau wie Sie. Wenn Sie gerne Krankenhauspatienten besuchen möchten, muss das nicht auch für Ihren Hund gelten. Gabriel, der Namensgeber von Gabriel's Angels, hat zehn Jahre misshandelte, vernachlässigte und gefährdete Kinder besucht. Und seine Arbeit hat ihm wirklich Spaß gemacht. Er war großartig und verstand es meisterhaft, Kontakt zu diesen Kindern aufzubauen. Eines Tages wurde ich gebeten, mit ihm eine Alzheimer-Abteilung zu besuchen, in der die Freundin meiner Schwiegermutter lebte. Da Gabriel so viele Jahre therapeutisch erfolgreich mit Kindern gearbeitet hatte, nahm ich an, er würde sich genauso großartig mit den Senioren verstehen. Aber das war keineswegs der Fall. Nur ich bemerkte, dass er sich unwohl fühlte und mit diesen älteren Menschen mit Demenz, die sich ganz anders anhörten und verhielten als die Kinder, an die er gewöhnt war, überhaupt nichts anfangen konnte. Er hielt sich tapfer und ich achtete darauf, dass wir nicht zu lange blieben, denn ich sah ihm an, wie unglücklich er war. Auf dem Weg nach Hause versprach ich ihm, dass ich nie wieder so etwas von ihm verlangen würde. Er besuchte wieder Kinder und genoss jede Minute. Ich hatte eine wichtige Lektion gelernt. Genauso wie Menschen bestimmte

ehrenamtliche Tätigkeiten lieber mögen und einige Patienten anderen vorziehen – so ist es auch bei einem Therapiehund. Um als Team effizient und erfolgreich zu arbeiten, müssen Hund und Halter eine Nische finden, die beiden liegt.

Überlegen Sie sich in Ruhe, welches Setting und welche Menschen für einen Besuch mit Ihrem Hund in Frage kommen. Wenn es Ihnen keinen Spaß macht, auf dem Boden zu sitzen, mit klebrigen Fingern angefasst zu werden und gelegentlich Nasen putzen zu müssen, ist von Besuchen bei kleinen Kindern abzuraten. Vielleicht liegt Ihnen die Gesellschaft von Teenagern oder Senioren mehr. Wenn Sie sich wohl fühlen, sind Sie effizienter und strahlen mehr Optimismus aus. Dies spürt nicht nur Ihr Hund, sondern auch die Menschen, die Sie besuchen. Seien Sie ehrlich zu sich selbst, wenn es darum geht zu entscheiden, was für Sie und Ihren Hund das Richtige ist. Machen Sie keine Besuche, bloß weil Sie sich moralisch dazu verpflichtet fühlen. Suchen Sie nach einem Tätigkeitsbereich, an dem Sie und Ihr Hund Spaß haben. Wenn Sie einen passenden finden – wie ich und Gabriel bei den Kindern in Krisensituationen – werden Sie als therapeutisches Team außergewöhnliche Erfahrungen machen.

Wie muss man sich Besuche mit einem Therapiehund vorstellen? Angenommen, Sie hätten als Gastgeberin eine wichtige Party zu organisieren. Sie duschen, ziehen sich fein an, begrüßen jeden Gast und versuchen, ihm das Gefühl zu geben, er sei Ihnen ganz besonders wichtig: Sie zeigen Interesse an ihm, stellen Fragen und hören aufmerksam zu. Doch während Sie zuhören, überlegen Sie, was Sie sonst noch tun könnten, damit die Party ein Erfolg wird. Haben Sie sich mit jedem Gast unterhalten? Haben Sie seinen Ausführungen interessiert zugehört und an den richtigen Stellen gelacht? Haben alle genug zu essen und zu trinken? Natürlich hilft auch Ihr Ehemann mit, aber lediglich als Unterstützung im Hintergrund, denn Sie sind diejenige, die sich um alles kümmern und darauf achten muss, dass jeder zufrieden ist. Besuche sind so ähnlich – jedenfalls wenn man der Therapiehund ist. Die Rolle der Gastgeberin ist harte Arbeit, denn es macht nicht wirklich Spaß, alle Gäste zufrieden zu stellen, sondern es ist Arbeit, und zwar harte. Als Hundehalterin sind Sie nur für Hilfsdienste und emotionale Unterstützung zuständig. Nach der Dinner-Party brauchen Sie Ruhe und Entspannung, Ihr Hund nach einem Besuch auch. Niemand möchte öfter

Dinner-Partys organisieren müssen, folglich sollten auch die Abstände zwischen den therapeutischen Besuchen entsprechend groß sein.

Die medizinische Forschung belegt: therapeutische Arbeit *ist* Arbeit für den Hund. Es ist ermüdend und anstrengend für ihn, angesichts fremder Menschen, Geräusche und Aktivitäten längere Zeit ruhig und gelassen zu bleiben, besonders wenn es sein erster Besuch ist. Hunde, die für tiergestützte Therapien und die dazugehörigen Aktivitäten eingesetzt werden, haben einen erhöhten Cortisol-Spiegel, ein Beleg dafür, dass die Besuche für die Hunde Stress bedeuten (Haubenhofer/Kirchengast, 2006).

Zu Anfang sollten die Besuche mit Ihrem Therapiehund insgesamt auf 30 Minuten pro Besuchstag beschränkt werden. Es ist nicht Ihre Aufgabe, jeden zu erreichen, der von dem Besuch eines Therapiehundes möglicherweise profitiert, sondern darauf zu achten, dass Sie und Ihr Hund denen, die Sie besuchen, das Gefühl vermitteln, etwas Besonderes zu sein. Wenn Ihr Hund erst mehr Erfahrung hat und sich auf die Besuche freut, kann die Zeit ausgedehnt werden. Bei jedem Besuch, der länger als 30 Minuten dauert, sollten häufige Pausen für den Hund eingeplant werden, damit er trinken und entspannen kann. Die Besuchszeit sollte insgesamt nicht länger als eine Stunde dauern.

Wenn Wheatie seine «Runden» beendet hat, sage ich ihm immer, dass er mit seiner Arbeit fertig ist und gebe ihm zu trinken. Danach verhält er sich völlig anders. Er hält nicht mehr Ausschau nach jemandem in der vorbeieilenden Menschenmenge, den er mit einem Schwanzwedeln begrüßen oder freundlich anlächeln kann. Es ist, als wolle er sagen: «Okay. Ich bin nicht mehr im Dienst.» Als Hundehalterin habe ich gelernt, dies zu respektieren.

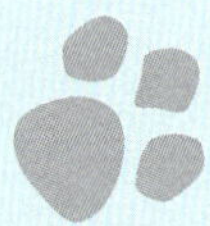

Tipp

Die Arbeit eines Therapiehundes ist hart und ermüdend. Der Hund sollte daher nicht überbeansprucht oder überfordert werden. Bei neuen Therapiehunden darf die Besuchszeit nicht länger als 30 Minuten dauern und bei erfahrenen sollte sie mit Pausen eine Stunde nicht überschreiten.

Es ist wichtig zu erkennen, wann der Hund eine Pause braucht. Patti Shanaberg von Angel Paws sagt ihren ehrenamtlichen Helfern, sie müssten lernen, die Stresssignale ihres Hundes zu deuten:

Hunde, die gestresst sind, japsen oft oder sträuben sich vor weiteren Besuchen. Der Halter muss ein Gespür für seinen Hund entwickeln und diese Signale zum Anlass nehmen, die Besuche zu beenden – auch dann, wenn Sie gefragt werden: «Aber können Sie nicht wenigstens noch einen Patienten besuchen?» Hunden, die ein intensives Training in Gehorsam oder anderen Disziplinen absolviert haben, fällt es manchmal schwer, ihren Haltern den Gehorsam zu verweigern. Diese Hunde sind darauf trainiert, die Befehle ihres Halters strikt zu befolgen. Wenn Ihr Hund zu denen gehört, die alles tun, um Ihnen zu gehorchen und zu gefallen, sollten Sie bei ihm besonders gut auf Stresssignale achten. Sie sind vielleicht subtiler und daher weniger gut zu erkennen.

Zu viele Besuche sind Stress für den Hund und bringen überengagierte Hundehalter an den Rand des Burnouts. Beobachten Sie Ihren Hund genau, um sicherzustellen, dass er sich in der Besuchssituation wohl fühlt und Sie ihm an Besuchstagen nicht zu viel zumuten. Wenn Duke einen schlechten Tag hat, lustlos wirkt und nicht in Form ist – reagieren Sie entsprechend und lassen es für den Tag gut sein.

Sie sollten auch darauf achten, dass Sie selbst nicht zu viel arbeiten und sich nicht übernehmen. Ehrenamtliche Helfer, die zu viel arbeiten, geraten unter Stress und sind schnell ausgebrannt. Wie bei vielen Dingen im Leben gilt auch hier: ein wenig ist gut, aber zu viel ist eben manchmal zu viel.

Viele ehrenamtliche Helfer sind überzeugt, dass sie selbst von ihrer Tätigkeit genauso viel profitieren wie die Menschen, die sie besuchen (Selli/Garrafa/Junges, 2008). Wie immer wieder gezeigt wurde, ist ehrenamtliche Arbeit geeignet, das Wohlbefinden, die Lebenszufriedenheit und die Stimmung der ehrenamtlichen Helfer zu verbessern. Und wie bereits erwähnt, leben ehrenamtliche Helfer oft länger (Harris/Thoresen, 2005).

Ehrenamtliche Helfer, die etwa 2 ½ Stunden in der Woche arbeiten, profitieren gesundheitlich am meisten (Van Willigen, 2000). Mehr ehrenamtliche Arbeit kann dagegen Stress auslösen und Ihre Tagesroutine beeinträchtigen. Junge Menschen, die für mehr als eine Organisation ehrenamtlich arbeiten, haben einen geringeren gesundheitlichen Nutzen, während Senioren gesundheitlich profitieren, wenn sie für mehr als eine Organisation ehrenamtlich arbeiten.

3.10 Darf Ihr Hund überhaupt hier rein?

Als Therapiehundehalterin, die regelmäßig Besuche macht, ist Pauline Glagola daran gewöhnt, von Menschen, die noch nie von Therapiehunden gehört haben, fragende Blicke und Kommentare zu bekommen. Pauline wird oft gefragt, ob ihre Hunde sich wirklich in Gesundheitseinrichtungen aufhalten dürfen:

> Es ist wichtig, immer freundlich und höflich zu allen zu sein, mit denen man zu tun hat – Patienten, Familienmitglieder, Mitarbeiter, Verwaltungs- und Sicherheitspersonal. Ich antworte immer prompt auf solche Fragen und sage mir, dass sie damit ihrer Besorgnis um die Sicherheit und das Wohlbefinden der in ihrer Obhut befindlichen Menschen Ausdruck verleihen. Sagen Sie ihnen, dass ein Therapiehund speziell für diese Arbeit trainiert wird, eine Prüfung ablegen und eine Zertifikation als Therapiehund erwerben muss, bevor er Besuche machen darf. Dann verstehen sie, warum es Angehörigen verboten ist, Haustiere mit in die Einrichtung zu bringen, mir aber nicht.

3.11 Wie erkenne ich, ob meine Besuche den Menschen helfen?

Manchmal hat selbst eine kleine Reaktion auf den Therapiehund eine starke Wirkung. Als Anita DeBiase Patienten mit ihrem Bluthund Louie besuchte, hielt sie an einem Zimmer, in dem zwei ernst aussehende junge Frauen ruhig neben dem Bett ihrer betagten Mutter saßen:

> Ich fragte, ob Louie hereinkommen dürfe und sie waren einverstanden, sagten aber, ihre Mutter sei nicht bei vollem Bewusstsein. Die Schultern der Schwestern strafften sich und ihre Gesichter strahlten, während sie Louies Besuch genossen. Ich forderte Louie auf, seinen Kopf neben die Hand der Mutter zu legen. Die Töchter bemühten sich, ihre Mutter zu wecken, aber ohne Erfolg – dachten wir zumindest. Nach ein paar Minuten, Louie und ich waren dabei zu gehen, lächelte die Patientin ein wenig und klopfte mit der Hand auf das Bett, um Louie zur Rückkehr zu bewegen. Die Schwestern waren ganz aufgeregt, als sie merkten, dass ihre Mutter doch noch bei Bewusstsein war. Selbstverständlich ging Louie zurück, um weitere Wunder zu vollbringen!

Ann Cadman erinnert sich an einen kurzen, aber sehr eindrucksvollen Moment mit ihrem Hund Beethoven:

> Beethoven, ein zehn Jahre alter Husky-Mischling, war taub und hatte ein sanftmütiges Temperament. Ich nannte ihn immer meinen Hund ohne Knochen, weil er so biegsam war. Trotz seiner Größe konnte Beethoven sich einem so über den Schoß drapieren, als wäre er eine Stoffpuppe. Einmal besuchte ich mit Beethoven behinderte Kinder an der Western Pennsylvania School for the Blind – diese Kinder sind blind und haben außerdem noch andere schwere Behinderungen. Beethoven ging auf ein Mädchen namens Cheryl zu, die mit geschlossenen Augen in ihrem Rollstuhl saß und ganz allein war. Wie üblich drapierte er sich quer über ihren Schoß. Cheryl öffnete sofort die Augen, lächelte und begann, sein Fell mit ihren Fingern langsam zu massieren. Nach etwa 15 Sekunden hörte Cheryl auf und Beethoven ging von ihrem Schoß. Fast augenblicklich zog sie sich in sich selbst zurück, schloss die Augen und schien wieder in ihrer eigenen Welt zu sein. Die Mitarbeiter sagten mir: «Sie brauchen Cheryl nicht mehr zu besuchen. Sie wird sich gar nicht erinnern, dass der Hund bei ihr war.» Ich antwortete: «Es ist unwichtig, ob sie sich erinnert oder nicht. Ein paar kostbare Sekunden lang hat Cheryl die Situation wahrgenommen und die Erfahrung mit Beethoven in vollen Zügen genossen.» Es ist völlig egal, was in der Vergangenheit war oder in Zukunft sein wird. Wenn man mit einem Therapiehund zusammen ist, zählt der Moment und dieser Moment ist manchmal alles, was man bekommt, aber manchmal auch alles, was man braucht.

3.12 Die Realisierung eines Therapiehundeprogramms

Die Realisierung eines Therapiehundeprogramms setzt Engagement, Initiative und Kenntnisse voraus. Bevor die Therapiehund-Halter-Teams mit ihren Besuchen in einer Einrichtung beginnen, müssen die Besuchsregelungen von der Organisation für ehrenamtliche Helfer, den Therapiehund-Halter-Teams und der Einrichtung überprüft und akzeptiert werden.

Jungen und Mädchen, Männer und Frauen, Hundeliebhaber und Katzenliebhaber – sie alle können von Therapiehundebesuchen profitieren (Braun et al., 2009). Man muss kein Hundebesitzer oder Hundeliebhaber sein, um die heilende Kraft eines Therapiehundes zu genießen.

Die folgenden Empfehlungen sind wichtig, wenn das Programm Erfolg haben soll:

- Wählen Sie für die Patientenbesuche Hunde mit geeignetem Temperament aus.
- Trainieren Sie die Halter und ihre Hunde, bevor sie mit den Besuchen beginnen.
- Bevor Besuche geplant werden, müssen die Hunde-Halter-Teams getestet und von einer anerkannten und autorisierten Organisation, wie z. B. Therapy Dogs International, the Delta Society oder Therapy Dogs Incorporated, zertifiziert werden.
- Animieren Sie die Hundehalter, das Training auch nach bestandener Prüfung fortzusetzen. Ein Hund, der gut trainiert ist und jederzeit aufs Wort gehorcht, ist ein zuverlässiger Therapiehund.
- Formulieren Sie klare Regeln für die Besuche mit dem Hund und lassen Sie diese allen Hundehaltern, Mitarbeitern und der Leitung der Einrichtung zukommen.
- Machen Sie die jährliche Überprüfung des Gesundheitszustands und des Temperaments der Hunde zur Bedingungen, um sicherzustellen, dass die Hunde auch weiterhin für therapeutische Besuche geeignet sind.
- Holen Sie einen Tierarzt ins Team, der die Besuchsregeln überprüft und genehmigt und auch bei Fragen oder Problemen helfen kann

Besucht werden sollten allerdings nur Menschen, die den Besuch eines Therapiehundes wünschen und solche, die gesund genug sind, um den Besuch bewusst zu erleben.

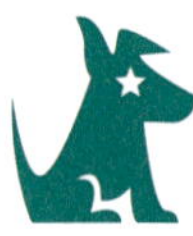

Die folgenden Regeln sollten Sie bei der Planung Ihrer Besuche beherzigen (Coakley/Mahoney, 2009):

- Besuchen Sie nur Menschen, die den Besuch eines Therapiehundes wünschen;
- Besuchen Sie keine Patienten, die
  - Angst vor Hunden
  - eine Hundeallergie
  - offene, nicht verbundene Wunden
  - eine ansteckende Krankheit haben

Literatur

Barron, J. S., Tan, E. J., Yu, Q., Song, M., et al. (2009). Potential for intensive volunteering to promote the health of older adults in fair health. *Journal of Urban Health* 86:641–53.

Braun, C., Stangler, T., Narveson, J., and Pettingell, S. (2009). Animalassisted therapy as a pain relief intervention for children. *Complementary Therapies in Clinical Practice* 15:105–9.

DeCourcey, M., Russell, A. C., and Keister, K. J. (2010). Animal-assisted therapy: Evaluation and implementation of a complementary therapy to improve the psychological and physiological health of critically ill patients. *Dimensions of Critical Care Nursing* 29:211–14.

Harris, A. H., and Thoresen, C. E. (2005). Volunteering is associated with delayed mortality in older people: Analysis of the longitudinal study of aging. *Journal of Health Psychology* 10:739–52.

Haubenhofer, D. K., and Kirchengast, S. (2006). Physiological arousal for companion dogs working with their owners in animal-assisted activities and animal-assisted therapy. *Journal of Applied Animal Welfare Science* 9:165–72.

LeFevre, S. L., Golab, G. C., Christensen, E., Castrodale, L., et al. (2008). Guidelines for animal-assisted interventions in health care facilities. *American Journal of Infection Control* 36:78–85.

LeFevre, S. L., Reid-Smith, R., Boerlin, P., Weese, J. S. (2008). Evaluation of the risks of shedding salmonellae and other potential pathogens by therapy dogs fed raw diets in Ontario and Alberta. *Zoonoses Public Health* 55:470–80.

LeFevre, S. L., Reid-Smith, R. J., Waltner-Toews, D., Weese, J. S. (2009). Incidence of acquisition of methicillin-resistant *Staphylococcus aureus, Clostridium difficile*, and other health-care–associated pathogens by dogs that participate in animal-assisted interventions. *Journal of the American Veterinary Medical Association* 234:1404–17.

Marx, M. S., Cohen-Mansfield, J., Regier, N. G., Dakheel-Ali, M., et al. (2010). The impact of different dog-related stimuli on engagement of persons with dementia. *American Journal of Alzheimer's Disease and Other Dementias* 25:37–45.

Pittet, D., Allegranzi, B., Boyce, J., and World Health Organization World Alliance for Patient Safety First Global Patient Safety Challenge Core Group of Experts. (2009). The World Health Organization guidelines on hand hygiene in health care and their consensus recommendations. *Infection Control and Hospital Epidemiology* 30:611–22.

Rutland, B. E., Weese, J. S., Au, J., and Malani, A. N. (2009). Human to-dog transmission of methicillin-resistant *Staphylococcus aureus. Emerging Infectious Diseases* 15:1328–30.

Sehulster, L., and Chinn, R. W. (2003). Guidelines for environmental infection control in health-care facilities: Recommendations of CDC and the Health Infection Control Practices Advisory Committee (HICPAC). *Morbidity and Mortality Weekly Reports* 52:1–42.

Selli, L., Garrafa, V., and Junges, J. R. (2008). Beneficiaries of volunteering: A bioethical perspective. *Revista de Saúde Pública* 42:1085–89.

Sickbert-Bennett, E. E., Weber, D. J., Gergen-Teague, M. F., Sobsey, M. D., et al. (2005). Comparative efficacy of hand hygiene agents in the reduction of bacteria and viruses. *American Journal of Infection Control* 33:67–77.

Van Willigen, M. (2000). Differential benefits of volunteering across the life course. *Journals of Gerontology: Series B: Psychological Sciences and Social Sciences* 55B: S308–18.

Zamir, T. (2006). The moral basis of animal-assisted therapy. *Society and Animals* 14:179–99.

Teil II: 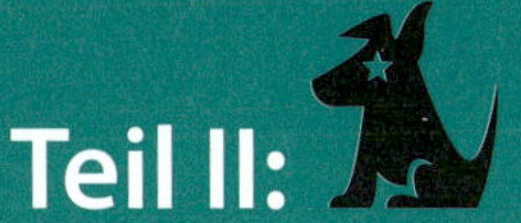

Hunde als Heiler

4. Napoleon und Nikita als Krankenschwestern: Kranke Menschen begleiten und unterstützen

Krankenschwestern sorgen dafür, dass Menschen gesund werden. Laut American Nurses Association stammt die beste *Definition der Pflege* von zwei berühmten Krankenschwestern. Für Florence Nightingale bedeutet die Rolle der Krankenschwester «Verantwortung für die körperliche Gesundheit des Patienten». Die Lehrerin Virginia Henderson erläuterte einige Zeit später, dass «Krankenschwestern Menschen, kranken oder gesunden, helfen, alles zur Erhaltung ihrer Gesundheit Notwendige zu tun … das sie von sich aus tun würden, wenn sie die nötige Kraft, den Willen und das Wissen hätten» (http://www.nursingworld.org).

Im Jahre 2010 veröffentlichte die American Nurses Association eine aktualisierte Definition der Pflege: «Die Pflege zielt darauf ab,… die Gesundheit zu schützen, zu fördern und zu optimieren, Krankheiten und Verletzungen vorzubeugen, Leid zu lindern und sich für die Interessen von Einzelpersonen, Familien, Gemeinschaften und der Bevölkerung einzusetzen» (S. 10). Die American Nurses Association hat es auf den Punkt gebracht: «Es heißt oft, Ärzte heilen und Pflegende pflegen.» (http://www.nursingworld.org) Ärzte können nicht viele Krankheiten heilen, aber Pflegende immer pflegen.

Als Ärztin bin ich mit der Arbeit der Pflegenden vertraut. Pflegende sorgen dafür, dass die Patienten die Behandlungen bekommen, die sie brauchen und ihren Lebensstil so verändern, dass sich ihre Gesundheit verbessert. In Krankenhäusern und Pflegeheimen schaut auch der Arzt kurz vorbei, aber es sind die Pflegenden, die sich ständig um die Patienten kümmern, ihnen bei den Therapien helfen und sie unterstützen, beruhigen und versorgen. Pflegende achten darauf, dass das, was angeordnet wurde, auch durchgeführt wird. Sie beruhigen außerdem Menschen, die Angst vor ihrer Krankheit haben.

Wenn man sich untersuchen oder behandeln lassen muss, ist es immer angenehm, eine Pflegeperson an seiner Seite zu haben, die einen beruhigt und die Hand hält. Jeder fühlt sich besser, wenn eine Pflegeperson in der Nähe ist. Untersuchungen haben gezeigt, dass Hunde eine ähnlich beruhigende Wirkung haben wie eine Pflegeperson. In einer Studie wurde untersucht, wie sich die Anwesenheit eines Hundes während der Zahnarztbehandlung auf Kinder im Alter von 7–11 Jahren auswirkt (Havener et al., 2011). Die Hälfte der Kinder wartete im Behandlungsstuhl allein auf den Zahnarzt und war auch während der Behandlung mit dem Zahnarzt allein. Bei den anderen Kindern saß ein achtjähriger Therapiehund, ein Golden Retriever, neben dem Behandlungsstuhl, während sie auf den Zahnarzt warteten und auch während der Behandlung. Der Hund saß so dicht neben dem Stuhl, dass die Kinder ihn streicheln konnten. Um zu prüfen, ob die Nähe des Hundes den Stress reduzierte, maßen die Forscher die Hauttemperatur der Kinder. Haben Sie schon einmal bemerkt, dass bei Angst oder Stress Ihre Hände kalt werden? Bei Angst oder Stress zieht der Körper Blut von der Haut ab und stellt es den Muskeln zur Verfügung, um sie auf Kampf oder Flucht vorzubereiten. Sind Sie dagegen entspannt, ist Ihre Hauttemperatur höher. Biofeedback beruht auf dem gleichen Prinzip: warme Haut ist ein Indikator für einen ruhigen und entspannten Zustand. Der Wechsel von einem gestressten in einen entspannten Zustand lässt die Hauttemperatur in der Regel um einige Grad ansteigen. Die Ergebnisse der Studie:

- Bei Kindern, die eingeschüchtert und verängstigt waren, sank die Temperatur einige Grade ab.
- Bei Kindern, die ruhig und gelassen waren, stieg die Hauttemperatur um einige Grade.
- Bei Kindern, die Angst vor dem Zahnarzt hatten und ohne Hund behandelt wurden, sank die Hauttemperatur während der Wartezeit um fast 1,1 °C ab. Nach der Behandlung war ihre Hauttemperatur um mehr als 1,9 °C gesunken.
- Kinder, die Angst vor dem Zahnarzt hatten, aber den Hund streicheln konnten, wurden während der Wartezeit ruhiger und entspannter und ihre Hauttemperatur stieg um mehr als 1,1 °C an. Auch

nach der Behandlung war ihr Stresspegel niedriger als bei den Kindern, die ohne Hund behandelt wurden, und ihre Hauttemperatur war nur um 0,83 °C gesunken.

Tipp
Einen Hund streicheln hat dieselbe Wirkung wie eine freundliche Pflegeperson, die Trost und Unterstützung gewährt.

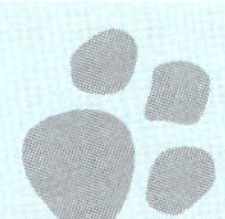

Eine andere Studie kommt zu ähnlichen Ergebnissen. Kinder im Alter von 3–6 Jahren, die von einem Arzt untersucht wurden, waren ruhiger, wenn ein Hund im Raum war (Nagengast et al., 1997). In dieser Studie wurden die Kinder in Anwesenheit ihrer Eltern zwei Mal 10 Minuten untersucht. Bei einer Untersuchung wurde ein Beagle neben das Kind auf den Untersuchungstisch gesetzt. Die Ergebnisse:

- Die körperliche Untersuchung bedeutete Stress für die Kinder. Blutdruck und Herzfrequenz stiegen während der Untersuchung an, wenn der Hund abwesend war.
- In Anwesenheit des Hundes sanken Blutdruck und Herzfrequenz, was belegt, dass der Hund eine beruhigende Wirkung hat.
- Auch die Schmerzstärke wurde anhand des Verhaltens der Kinder bestimmt. Die Werte waren während der Untersuchung ohne den Beagle doppelt so hoch.

Die Studien zeigen, dass die bloße Anwesenheit eines Hundes eine unterstützende und beruhigende Wirkung hat, die genauso wohltuend ist wie eine fürsorgliche Pflegeperson. Mary Ann Hirt ist seit mehr als 30 Jahren Krankenschwester und hat im Laufe ihrer Karriere im Krankenhaus, im Operationssaal und in Arztpraxen gearbeitet. Zurzeit arbeitet sie im Allegheny General Hospital in Pittsburgh, Pennsylvania, einem Lehrkrankenhaus, wo in Zusammenarbeit mit der Drexel University neue Anbieter von Gesundheitsleistungen ausgebildet werden. Als Mary Ann merkte, dass Hunde die Patienten genauso gut unterstützen können wie fürsorgliche Pflegepersonen, entwickelte sie zusammen mit der für ehrenamtliche Helfer zuständigen Abteilung ein offizielles Therapiehunde-Programm. Ihr Interesse an der fürsorglichen Art der Hunde wurde geweckt, als sie beobachtete, wie rücksichtsvoll ihr deutscher Schäferhund mit ihrem behinderten Neffen umging:

Eines Tages besuchte ich meinen Neffen Johnny, der infolge einer Zerebrallähmung schwer behindert war. Mein Bruder ist kein Hundefreund, aber er ließ mich ins Haus, obwohl mein fast 60 kg schwerer deutscher Schäferhund Baron bei mir war. Es war nicht so, dass mein Bruder Baron nicht mochte, aber er hatte Angst, Baron könnte versehentlich auf Johnny treten und ihn verletzen. Als ich mit Baron hereinkam, ihn von der Leine ließ und Baron wie üblich durch alle Zimmer des Hauses raste, war mein Bruder überzeugt, dass der Hund auf Johnny treten würde. Ich kann nicht erklären, weshalb ich diese Angst nicht hatte, ich wusste nur, dass Baron sich gut benehmen würde. Sie können sich sicher vorstellen, wie verblüfft mein Bruder war, als Baron, der mit einem Affenzahn über Möbel gesprungen war, ins Wohnzimmer raste, wo Johnny auf dem Boden lag, und abrupt stehen blieb. Baron näherte sich Johnny sehr vorsichtig, beschnüffelte ihn ein wenig, ließ sich behutsam auf dem Boden nieder und blieb ruhig neben meinem Neffen liegen. Es war unglaublich, dass dieser gewöhnlich sehr ungestüme Hund ein so fürsorgliches und rücksichtsvolles Verhalten an den Tag legen konnte. Es war, als wüsste Baron, dass er es mit einem Menschen zu tun hatte, der seiner Fürsorge bedurfte. Fürsorge, die er selbstlos zu geben bereit war.

4.1 Manche Hunde sind geborene Krankenschwestern

Einige Menschen haben ein besonderes Geschick, andere zu betreuen. Das Gleiche gilt auch für manche Hunde. Als meine Mutter starb, war mein Vater sehr einsam und versuchte, die Leere mit einem Hund etwas zu füllen. Als ich ein Kind war, züchtete und trainierte mein Vater Jagdhunde. Wir hatten immer einen Hund, bis er und meine Mutter zu alt dafür wurden. Als ein lebhafter Cocker Spaniel namens Buddy ins Haus kam, hatte die Familie die Befürchtung, der Hund könnte meinen Vater versehentlich umwerfen oder zu heftig an der Leine ziehen. Doch obwohl Buddy mit dem Rest der Familie sehr ungestüm umging, schien er erstaunlicherweise zu verstehen, dass mein Vater einen ruhigen und zahmen Buddy brauchte. Damals ging mein Vater sehr langsam und blieb oft stehen. Wenn er Buddy anleinte, passte Buddy sich seinem schleppenden Gang an und zog nie an der Leine.

Nachdem mein Vater gestorben war, schloss Buddy sich meiner Schwägerin Sue an. Bei Sue versuchte Buddy stets, im Mittelpunkt der

Aufmerksamkeit zu stehen und mit allen in seiner Umgebung zu spielen. Als Sue stürzte und sich die Schulter verrenkte, musste sie ihre Schulter eine Weile ruhig halten, damit sie heilen konnte. Buddy spürte, dass es wieder einmal an der Zeit war, die Schwesternkluft anzuziehen. Er bewegte sich vorsichtiger in Sues Nähe und passte auf, dass sie nicht angestoßen oder angerempelt wurde:

> Als ich mir die Schulter verrenkt hatte, aber schon wieder auf dem Weg der Besserung war, wich Buddy mir nicht von der Seite. Er blieb bei mir, bis ich aufstehen und mich bewegen musste. Dann achtete er darauf, dass er mir nicht im Weg stand, folgte mir aber überall hin und wartete geduldig, bis ich wieder aufstand und mich bewegte. Es war sehr schön, ihn bei mir zu haben. Mir fiel wieder ein, wie rücksichtsvoll er sich gegenüber meinem Schwiegervater verhalten hatte, als es nötig war.

DJ Goodell hat schon immer mit Tieren zusammengelebt. Sie wuchs auf einer Farm auf, nahm als Teenager verletzte Tiere aus dem Nationalpark auf, um sie zu pflegen und arbeitete als Erwachsene 30 Jahre in der Tierrettung. Als sie bei der Tierrettung arbeitete, brachte sie sogar Gefängnisinsassen bei, mit Hunden zu arbeiten, die vor Anfällen warnen. DJ ist jetzt Produktmanagerin bei Dogwise Publishing:

> Kelly war einer meiner ersten Hunde. Er war ausgesprochen geschickt, wenn es darum ging, sich um andere zu kümmern, egal ob Tier oder Mensch. Als der Ranger des Nationalparks mich wegen eines Rehkitzes anrief, das seine Mutter verloren hatte, nahm ich es zu mir. Kelly wich dem Tier nicht von der Seite und bewachte es. Meine Katze machte sich Kellys Aufpasserinstinkt zu Nutze. Als sie Junge hatte, brachte sie Kelly, immer wenn sie ihr Nest verlassen wollte, dazu, bei ihren Jungen zu bleiben und sich um sie zu kümmern, bis sie wieder zurück war. Am beeindruckendsten war jedoch, dass Kelly einem Huhn beim Transport seiner Eier half. Wenn ich morgens die Pferde fütterte und Kelly kam, machte er stets einen großen Bogen um die Heuballen, wo die Hühner meistens saßen. Er wusste, dass es nichts Schlimmeres gab als eine aufgebrachte Henne. Eines Morgens fiel mir auf, dass Kelly sehr langsam ging und etwas in seinem Maul hatte. Besorgt sah ich, dass er ein Ei ergattert hatte. Auf einer Farm gibt es nichts Schlimmeres als einen Eierdiebstahl. Ich schimpfte ihn aus und dachte, damit wäre es gut. Doch zwei Tage später sah ich, dass er wieder

> sehr langsam den Hof durchquerte. Er hatte seinen Kopf gesenkt und ging sehr vorsichtig, sodass ich befürchtete, er hätte sich noch ein Ei geschnappt. Er war anscheinend auf dem Weg zum Garten vor dem Haus. Ich raste die Treppe hinunter, stürmte nach draußen und als ich bei Kelly ankam und ihn gerade ausschimpfen wollte, legte er vorsichtig ein Ei auf den Boden. Völlig perplex sah ich, wie ein Huhn seinen Kopf unter dem Wacholderbusch hervorstreckte, das Ei in Empfang nahm und es behutsam unter seinem Schwanz ins Nest beförderte. Als ich in das Nest schaute, entdeckte ich 12 Eier darin. Da Kelly offenbar nur half, anstatt die Eier zu stehlen, unternahm ich nichts und am Ende hatte das Huhn 20 Eier im Nest. Aus 16 schlüpften niedliche Küken. Es war eindrucksvoll zu beobachten, wie Kelly jeden Tag die Eier der Henne langsam und vorsichtig im Maul transportierte. Der Weg von der Scheune bis zum Garten vor dem Haus war lang, aber Kelly hat sich unterwegs von seiner Arbeit nicht ein einziges Mal ablenken lassen.

Kellys fürsorgliches Verhalten galt jedoch nicht nur Tieren, er nahm auch seine Fürsorgepflicht sehr ernst, wenn es um die Familie ging:

> Nachts schlief Kelly nicht im Schlafzimmer eines Familienmitglieds, sondern in der Diele. Von dieser Gewohnheit wich er nur ab, wenn jemand krank war – dann schlief Kelly im Schlafzimmer des kranken Familienmitglieds. Er tat dies so regelmäßig, dass in der Familie schon Witze darüber gemacht wurden. Wenn Kelly morgens in irgendeinem der Schlafzimmer war, wussten alle, dass der Betreffende sehr krank war! Wenn eins von uns Kindern sagte, es fühle sich nicht gut und wolle lieber zu Hause bleiben, um nicht zur Schule zu müssen, sagte meine Mutter nur: «Ich habe Kelly gestern Abend aber nicht in deinem Zimmer gesehen.» Wir wussten alle – wenn Kelly einen nicht für krank hielt, dann war man es auch nicht! Einmal überredete ich Kelly, in meinem Bett zu schlafen, um am nächsten Tag einen Test nicht mitschreiben zu müssen. Er blieb so lange, bis die Snacks alle waren und ging, ohne meiner Mutter «den Beweis» geliefert zu haben.

DJ hatte noch einen anderen Hund, der seine Fürsorgepflicht ernst nahm: Gracie, ein Tricolor Bull Terrier:

> Genau wie Kelly schlief auch Gracie in der Diele, es sei denn, jemand war krank. Dann hielt sie bei dem Betreffenden Wache, legte sich neben sein Bett oder neben seine Füße, wenn er auf dem Stuhl oder Sofa saß. Sie hatte

offensichtlich Mitgefühl und wollte den Kranken trösten. Wir nannten Kelly und Gracie immer die Krankenschwestern der Familie.

Als Erwachsene hatte DJ Baylor, einen deutschen Drahthaarpointer-Mischling, der sich immer neben die Person setzte, der es nicht gut ging:

Nicht jeder Hund hat das Bedürfnis, sich um Kranke zu kümmern, aber diejenigen, die dieses Bedürfnis haben, wie Kelly, Gracie und Baylor, nehmen ihre Aufgabe sehr ernst. Für mich steht fest, dass sie sich als unsere Krankenschwestern betrachten. Es ist als würden sie sagen: «Du gehörst zur Familie und wir haben dafür zu sorgen, dass es dir wieder besser geht.» Sie können viel über uns erzählen, wir müssen nur bereit sein, ihnen zuzuhören.

4.2 Hunde spüren, wenn wir Beschwerden haben und Unterstützung brauchen

Die Pflegeperson Sherry Meininghaus hat zu Beginn ihrer Karriere schwer kranke Patienten auf Intensivstationen gepflegt. Ungefähr ein Jahr nach Abschluss ihrer Pflegeausbildung startete Sherry eine neue Karriere: Sie züchtete und trainierte die Ashberry-Linie ihrer preisgekrönten Bearded Collie-Ausstellungshunde. Nachdem Sherry zwei Jahre Beardies gezüchtet hatte, erfuhr sie, dass sie mit ihrem ersten Kind schwanger war. Zu der Zeit lebten viele Hunde in ihrem Haus: die Beardies Duffy und Chrissy, der Apricot Zwergpudel-Mischling Max, der Yorkie Freeway und neun Beardie-Welpen aus einem neuen Wurf.

Wie viele werdende Mütter, die ihr erstes Kind erwarten, litt auch Sherry unter Übelkeit und Erbrechen. Doch bei Sherry war es nicht die übliche morgendliche Übelkeit, die viele schwangere Frauen haben, sondern Sherry litt an *Hyperemesis gravidarum*. Dieser aus einem griechischen und einem lateinischen Wort zusammengesetzte Begriff bedeutet wortwörtlich «übermäßiges Erbrechen während der Schwangerschaft». Nur eine von 100 schwangeren Frauen leidet an Hyperemesis, die lebensbedrohliche Dehydratation und Gewichtsverlust zur Folge haben kann. Sherry erinnert sich, wie ihr Bearded Collie versucht hat, sie zu unterstützen:

Meine Beardies sind große, lebhafte und übermütige Hunde, die gerne auch mal springen. Sobald ich schwanger war, gingen sie völlig anders mit

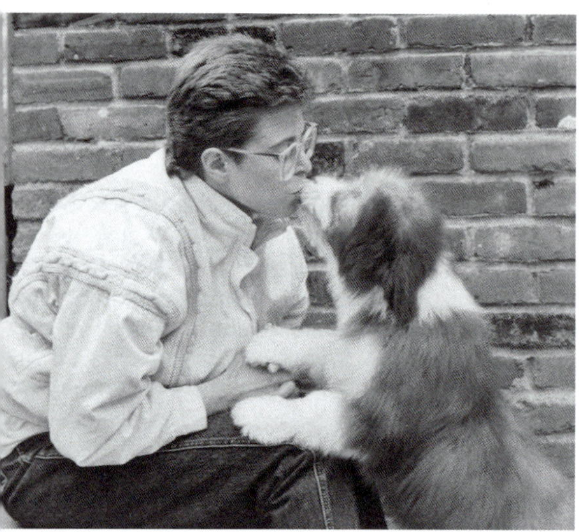

Abbildung 4.1
Die schwangere Sherry bekommt einen zärtlichen Kuss von einem braunen Beardie-Welpen.

mir um. Sie schienen zu spüren, dass ich mehr Ruhe brauchte und begriffen, dass sie mit mir nicht mehr herumtoben durften. Die Hyperemesis war sehr schlimm und ich musste für einen Monat ins Krankenhaus, wo mir intravenös Flüssigkeit zugeführt wurde, um einem Flüssigkeitsmangel vorzubeugen. Als ich wieder zu Hause war, ruhte ich mich die meiste Zeit auf der Couch aus. Es war komisch, dass nicht ich die Krankenschwester war, sondern meine Ausstellungshunde meine großen, bärtigen Betreuer waren. Sie saßen geduldig neben mir, wenn ich mich hinlegte, legten ihren Kopf auf meine Brust, um mich zu unterstützen. Sie zeigten mir, dass eine gute Krankenschwester Patienten beruhigen, aufrichten und unterstützen kann.

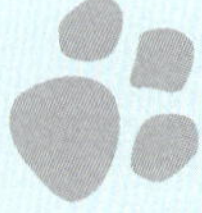

Tipp
Hunde, die geborene Krankenschwestern sind, spüren, wenn sie diese wichtige Rolle für uns übernehmen müssen.

4.3 Hunde bieten Unterstützung bei Langzeittherapien

Wenn man krank ist, fällt es oft sehr schwer, all das zu tun, was getan werden muss, um sich besser zu fühlen. Gesund zu leben, ist mühsam und anstrengend, aber Menschen, die an einer chronischen Krankheit leiden, die nicht heilbar ist, haben es besonders schwer, sich an den Therapieplan zu halten. Diabetiker müssen beispielsweise genau ihre Ernährung und ihre Bewegung kontrollieren und jeden Tag ihren Blutzuckerspiegel überprüfen. Wer dies nicht täglich tut, riskiert, dass der Blutzuckerspiegel außer Kontrolle gerät und die Gesundheit Schaden nimmt. Jeder Diabetiker weiß das. Aber dieses Wissen führt nicht unbedingt dazu, dass die Betroffenen sich auch entsprechend verhalten. In einer Studie wurden die Teilnehmer gefragt, wie oft sie sich in einer 7-Tage-Woche an ihren Therapieplan halten. Die Teilnehmer mit Diabetes achteten im Durchschnitt an 4 ½ Tagen auf eine gesunde Ernährung, überprüften ihren Blutzuckerspiegel an 4 Tagen und waren nur an 2 Tagen sportlich aktiv (Shigaki et al., 2010). Auch eine Studie, in der Patienten mit einer Herzerkrankung untersucht wurden, hat ergeben, dass die meisten Teilnehmer sich nicht an ihren Therapieplan halten (Heo et al., 2008).

In diesem Zusammenhang spielen Pflegende oft eine wichtige Rolle; sie können den Patienten praktische Tipps geben, wie es ihnen besser gelingt, sich an den Therapieplan zu halten und sie ermuntern, die Behandlung fortzuführen. Experten zufolge spielen Pflegende eine entscheidende Rolle, wenn es darum geht, die Patienten zu motivieren, sich an den Therapieplan zuhalten (Goode et al., 2004). Leider sprechen die meisten Patienten nur selten mit einer Pflegeperson. Aber wir brauchen jemanden, der uns jeden Tag motiviert und antreibt.

Tipp

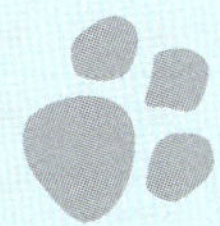

Ein Hund kann uns genauso gut wie eine Krankenschwester motivieren, besser auf uns zu achten – auch wenn der Grund für die Erhaltung unserer Gesundheit nur darin besteht, unseren Hund versorgen zu können.

In der medizinischen Fachzeitschrift *Chronic Illness* erschien kürzlich ein Artikel, in dem es darum ging, dass Patienten mit einer chronischen Krankheit zu Hause mit dem Management des Therapieplans oft überfordert sind und dabei häufig auf die Hilfe und Unterstützung ihrer Familie angewiesen sind (Piette, 2010). In diesen Fällen übernehmen die Familienmitglieder die Rolle der Krankenschwester und unterstützen ihre Angehörigen bei der Einhaltung des Planes.

Als Ärztin habe ich die Erfahrung gemacht, dass die Patienten meine Ratschläge und Empfehlungen oft ignorieren, selbst wenn sie von ihrer Familie angehalten werden, die Behandlung zu Hause fortzusetzen. Sie finden immer einen Grund, weshalb sie Dinge essen, die sie nicht essen sollten, die Tabletteneinnahme vergessen und sportliche Aktivitäten ausfallen lassen können. Und sie nehmen den Familienmitgliedern ihr «ewiges Nörgeln» sogar übel. In solchen Fällen sind der sanfte Druck, die freundlichen Augen und die bedingungslose Akzeptanz einer «Hundekrankenschwester» oft Motivation genug, den Therapieplan jeden Tag einzuhalten.

Olivia Brendel ist ein reizendes, temperamentvolles, zierliches Mädchen von 14 Jahren, das leidenschaftlich gerne tanzt. Sie kann sich gut ausdrücken, hat ein ansteckenden Lächeln und eine Art von Humor, die sehr sympathisch wirkt. Olivia leidet an Mukoviszidose, einer genetisch bedingten Krankheit, die dazu führt, dass sich in der Lunge und im Verdauungssystem dicker, zäher Schleim bildet, der Atem- und Verdauungsprobleme auslöst. Mukoviszidose bewirkt, dass die Nahrung nicht richtig verdaut wird und sie kann Atemgeräusche, Kurzatmigkeit und rezidivierende, schwere Lungenentzündungen verursachen. Laut Cystic Fibrosis Foundation (http://www.cff.org) leiden mehr als 30 000 Amerikaner an Mukoviszidose. Bei mehr als 70 % der Betroffenen wird die Diagnose im Alter von 2 Jahren gestellt. Bei Olivia wurde die Krankheit diagnostiziert, als sie noch ein Baby war.

Als normal lebhafter Teenager an Mukoviszidose zu leiden, ist ein schweres Schicksal. Olivia muss täglich etwa 3 Stunden für Atemtherapien aufwenden, einen Inhalator benutzen und eine Vibrations-Weste tragen, die ihre Brust «durchschüttelt», damit der dicke Schleim sich löst. Sie muss auch darauf achten, dass sie vor dem Essen eine Handvoll Enzymtabletten einnimmt, damit sie die Nahrung verdauen kann. Als ich Olivia fragte, was passiert, wenn sie eine Behandlung auslässt, schaute sie mich entsetzt an: «Ich habe noch *nie* eine Behandlung ausgelassen!» Olivias Mutter Janet bestätigte dies. Olivia hat jeden Tag ihre Behandlungen bekommen und nicht ein einziges Mal eine ausfallen lassen:

> Die Behandlungen sind sehr zeitaufwändig und es ist oft schwer, sie in einem ohnehin schon gut gefüllten Tagesplan unterzubringen. Ich hasse es, sie jeden Morgen so früh zu wecken, damit die Behandlungen noch vor

der Schule durchgeführt werden können. Und nach Schulschluss muss sie wegen der Behandlungen meistens auch auf einige Aktivitäten verzichten.

Egal ob Olivia zu Hause, mit Freundinnen unterwegs oder im Urlaub ist, sie muss immer ihre Aktivitäten unterbrechen, um zwei Mal am Tag ihre Atemtherapien durchzuführen und ihre Tabletten zu nehmen. Im Gegensatz zu anderen Teenagern muss Olivia ihre Aktivitäten unterbrechen bzw. früher als ihre Freundinnen nach Hause gehen, damit ihr vor dem Schlafengehen genug Zeit für ihre Atemtherapien bleibt.

In diese schwierige Situation spazierte, oder besser gesagt watschelte, Chloe, eine achtjährige, rundliche Mops-Dame. Im Sommer 2007 hatte Olivia sich im Internet über Möpse kundig gemacht, um ihre Eltern mit Informationen davon zu überzeugen, dass die Familie einen Mops *braucht.* «Ich habe Möpse schon immer gemocht», kichert Olivia. «Sie sind einfach zu süß.» Ihre Eltern meinten jedoch, dass ein Hund «unser ohnehin schon schwieriges Leben noch schwieriger macht». Bei einem Familientreffen erfuhr Janets Kusine, die einen Mops hatte, von Olivias Wunsch und meinte, dass Olivia und ihre schon etwas ältere Mops-Dame Chloe perfekt zusammenpassten. Olivia war von dem Angebot entzückt, doch Janet blieb skeptisch «Ich *wollte* nicht mal einen Hund – und jetzt habe ich dieses Ding da, das schnaubt, grunzt und schnarcht.» Doch innerhalb von ein paar Wochen hatte Chloe die Herzen sämtlicher Familienmitglieder erobert.

Obwohl Chloe nicht an die komplizierten Apparate und Geräte gewöhnt war, die Olivia jeden Tag benutzt, wurde sie bald zu einem wichtigen Teil der täglichen Therapieroutine. Janet war überrascht, dass Chloe instinktiv die Rolle der Krankenschwester übernahm, wenn Olivia ihre täglichen Therapien durchführte:

> Immer wenn Chloe hörte, dass Olivias Apparate gestartet wurden, lief sie zur therapeutischen Knuddelzeit in Richtung Sofa! Unaufgefordert sprang sie auf die Couch, suchte nach einem Bein, schmiegte sich an und machte es sich bequem. Eine der liebenswertesten Eigenschaften von Chloe war ihre liebevolle Art und dass sie immer genau zu wissen schien, wann sie am dringendsten gebraucht wurde. Chloe hat Fröhlichkeit in unser Haus gebracht. Seit sie da ist, wird öfter gelacht. Die Kinder sagen, sie sei das Beste, was uns je passiert ist. Sie strahlt positive Energie und eine Heiterkeit aus, die jede Behandlung ein wenig erträglicher macht.

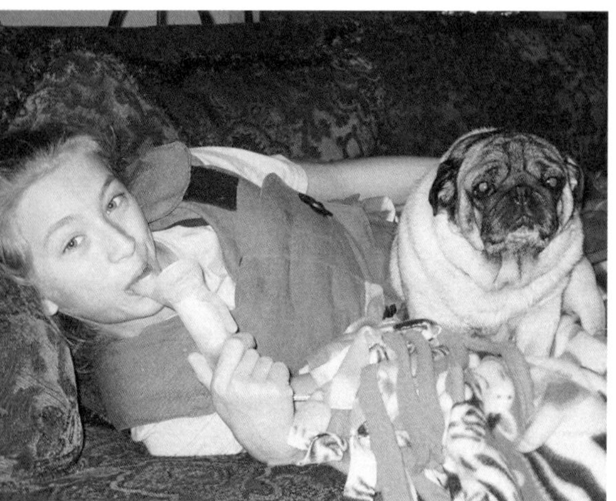

Abbildung 4.2
Wie eine gute Krankenschwester versäumte auch Olivias therapeutische Begleiterin Chloe niemals eine Therapiesitzung. Selbst während der Behandlungen gelang es Chloe, Olivia ein Lächeln ins Gesicht zu zaubern.

Als Chloe drei Jahre bei den Brendels war, mussten ihr beim Tierarzt Fettgeschwülste entfernt werden, eigentlich eine einfache Operation. Zwei Stunden nach Einleitung der Narkose bekam Janet einen Anruf, den jeder fürchtet: «Es hat Probleme bei der Narkose gegeben. Es tut mir sehr leid, aber Chloe hat es nicht geschafft.» Plötzlich hatte Janet, die nie einen Hund haben wollte, das Gefühl, als zerreiße es ihr das Herz. Sie hatten nicht nur einen Hund verloren, sondern ein Familienmitglied, das Frieden und Fröhlichkeit ins Haus gebracht und den Zusammenhalt einer Familie gestärkt hatte, die eine chronische Krankheit und die tägliche belastende Atemtherapien zu verkraften hatte:

> Mehrere Wochen nach Chloes Tod fing Olivia an sich darüber zu beklagen, dass sie ständig ihre Therapien machen musste. Das überraschte mich, weil Olivia sich so gut wie nie über ihre Therapien beklagte, denn schließlich muss sie die ihr Leben lang machen. Und dann verstand ich. Sie vermisste ihre therapeutische Begleiterin Chloe, die bei ihren Behandlungen immer dabei war.

Zehn Monate nach Chloes Tod holten sich die Brendels eine neue Krankenschwester ins Haus – einen Mopswelpen namens Lacey. Es ist ein großes Halsband, das Lacey auszufüllen hat – und ich wette es wird ein Halsband in leuchtendem Pink sein, das mit Schmuck besetzt ist, wie das von Chloe.

4.4 Hunde spenden Trost am Lebensende

Therapiehunde, die Hospizpatienten im Endstadium ihrer Krankheit besuchen, können die Interaktionen zwischen Patienten und Mitarbeitern nachweislich verbessern und die Stimmung von Patienten und Betreuungspersonen aufheitern (Chinner/Daizel, 1991). Becky Kikukawa und die Shih Tzu-Hündin Mattie haben den 87-jährigen Anthony besucht und erfahren, wie wertvoll die Anwesenheit eines Therapiehundes in der Lebensendphase sein kann:

> Als wir Anthony zum ersten Mal besuchten, vertraute Anthony Mattie an, er wolle keine Medikamente mehr und er wisse, dass er am Ende seines Lebens angekommen sei. Er sagte: «Ich habe viel gesehen und ich habe meine Aufgabe in diesem Leben erfüllt. Jetzt ist es Zeit für das Nächste.» Während der folgenden drei Besuche gab Anthony seine Lebensweisheiten preis, wobei er stets mit Mattie sprach: «Mattie, man braucht eine Aufgabe im Leben. Man kann nicht einfach so durchs Leben gehen.» Mattie und ich haben Anthony in den letzten Tagen seines Lebens begleitet. Wir haben seinen Geschichten gelauscht und Mattie hat seine Hand geleckt und ein wenig mit ihm gekuschelt. Was für ein großer Trost Mattie für Anthony in den letzten Tagen seines Lebens war, wurde mir erst so richtig bewusst, als ich eine Karte bekam, die Anthony geschrieben hatte und auf der stand: «Mattie, du hast deine Aufgabe in diesem Leben gefunden und dafür bin ich dankbar. Dein Freund Anthony.» Anthony hatte die Aufgabe des Therapiehundes verstanden: Liebe, Freude und Frieden schenken. Ich als Matties Halterin sehe es als meine Aufgabe an, Mattie bei dieser wichtigen Arbeit zu unterstützen.

Literatur

American Nurses Association. (2010). *Nursing's social policy statement: The essence of the profession, 2010.* Washington, DC: American Nurses Association.

Chinner, T. L., and Daizel, F. R. (1991). An exploratory study on the viability and efficacy of a pet-facilitated therapy project within a hospice. *Journal of Palliative Care* 7:13–20.

Goode, M., Harrod, M. E., Wales, S., and Crisp, J. (2004). The role of specialist nurses in improving treatment adherence in children with a chronic illness. *Australian Journal of Advanced Nursing* 21:41–5.

Havener, L., Gentes, L., Thaler, B., Megel, M. E. et al. (2001). The effects of a companion animal on distress in children undergoing dental procedures. *Issues in Comprehensive Pediatric Nursing* 24:137–52.

Heo, S., Moser, D. K., Lennie, T. A., Riegel, B., and Chung, M. L. (2008). Gender differences in and factors related to self-care behaviors: A cross-sectional, correlational study of patients with heart failure. *International Journal of Nursing Studies* 45:1807–15.

Nagengast, S. L., Baun, M. M., Megel, M., and Leibowitz, J. M. (1997). The effects of the presence of a companion animal on physiological arousal and behavioral distress in children during a physical examination. *Journal of Pediatric Nursing* 12:323–30.

Piette, J. D. (2010). Moving beyond the notion of «self» care. *Chronic Illness* 6:3–6.

Shigaki, C., Kruse, R. L., Mehr, D., Sheldon, K. M., et al. (2010). Motivation and diabetes self-management. Chronic Illness 6:202–14.

5. Duke und Daisy als Ärzte: Krankheiten erschnüffeln

Ein *Arzt* ist jemand, der sich mit Krankheiten auskennt, sie diagnostizieren kann und weiß, was dagegen zu tun ist. Ärzte können nicht immer alle unsere gesundheitlichen Probleme heilen, aber wir erwarten, dass sie erkennen, wenn etwas nicht stimmt. Darüber hinaus möchten wir, dass der Arzt das Problem behebt oder uns zumindest sagt, wer weiterhelfen kann.

Haben Sie schon einmal gesagt: «Mein Hund kennt mich besser als mein Arzt. Wenn etwas nicht stimmt, zeigt er mir dies durch auffälliges Verhalten an.» Ihr Arzt hat es zur Kenntnis genommen und sich vielleicht auch schon einmal gefragt, ob Sie nicht Recht haben könnten und man sich die *Fähigkeiten* von Hunden nicht zunutze machen sollte.

5.1 Krebs erschnüffeln

Wissenschaftler nutzen die außergewöhnlichen Fähigkeiten von Hunden, Gerüche zu identifizieren, um Krankheiten zu erschnüffeln. Besteht der Verdacht auf Krebs, wird Ihr Arzt zu Untersuchungen raten, die unangenehm und kostspielig sein können. Dazu gehören Blutuntersuchungen, Biopsien und Röntgenuntersuchungen, wie z. B. *CT-Scans*. Andere ziehen bei bestimmten Krebsarten den «HUNDE-Scan» vor, d. h. einen schnüffelnden Hund.

Krebs erschnüffeln – wie funktioniert das? Krebszellen produzieren Proteine und chemische Substanzen, die sich von denen normaler Körperzellen unterscheiden. Wir Menschen sind nicht in der Lage, minimale Geruchsveränderungen dieser chemischen Substanzen wahrzunehmen, speziell darauf trainierte Hunde schon. Die meisten Wissenschaftler nutzen zu diesem Zweck chemische Substanzen aus dem Urin oder der Atemluft der Patienten. Ein Beispiel: Jeder atmet die Gase Isopren, Azeton und Methanol aus; bei Menschen mit Lungenkrebs sind diese in geringerer Konzentration in der Atemluft enthalten (Bajtarevic et al., 2009).

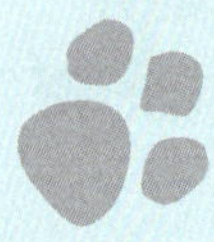

Tipp

Die von unserem Körper abgegebenen chemischen Substanzen verändern sich oft bei bestimmten Krebsarten. Anders als Menschen sind Hunde in der Lage, Geruchsveränderungen wahrzunehmen.

Krebs erschnüffeln – funktioniert das wirklich? Ja – und nein. Im Jahre 2005 berichteten Ärzte vom Krebszentrum der University of Wisconsin in der Zeitschrift *Community Oncology* über einen Fall von Brustkrebs, der von einem Dachshund-Welpen entdeckt wurde (Welsh/Barton/Ahuja, 2005). In dem betreffenden Fall steckte der Welpe einer 44-jährigen Frau seine Schnauze ständig in eine ihrer Achselhöhlen und stieß dagegen. Einen Monat nachdem er dieses lästige Verhalten begonnen hatte, ertastete die Frau einen Knoten in ihrer Achselhöhle, der sich als Brustkrebs entpuppte.

Die mit Abstand größte und anerkannteste Arbeit, die auf diesem Gebiet publiziert wurde, stammt von Forschern der Pine Street Foundation in Kalifornien. 2006 veröffentlichten sie die Befunde einer Studie, in der sie ganz normale Haushunde darauf trainierten hatten, Unterschiede in der Ausatmungsluft von Menschen mit Lungen- und Brustkrebs zu wahrzunehmen (McCulloch et al., 2006):

- In fast allen Fällen erkannten die Hunde richtig, ob die Atemproben von Menschen mit oder ohne Krebs stammten.
- Hunde, die anzeigten, dass die Atemluft einer Person «nach Krebs roch», lagen zu 98 % richtig.

In einer anderen, am Amersham Hospital im Vereinigten Königreich durchgeführten Studie ließ man Hunde am Urin von Menschen mit und ohne Blasenkrebs schnüffeln (Willis et al., 2004). Die Hunde konnten den Urin von Patienten mit Blasenkrebs in 22 von 54 Proben identifizieren und lagen damit zu 41 % richtig. Eine spätere, an der Scripps Clinic in La Jolla, Kalifornien, durchgeführte Studie kommt dagegen zu dem Ergebnis, dass die Anzahl der Fälle, in denen trainierte Hunde den Urin von Patienten mit Brust- oder Prostatakrebs richtig identifizierten, nicht besser war als ein Zufallsbefund (Gordon et al., 2008). Eine neuere Studie über Hunde, die Krebs erschnüffeln, wurde im Rahmen eines Meetings der American Urological Association in San Francisco im Juni 2010 vorgestellt. Dr. Jean-Nicolas Cornu and seine Kollegen vom Tenon Krankenhaus in Paris berichteten von einem belgischen Malinois, den sie darauf trainiert hatten, Prostatakrebs am Geruch des Urins zu erkennen. Der Hund wurde elf Mal getestet. Bei jedem Test bekam er sechs Urinproben, eine davon stammte von einem Mann mit Prostatakrebs und die anderen fünf von Männern ohne Krebs. 63 Proben von diesen 66 Tests wurden von dem Hund richtig zugeordnet. Besonders beeindruckend war, dass der Hund in einem Fall eine Urinprobe «fälschlicherweise» als die eines Mannes mit Prostatakrebs identifizierte, obwohl der Mann keinen Krebs hatte – zumindest dachte er das. Nach der Studie ergab eine erneute Biopsie, dass der Hund recht hatte: Der Mann hatte tatsächlich Prostatakrebs, den die Ärzte nur noch nicht entdeckt hatten.

Tipp
Die meisten Studien kommen zu dem Ergebnis, dass Hunde darauf trainiert werden können, bestimmte Krebsarten am Geruch zu identifizieren. Allerdings liegen die Hunde nicht immer richtig.

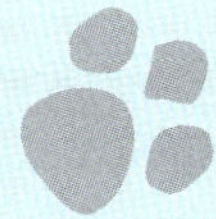

5.2 Hautkrebs erschnüffeln

Studien, in denen Hunde darauf trainiert werden, Krebs am Geruch zu erkennen, sind relativ neu, aber Hunde haben schon lange bevor Forscher auf diese Idee kamen, gespürt, dass Krebs mit wahrnehmbaren Veränderungen einhergeht.1989 berichteten die Ärzte Williams und Pembroke in der medizinischen Fachzeitschrift *The Lancet* von einer Patientin, deren Border Collie-Dobermann-Mischling immer wieder an einer bestimmten Stelle ihres Beines schnüffelte. Sie hatte viele Muttermale, aber ihren Hund interessierte nur ein bestimmtes. Weil der Hund mit seiner ständigen Schnüffelei sich wie ein Hund mit einem Knochen verhielt, bat die Frau ihren Arzt, das Muttermal zu untersuchen. Die Untersuchung ergab zweifelsfrei, dass sie Hautkrebs hatte, und zwar ein *malignes Melanom*. Da es früh erkannt und behandelt wurde, ging es ihr bald wieder gut. 2001 berichtete eine andere Gruppe von Ärzten in der gleichen Zeitschrift von einem ähnlichen Fall. Ihr Patient hatte am Bein ein juckendes Ekzem, das sich über einen Zeitraum von 18 Jahren langsam entwickelt hatte (Church/William, 2001). Irgendwann begann der Hund des Mannes, ein Labrador Retriever, die Stelle unter der Hose seines Besitzers ständig anzustupsen. Die Beharrlichkeit des Hundes veranlasste den Mann, die Stelle seinen Ärzten zu zeigen und eine Biopsie ergab, dass es sich um Krebs handelte. Auch diesem Mann geht es seit der Operation wieder gut.

Der Bericht von Williams und Pembroke (1989) brachte Dr. Cognetta, einen Dermatologen aus Florida, auf die Idee, Schnauzer George, einen ehemaligen Bombenspürhund, gemeinsam mit einem pensionierten Polizeihundetrainer auf die Identifizierung von Hautkrebs zu trainieren (Church/Williams, 2001). Nachdem George mehrere Monate trainiert und geschnüffelt hatte, konnte er ein Melanom von normaler Haut korrekt unterscheiden. Als George einen Mann mit mehreren Muttermalen abschnüffelte, die der Hautarzt für gutartig hielt, identifizierte er ein Muttermal, das sich als malignes Melanom im Frühstadium entpuppte.

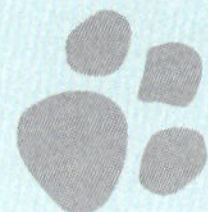

Tipp

Verschiedene Ärzte berichten von Fällen, in denen der Hautkrebs ihrer Patienten zuerst von schnüffelnden Hunden entdeckt wurde.

Sollten Sie Zweifel daran haben, dass ein Hund *tatsächlich* Krebs im Frühstadium erschnüffeln kann, dann könnte die Geschichte von DJ Goodell Sie überzeugen. DJ arbeitet bei Dogwise Publishing und kennt sich mit Hunden hervorragend aus. Sie hatte beobachtet, dass immer, wenn einer ihrer Hunde eine kleine Verletzung hatte, ein anderer sich um die verletzte Stelle kümmerte und sie für den anderen Hund leckte. Als ihr englischer Bull Terrier Poly jedoch anfing, an einer kleinen Stelle auf der Rückseite ihres Beines zu schnüffeln, ignorierte DJ dies zunächst.

> Als ich mein Bein anschaute, sah ich bloß einen kleinen Fleck, der nicht so aussah, als würde er Probleme machen. Ich hielt ihn für einen kleinen Altersfleck oder etwas in der Art. Doch jedes Mal wenn ich mich in die Nähe von Poly setzte oder legte, beschäftigte sie sich mit diesem Fleck, leckte und

pflegte ihn, als ob sie versuchte, ihn zu entfernen. Obwohl ich es für unnötig hielt, suchte ich Poly zuliebe meine Ärztin auf. Sie versicherte mir, der Fleck sei harmlos: «Die Wahrscheinlichkeit, dass der Fleck bösartig ist, beträgt weniger als 15 %.» Ich ging nach Hause und versuchte, das Ganze zu vergessen. Poly war jedoch anderer Meinung und konzentrierte sich weiterhin auf diesen Fleck. Mir fiel ein, dass uns in den Tracking-Kursen immer wieder gesagt wird: vertrau deinem Hund. Also suchte ich die Ärztin ein zweites Mal auf. Ich war mir ziemlich sicher, dass sie mich für verrückt halten würde, wenn ich ihr sagte, dass mein Hund den Fleck an meinem Bein für bedenklich hält. Obwohl meine Ärztin mir erneut versicherte, alles sei in Ordnung, bat ich um eine Überweisung zur Hautärztin, die mir dasselbe sagte: die Wahrscheinlichkeit, dass es bösartig sei, liege unter 15 %. Die Hautärztin beruhigte mich, aber zu meiner eigenen Überraschung antwortete ich, mein Hund verhalte sich so, als ob etwas nicht stimme und ich würde gerne eine Biopsie machen lassen. Ich konnte nicht glauben, dass ich tatsächlich um eine Biopsie bat und dachte schon wieder, die Ärztin müsse mich für verrückt halten. Doch sie war einverstanden und zehn Tage später wurde mir telefonisch mitgeteilt, der Fleck sei tatsächlich ein Basaliom und ich müsse noch einmal vorbeikommen, um es weiträumig entfernen zu lassen. Seitdem geht es mir gut. Der Fleck ist nicht wiedergekommen und Poly interessiert sich nicht mehr für mein Bein. Dank Poly ließ ich es rechtzeitig behandeln. Später erfuhr ich, dass Hunde darauf trainiert werden, Krebs zu erkennen. Manche bezweifeln, dass Hunde die Fähigkeit haben, Krankheiten zu riechen. Ich aber bin überzeugt, Poly wusste, dass der Fleck etwas Ernsteres war und wenn sie ihn denn schon nicht selbst behandeln konnte, wollte sie wenigstens dafür sorgen, dass es jemand anderes tat.

5.3 Den Tod erschnüffeln

Im Jahre 2007 versetzte Dr. David Dosa die Ärzteschaft in Erstaunen, als er im *New England Journal of Medicine* einen Artikel mit dem Titel «Ein Tag im Leben von Kater Oscar» veröffentlichte. Dosa ist spezialisiert auf die Behandlung älterer Menschen und zu seinen Aufgaben gehört auch die Betreuung eines Pflegeheims, das einen Kater namens Oscar hat. Oscar ist zwar kein sehr freundlicher und anhänglicher Kater, weiß aber mit untrüglicher Sicherheit, wenn der Tod eines Bewohners bevorsteht. Noch ehe die Mitarbeiter merken, dass der Zustand dieses Patienten sich verschlechtert hat, lässt Oscar sich auf dessen Bett nieder und hält Wache – ein Zeichen für die Mitarbeiter und die Angehörigen, dass der Patient bald sterben wird. In seinem Buch *Making Rounds with Oscar: The Extraordinary Gift of an Ordinary Cat* (2010) führt Dosa die Erlebnisse mit Oscar weiter aus und schildert, wie es Oscar gelingt, den Patienten und ihren Familien durch seine Wache Frieden zu schenken.

Doch nicht nur Oscar verfügt über derartige Fähigkeiten. Danielle Di Bona hatte ihre 23 kg schwere Therapiehündin Naomi darauf trainiert, mit älteren, gebrechlichen Patienten vorsichtig umzugehen, um sie nicht zu verletzen. Danielle und Naomi hatten Judy schon oft besucht, aber dann hatte Judy immer in ihrem Rollstuhl gesessen. Naomi wusste, dass sie warten musste, bis Danielle die Patienten in die richtige Position

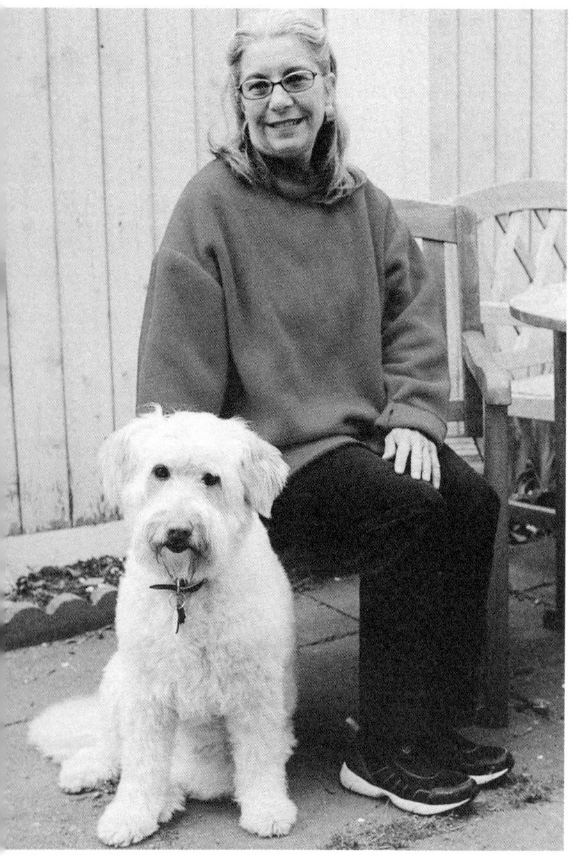

Abbildung 5.1
Reverend Danielle Di Bona hat gelernt darauf zu vertrauen, dass ihr Soft-Coated Wheaten Terrier Naomi wahrnimmt, wenn sich der Gesundheitszustand von Menschen verändert.

gebracht hatte, bevor sie vorsichtig auf deren Bett springen konnte. Eines Tages war Judy so krank, dass sie nicht im Rollstuhl sitzen konnte, sondern still in ihrem Bett lag. Naomi merkte sofort, dass etwas anders war als sonst und anstatt auf Danielles Erlaubnis zu warten, kroch sie vorsichtig auf das Bett und legte ihren Kopf auf Judys Brust. Judy legte ihre Hand auf Naomi und streichelte sie etwa eine Stunde lang. Später in der Nacht starb Judy. Naomi hatte die Veränderung gespürt und wusste, dass sie handeln musste.

5.4 Therapiehunde sind gute Vorbilder in puncto Verhalten am Krankenbett

Wenn Sie zum Arzt gehen, erwarten Sie, dass Ihr Problem diagnostiziert wird und dass Sie etwas bekommen, damit es Ihnen schnell wieder besser geht. Im Medizinstudium lernen die zukünftigen Ärzte, dass es mehr als eine Tablette braucht, um den Patienten zu helfen: sie müssen den Patienten darüber hinaus das Gefühl vermitteln, dass sie ihnen zugehört und ihre Probleme verstanden haben.

Was bedeutet *Verhalten am Krankenbett*? Es bedeutet ein freundliches Wort, eine sanfte Berührung und ein mitfühlender Blick vonseiten des Arztes. Diejenigen Ärzte, die das Verhalten am Krankenbett angesichts von Hightech im Krankenzimmer für überholt halten, sollten wissen, dass gutes Verhalten am Krankenbett für die Patienten ein wichtiger Teil der stationären Behandlung ist. Die folgenden Ergebnisse stammen von Fletcher, Rankey und Stern (2005):

- 84% der Krankenhauspatienten halten fürsorgliches Verhalten der Krankenhausärzte für sehr wichtig.
- Patienten schätzen Ärzte als fürsorglich ein, wenn sie:
  - Anteilnahme zeigen;
  - die Gefühle der Patienten verstehen;
  - sich wohlwollend verhalten.

Einem anderen Artikel zufolge ist schlechtes Verhalten am Krankenbett für die Patienten ein Grund, die Behandlung abzubrechen und das Krankenhaus zu verlassen (Onukwugha et al., 2010).

Ärzte könnten viel über gutes Verhalten am Krankenbett lernen, wenn sie Therapiehunde im Umgang mit Patienten beobachten würden. Ihre freundlichen braunen Augen, ihr aufmerksames Gesicht und ihr sanfter Körperkontakt sind oft genau das, was die Patienten brauchen.

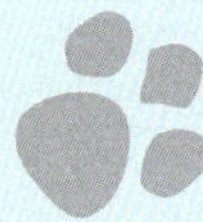

Tipp

Trainierte Therapiehunde zeigen am Krankenbett ein Verhalten, an dem sich die Anbieter von Gesundheitsleistungen ein Beispiel nehmen sollten.

Mary Ann Hirt hatte viele Jahre als Pflegeperson gearbeitet und wusste daher, wie wichtig gutes Verhalten am Krankenbett ist. Mary Ann machte ihren ersten Besuch als Therapiehundehalterin mit ihrem 41 kg schweren, schwarzen Labrador Sam. Bei diesem Besuch fiel ihr auf, wie gut Therapiehunde ihre Patienten verstehen und ihre Aufmerksamkeit signalisieren, genau wie es Ärzte tun, die sich am Krankenbett ideal verhalten.

> Wir besuchten Kelly, ein junges Mädchen, das wegen eines Tumors behandelt wurde, der die Blutgefäße im Kiefer befallen hatte. Sie erholte sich nur langsam von den Behandlungen, die in dem verzweifelten Versuch, ihr zu helfen, durchgeführt worden waren. Die Behandlungen hatten Lippen und Kinn geschädigt, sodass Kelly fast nur noch flüstern konnte. Für Sam zählte das Äußere nicht, er sah nur die Augen einer neuen Freundin.
>
> Sam saß auf Kellys Bett und sie streichelte ihn sanft und flüsterte zärtlich mit ihm. Als es Zeit war zu gehen, sagte ich Sam, er solle sich verabschieden und gab ihm das Zeichen zu sprechen. Kelly war beeindruckt und ich fragte sie, ob sie Sam auffordern wolle, mit ihr zu sprechen. Ich sagte ihr: «Halt Sam diesen Snack hin und sag ‹sprich›.» Kelly hielt ihm den Snack hin und flüsterte ihm den Befehl kaum vernehmbar zu. Es war unglaublich, aber Sam antwortete mit dem leisesten «Wuff», das ich je von ihm gehört habe – es war als hätte er verstanden und wolle sich Kellys Sprache anpassen. Dieser einfache, aufrichtige Ausdruck von Akzeptanz und Liebe rührte Kellys Eltern zu Tränen. Seitdem hat Sam mit vielen Menschen «gesprochen» und auf Befehl «Wuff» gemacht. Aber nie mehr so sanft wie bei Kelly – das war sein ganz besonderes Geschenk an sie.

Der fünfjährige Bluthund Louie und seine Halterin Anita DeBiase haben schon viele Patienten besucht, aber ein Besuch war etwas ganz Besonderes, weil Louie der Genesung eines Mannes auf die Sprünge

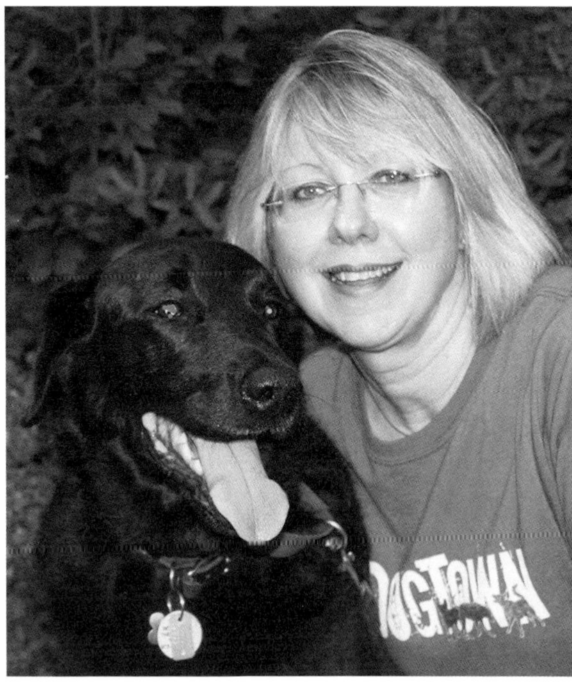

Abbildung 5.2
Therapiehund Sam, ein schwarzer Labrador Retriever, zeigt Halterin Mary Ann, wie man sich am Krankenbett angemessen verhält.

half, indem er «genau das tat, was sein Arzt für wichtig hielt». Richard, ein depressiver Tetraplegiker, lag auf der Intensivstation:

> Die Betten auf der Intensivstation waren ziemlich hoch, sodass Richard Louie auf dem Boden nicht hätte sehen können. Also fragte ich die Pflegenden, ob Louie aufs Bett dürfe. Sie waren einverstanden und Louie legte sich neben Richards Kopf – nah genug für einen Kuss. Für mich war es ein ganz normaler Besuch, bei dem Louie und sein Patient sich aneinander freuten. Plötzlich schaute der Arzt des Patienten auf seiner Runde bei uns vorbei. Ich sagte ihm, Louie und ich würden gehen, damit er mit seinem Patienten reden könne, aber der Arzt bestand darauf, dass wir blieben und sagte, er würde wiederkommen, wenn wir fertig seien. Ich hatte keine Ahnung, aber der Arzt sah, dass Louie genau die Medizin war, die sein Patient am dringendsten brauchte. Einige Tage später erfuhr ich, dass dieser Patient vor Louies Besuch weder auf die Pflegenden noch auf die Ärzte reagiert hatte. Nach Louies Besuch stellten die Pflegenden fest, dass sich die Einstellung und die Stimmung des Patienten spürbar verbessert hatten. Er reagierte auf die Mitarbeiter und sprach mit den Pflegenden und Ärzten – und er

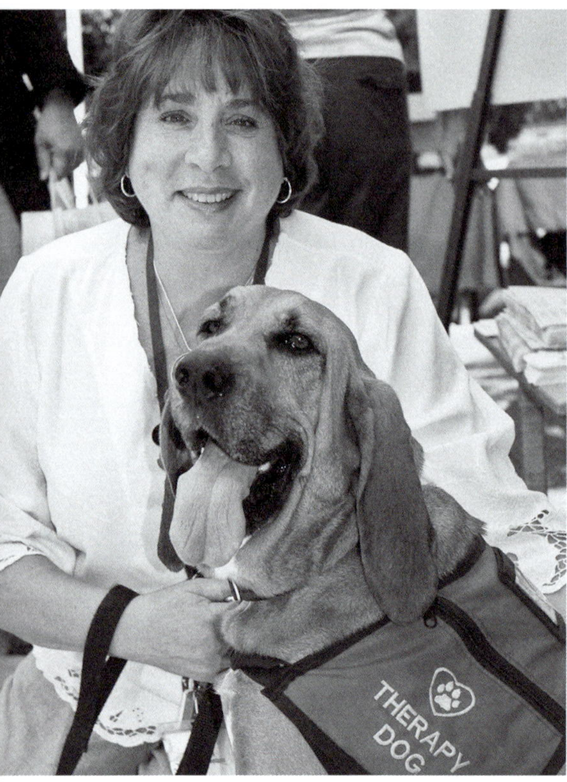

Abbildung 5.3
Hundehalterin Anita weiß, dass eine Dosis Therapiehund Louie eine hoch wirksame Medizin ist.

lächelte. Seine Pflegeperson schrieb einen Brief an das Volunteer Office und berichtete von dem Erfolg des Besuchs. Wir besuchten den Mann noch zwei Mal, während er auf der Intensivstation lag. Beide Male schmiegte Louie sich an ihn. Louie war genau die Medizin, die dieser Mann brauchte.

5.5 Wheatie, der Wunderhund, als Lebensretter

Für einen Arzt ist es immer eine große Freude, wenn seine Behandlung ein Menschenleben rettet. Wir haben alle schon in der Zeitung gelesen, dass Hunde Kinder vor dem Ertrinken gerettet oder nachts ihre Besitzer aus dem Schlaf geweckt haben, damit sie aus ihrem brennenden Haus flüchten konnten. Hunde verhalten sich oft heldenhaft und bringen sich selbst in Gefahr, um ein Familienmitglied zu retten. Auch mein Therapiehund hat bei einem seiner Routinebesuche im Krankenhaus einem Menschen das Leben gerettet.

Mein Mann Richard (Richie) bildet junge Ärzte zu Fachärzten aus. Da Wheatie Richies erster Hund war, erzählte er als stolzer neuer Hundebesitzer seinen jungen Kollegen im Krankenhaus oft von Wheaties Fortschritten. Die tägliche Arbeit mit den jungen Ärzten pflegte er mit Berichten über Wheaties neueste Errungenschaften aufzulockern: Abschluss der Welpenausbildung, Canine Good Citizen-Auszeichnung und die Zertifizierung von Therapy Dogs International. Die jungen Ärzte nannten meinen kleinen Terrier etwas spöttisch «Wheatie, der Wunderhund». Als Wheatie dann mit seinen Therapiehundebesuchen begann, stellte einer der forschesten jungen Ärzte vor den Runden stets die Frage: «Na, hat Wheatie denn heute schon wieder ein Menschenleben gerettet?»

Kurz darauf hatte Richie wirklich eine großartige Geschichte zu erzählen. Bei einem unserer Krankenhausbesuche wurde ich gebeten, mit Wheatie einen älteren Mann auf der kardiologischen Intensivstation zu besuchen. Neben dem Namen des Patienten auf meiner Besuchsliste stand der Vermerk: «Bitte besuchen Sie Mr. Reinhold unbedingt. Er *liebt* Hunde.» Als Wheatie und ich auf der Intensivstation ankamen und von außen in Mr. Reinholds Zimmer schauten, schien er zu schlafen. Da ich seine dringend benötige Ruhe nicht stören wollte, sagte ich der Pflegeperson draußen, Wheatie und ich könnten Mr. Reinhold auch an einem anderen Tag besuchen. Die Pflegeperson sagte: «Oh nein, er hat extra um den Besuch gebeten. Außerdem schläft er sowieso schon den ganzen Nachmittag.»

Da ich nicht wollte, dass Mr. Reinhold erschrickt, wenn er wach wird und plötzlich eine Hundenase im Gesicht spürt, bat ich die Pflegeperson, Mr. Reinhold zu wecken, nahm Wheatie auf den Arm und trug ihn ins Zimmer, damit er mit dem erhöhten Bett auf Augenhöhe war. Die Pflegeperson rief freundlich Mr. Reinholds Namen – zuerst leise, dann etwas lauter und schließlich begann sie, ihn sanft und dann immer heftiger zu schütteln. Schlagartig wurde uns bewusst, dass Mr. Reinhold nicht «schlief», sondern nicht mehr ansprechbar und damit in großer Gefahr war. Die Pflegeperson rief den Code für das Reanimationsteam aus, und ich verließ mit Wheatie den Raum, um andere Patienten besuchen zu können.

Einige Tage später wollten Wheatie und ich wissen, wie es dem armen Mr. Reinhold ging. Also machten wir uns erneut auf den Weg zur kardiologischen Intensivstation, obwohl Mr. Reinhold nicht mehr auf der Liste der zu besuchenden Patienten stand. Zu unserer Freude sahen wir, dass Mr. Reinhold erfolgreich wiederbelebt worden war und nun aufrecht im Bett saß. Ich konnte es kaum erwarten, ihm Wheatie vorzustellen. Freudestrahlend betrat ich das Zimmer und fragte nebenbei, ob er von einem Hund besucht werden möchte, in der Erwartung, das Übliche zu hören: wie sehr er Hunde liebe und dass er sich schon so auf unseren Besuch gefreut habe. Doch Mr. Reinhold warf einen flüchtigen Blick auf Wheatie und knurrte barsch: «Nee. Ich hasse Hunde!»

Mr. Reinhold hat es vielleicht nicht mitbekommen, aber nach diesem Erlebnis sagte ich den jungen Ärzten, die von meinem Mann ausgebildet wurden, Wheatie bestehe auf einer Änderung seines Spitznamens von «Wheatie, der Wunderhund» in «Doktor Wheatie». Hat Wheatie denn ein Menschenleben gerettet? Und ob. Selbst wenn Mr. Reinhold niemals erfahren wird, welche Rolle ein unbedeutender kleiner Terrier bei seinem Krankenhausaufenthalt gespielt hat, Dr. Wheatie war sich absolut sicher, dass der Besuch bei diesem Herrn seinen Sinn hatte.

Literatur

Bajtarevic, A., Ager, C., Pienz, M., Klieber, M., et al. (2009). Noninvasive detection of lung cancer by analysis of exhaled breath. *BMC Cancer* 9:348.

Church, H., and Williams, H. (2001). Another sniffer dog in the clinic? *The Lancet* 358:930.

Dosa, D. M. (2007). A day in the life of Oscar the cat. *New England Journal of Medicine* 357:328–9.

Dosa, D. M. (2010). *Making rounds with Oscar: The extraordinary gift of an ordinary cat.* New York: Hyperion.

Fletcher, K. E., Rankey, D. S., and Stern, D. T. (2005). Bedside interactions from the other side of the bedrail. *Journal of General Internal Medicine* 20:58–61.

Gordon, R. T., Schatz, C. B., Myers, L. J., Kosty, M., et al. (2008).The use of canines in the detection of human cancers. *Journal of Alternative and Complementary Medicine* 14:61–7.

McCulloch, M., Jezierski, T., Broffman, M., Hubbard, A., et al. (2006). Diagnostic accuracy of canine scent detection in early- and latest age lung and breast cancers. *Integrative Cancer Therapies* 5:30–9.

Onukwugha, E., Saunders, E., Mullins, C. D., Pradel, F. G., et al. (2010). Reasons for discharges against medical advice: A qualitative study. *Quality & Safety in Health Care* 19:420–4.

Welsh, J. S., Barton, D., and Ahuja, H. (2005). A case of breast cancer detected by a pet dog. *Community Oncology* 2:324–6.

Williams, H., and Pembroke, A. (1989). Sniffer dogs in the melanoma clinic? *The Lancet* 1:734.

Willis, C. M., Church, S. M., Guest, C. M., Cook, W. A., et al. (2004). Olfactory detection of human bladder cancer by dogs: Proof of principle study. *British Medical Journal* 329:712.

6. Hunde als Therapeuten

Menschen, die von einem Therapeuten unterstützt werden, erholen sich schneller. Aber wirkt es sich *tatsächlich* positiv auf die Gesundheit aus, wenn man Zeit mit einem Therapiehund verbringt? Dr. Carl Charnetski und seine Kollegen von der Wiles University haben eine interessante Studie durchgeführt: sie baten 55 College-Studenten, 18 Minuten auf einem Sofa Platz zu nehmen (Charnetski/Rigger/Brennan, 2004). Eine Gruppe saß neben einem 9 kg schweren Sheltie-Mischling, den sie streicheln sollte. Die zweite Gruppe sollte einen Stoffhund streicheln, der wie ein Sheltie aussah. Die dritte Gruppe sollte ohne Hund auf dem Sofa sitzen. Maßstab für die Verbesserung des Gesundheitszustands war der Spiegel eines wichtigen Immunglobulins, das als *Immunglobulin A* (IgA) bezeichnet wird (Immunglobuline sind Proteine im Blut, die das Immunsystem in die Lage versetzen, Krankheiten abzuwehren). Die IgA-Spiegel wurden vor und nach dem Versuch bestimmt:

- Die einzige Gruppe, bei der das schützende Protein IgA erhöht war, war die Gruppe, die den echten Sheltie-Mischling gestreichelt hatte.
- Durch das Streicheln des Shelties stieg der Immunfaktor um 33 %.

Interessanterweise spielte es kein Rolle, ob es den Teilnehmern angenehm war, den Hund zu streicheln oder nicht. Das Immunsystem wurde durch die Anwesenheit des Hundes gestärkt, unabhängig davon, ob die Teilnehmer Hunde mochten oder nicht. Die Studie hat bestätigt, was Therapiehundehalter längst wissen: die Beschäftigung mit einem Therapiehund ist therapeutisch wirksam und fördert die Gesundheit.

Therapiehunde können Patienten motivieren, mehr zu leisten als ihnen zugetraut wird. Barbara Pohodich und Janet Malinsky, die als Team zusammenarbeiten, haben erlebt, dass ihre Hunde Menschen motiviert haben, sich mehr zu bewegen:

Wenn wir Patienten in einem Pflegeheim besuchen, sagen uns die Mitarbeiter manchmal: «Sie brauchen Martha nicht zu besuchen. Sie hat schlimme Arthritis und kann ihre Hände nicht bewegen. Sie kann Ihre Hunde sowieso nicht streicheln.» Aber man kann sich nur wundern, was passiert, wenn man Menschen einen wuscheligen Hund auf den Schoß setzt. Plötzlich strecken und bewegen sich stark deformierte Finger langsam, um das Fell des Hundes liebevoll zu streicheln. Es macht Freude, so etwas zu sehen!

Bei einer anderen Gelegenheit haben Janets und Barbs Hunde eine Dame besucht, deren Tochter sagte: «Ich weiß nicht, ob Sie meine Mutter besuchen wollen. Sie spricht nicht.» Barb setzte der Frau die Malteser-Hündin Sadie auf den Schoß und die Frau fing an, Sadie langsam zu streicheln. Als die Finger der Frau das weiche, weiße, flauschige Fell streichelten, lächelte sie und sagte: «Wie schön, wie schön.» Ihre Tochter weinte vor Freude. «Mama hat schon seit mehr als einem Monat kein Wort mehr gesprochen.»

6.1 Therapiehunde spüren instinktiv, was Menschen brauchen

Wie jeder gute Therapeut ist auch die Therapiehundekoordinatorin Ann Cadman überzeugt, dass Therapiehunde ein gutes Gespür haben und instinktiv wissen, wann Patienten sie brauchen und was sie brauchen. Als ich dies zum ersten Mal bei einer Orientierungssitzung für ehrenamtliche Helfer hörte, hatte ich Zweifel, doch nachdem ich einige Monate mit Wheatie Patienten besucht hatte, musste ich Ann Recht geben. Immer wenn wir im Krankenhaus sind, höre ich häufig, wie gut erzogen, ruhig und gelassen Wheatie und Toby sind. «Es muss schön sein, so angenehme Hunde zu haben. Wheaten Terrier sind bestimmt von Natur aus so.» Jeder Wheaten-Besitzer wird Ihnen sagen, dass diese ungestümen Energiebündel ein intensives Training brauchen, bis sie gelernt haben, ihre Energie im Zaum zu halten. Meine Wheatens sind ausgelassener, wenn sie zu Hause sind oder Tierhandlungen besuchen, aber sie scheinen zu wissen, dass ihre Arbeit beginnt, wenn ihnen ihre Therapiehundabzeichen angeheftet und die kurzen Leinen für das Krankenhaus herausgeholt werden.

Wheatie hatte auch schon immer ein untrügliches Gespür dafür, wer der Patient im Zimmer ist. Er ging an den zumeist kontaktfreudigeren Besuchern und Familienmitgliedern vorbei, die ihre Hand ausstreckten und ihn streichelten, um dem Patienten mit gutem Beispiel voranzugehen: «Schau mal, Dad – er *weiß* genau, wer die Therapie braucht.» Solche Sätze hören wir oft während der Besuche.

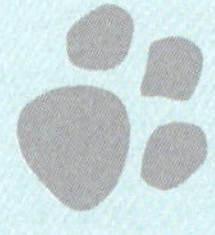

Tipp
Wie jeder gute Therapeut spüren auch Therapiehunde instinktiv, wie sie auf Menschen zugehen müssen, die ihre heilende Wirkung am dringendsten brauchen. Dies verblüfft oft selbst die Therapiehundehalter.

Auch Anita DeBiase ist aufgefallen, dass ihr Bluthund Louie instinktiv weiß, welche Patienten seine therapeutische Wirkung am dringendsten brauchen und wie er ihnen am besten helfen kann:

> Louie besucht jeden Patienten auf seiner Liste gerne, aber bei bestimmten Patienten ist er besonders empathisch: bei Patienten auf der Intensivstation, die von einem Therapiehund besucht werden wollen oder Patienten, die spezielle Wünsche im Hinblick auf den Besuch haben. Er weiß einfach, was er tun und wie er mit ihnen umgehen muss. Bei unserem ersten Besuch auf der Intensivstation sprang Louie unaufgefordert auf das Bett des Patienten und schmiegte sich an ihn. Das war genau das, was der Patient brauchte. Ein anderes Mal hat Louie ruhig und geduldig 45 Minuten bei einem Patienten mit besonderen Bedürfnissen gesessen und sich von ihm streicheln lassen. Louie weiß auch, wie er mit Kindern umgehen muss, die an Leseprogrammen teilnehmen. Einmal kam eine Schülerin in die Sitzung und reagierte panisch, als sie sah, wie groß Louie war. Louie setzte sich auf den Boden, legte sanft seinen Kopf auf ihr Bein und blieb die ganze Zeit ruhig liegen. Zu weniger ängstlichen Kindern setzt er sich auf den großen, bananenförmigen Stuhl.

Die besten Therapiehunde haben genau wie Louie die Fähigkeit, Menschen einzuschätzen und ihre Bedürfnisse wahrzunehmen.

Vielleicht haben Sie schon einmal von Sadie gehört. Sadie ist ein Bouvier de Flandres und wurde von der Schriftstellerin Jane Miller gerettet. Jane hat in ihrem 2009 erschienenen Buch *What I Learned from the Dog* über Sadie geschrieben, eine Art *Hühnersuppe für die Seele*. Jane schildert darin, wie Sadie ihre Familie getröstet und gestärkt hat, als sie ihren Vater nach einem schweren Schlaganfall durch die letzten Tage seines Lebens begleitet hat.

Sadie ist auch in der Gemeinde dafür bekannt, dass sie den Menschen in der Nachbarschaft Freude, Trost und Frieden spendet.

> Sadie spürt auch, wenn jemand traurig oder krank ist. Das ist uns zum ersten Mal nach dem Tod meines Vaters aufgefallen, als mein Nachbar Wil, ein älterer Herr, eine Woche bevor er und seine Frau nach New Hope Assisted Living übersiedelten, zu Besuch kam. Wil setzte sich zu Rick, meinem Mann. Wie üblich gesellte sich Sadie dazu, ging aber nicht, wie erwartet, zu Rick, sondern setzte sich zu Wil und legte ihre Pfoten um sein Bein. Einige Tage später wurde bei Wils Frau Barbara Krebs diagnostiziert. Es war als hätte Sadie gewusst, dass Will eine Extraportion Unterstützung brauchen würde. Etwa zur gleichen Zeit fragte Schwester Alice, die Hospizgeistliche, die sich auch um meinen Vater gekümmert hatte, ob Sadie Besuche in New Hope machen könnte. Ich hatte an Besuche bei einzelnen Bewohnern gedacht,

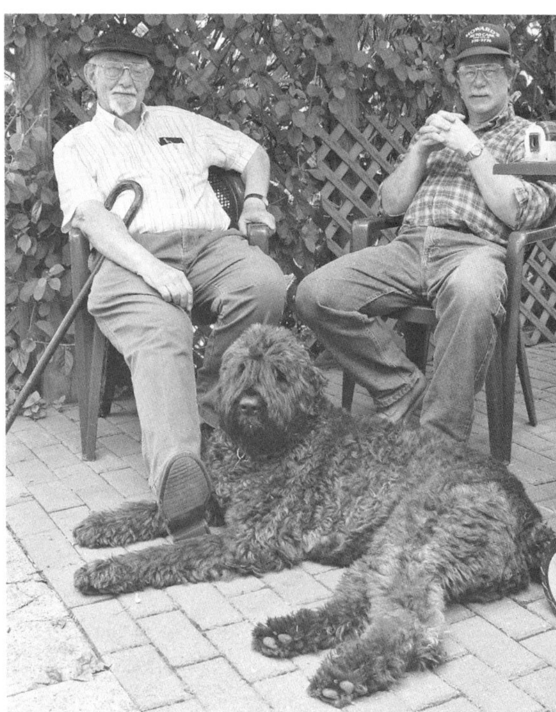

Abbildung 6.1
Therapiehund Sadie, ein Bouvier des Flandres, liefert den meisten Gesprächsstoff, wenn sie bei Wil und Rick sitzt.

aber Schwester Alice meinte: «Ich kenne Sadie und ich möchte keine Gelegenheit verpassen, wenn Sadie Besuche macht.» Also besuchten wir die Bewohner und Schwester Alice im Gemeinschaftsraum. Jede Woche macht Sadie ihre Runde, bleibt bei jedem Bewohner stehen und wird am Hinterteil gekrault. Hin und wieder unterbricht Sadie ihre Runde, geht zu bestimmten Bewohnern und legt ihnen ihren Kopf samt nassem Kinn in den Schoß oder legt sich auf ihre Füße (ein typisches Verhalten von Bouviers, wie wir erfahren haben). Fast jedes Mal wenn Sadie dies tut, sagt die betreffende Person sinngemäß: «Woher wusstest du bloß, dass ich das gebraucht habe?» oder «Ich saß hier und war sehr traurig. Sadie, wie konntest du das wissen?»

Bei unserem ersten Besuch nach dem Tod von Wils Frau Barbara wählte Sadie Wil unter mehr als 20 Teilnehmern aus. Ich war gerade dabei, sie an der Seniorenrunde vorbeizuführen, als Sadie an der Leine zog und sich zu Wil umdrehte. Sadie legte ihr Gesicht in seinen Schoß und schaute ihm nur in die Augen, während er ihr Gesicht und ihren nassen Bart streichelte. Ich glaube, sie hat gespürt, dass er noch einmal eine Extraportion Unterstützung nötig hatte.

6.2 Therapiehunde und Patienten mit psychischen Erkrankungen

Menschen mit schweren, psychischen Erkrankungen sind zusätzlich belastet, weshalb sie mit alltäglichen Aufgaben oft überfordert sind. In einer interessanten Studie, die im *American Journal of Occupational Therapy* veröffentlicht wurde, berichten Dr. Zimolag und Dr. Krupa von der Queen's University in Ontario, wie sich das Zusammenleben mit einem Haustier auf Erwachse mit schweren, psychischen Erkrankungen auswirkt (Zimolag/Krupa, 2009). Die häufigsten Gründe für den Verzicht auf ein Haustier waren: die damit verbundenen Kosten, Verbot der Haustierhaltung oder Platzmangel. Im Vergleich zu den Studienteilnehmern ohne Haustier waren die Studienteilnehmer mit Haustier besser in die Gemeinschaft integriert und gingen sinnvolleren Tätigkeiten nach. Weitere Ergebnisse:

- Von den Tierbesitzern war einer von fünf berufstätig, bei den Studienteilnehmern ohne Haustier war es weniger als einer von zehn.
- Mehr als die Hälfte der Studienteilnehmer nannte die gleichen Gründe für die Haltung eines Haustiers wie die meisten anderen

Menschen: Gesellschaft, Stressabbau, soziale Unterstützung, Sinn im Leben, geregelter Tagesablauf und Bewegung.
- Drei von fünf Studienteilnehmern gaben an, ein Tier sei gut für ihre psychische Gesundheit.

Forscher der Tzu Chi University in Taiwan untersuchten die Auswirkungen wöchentlicher Besuche von Therapiehunden auf Schizophrenie-Patienten (Chu et al., 2009). Im Vergleich zu Patienten ohne wöchentliche Therapiehundebesuche hatten die Patienten, die acht Wochen von einem Therapiehund besucht wurden, mehr Selbstwertgefühl und Eigenständigkeit und sie wiesen weniger psychiatrische Symptome auf. Weitere Ergebnisse:
- Bei Patienten, die von einem Therapiehund besucht wurden, steigerte sich das Selbstwertgefühl um 62 % und die Eigenständigkeit um 59 %. Beides verschlechterte sich leicht bei den Patienten ohne Therapiehundebesuche.
- Die Schizophrenie typischen, psychiatrischen Symptome reduzierten sich um 24 %–43 % bei Patienten mit Therapiehundebesuchen.
- Bei Patienten ohne Therapiehundebesuche war eine leichte Verschlechterung der psychiatrischen Symptome zu verzeichnen.

An einer anderen interessanten Studie, die in Israel durchgeführt wurde, nahmen Senioren mit Schizophrenie teil. Die Hälfte der Studienteilnehmer wurde während der psychiatrischen Sitzungen einmal pro Woche von Therapietieren besucht (Barak et al., 2001). Die Patienten sollten die Therapiehunde und -katzen streicheln, füttern und versorgen, um normale tägliche Aktivitäten zu simulieren. Die Therapietiere sollten ihnen außerdem mehr Bewegung verschaffen und ihre Sozialisation verbessern. Die Patienten, in deren Sitzungen Therapietiere anwesend waren, zeigten eine signifikant verbesserte, allgemeine Funktionsfähigkeit, wobei die Verbesserung in puncto Sozialisation besonders deutlich war.

Tipp

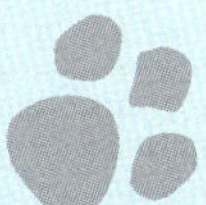

Therapiehundebesuche können die Therapie von Patienten mit psychischen Erkrankungen unterstützen, weil sie die Aktivität, Sozialisation und Stimmung dieser Patienten verbessern. Menschen mit schweren psychischen Erkrankungen, die Therapiehunde bürsten, streicheln und spazieren führen, kommen in Kontakt mit sinnvollen, normalen Alltagsaktivitäten.

Patti Shanaberg erinnert sich, wie es ihrer Therapiehündin Sami gelang, einen Patienten in einer psychiatrischen Einrichtung zu besänftigen, der offenbar in Schwierigkeiten war:

> Wir vermuten, dass Sami ein Golden Retriever-Border Collie-Samojede-Mischling war. Ich glaube, sie hat von jeder Rasse die besten Eigenschaften mitbekommen, denn sie war außergewöhnlich klug und sensibel. Eines Tages wollten wir Besuche in einer psychiatrischen Einrichtung machen. Als wir das Gebäude betraten und uns eintragen wollten, sahen wir, wie ein Patient eine Pflegeperson wütend anschrie. Er war sehr erregt und außer sich und ich überlegte, ob Sami und ich einfach vorbeigehen oder uns einschalten sollten. Während ich noch mit dieser Entscheidung beschäftigt war, schaute Sami den schreienden Mann zu meiner Überraschung an, wedelte mit dem Schwanz und zog mich in seine Richtung. Da sie unbedingt zu ihm wollte, beschloss ich, ihr zu folgen und einfach so zu tun, als sei alles in Ordnung. «Mögen Sie Hunde?», fragte ich und unterbrach das Geschrei des Mannes. Er war erstaunt über meine Frage und suchte immer noch ziemlich erregt nach der richtigen Antwort. Kurz darauf sah ich, dass er Sami streichelte und sich völlig anders verhielt. Offenbar war es Sami gelungen, die negative Energie in der Luft zu neutralisieren, denn der Mann war plötzlich ganz ruhig. Wir gingen weiter, begannen mit unseren Besuchen und dachten nicht weiter über den Zwischenfall nach.
>
> Als wir an einem anderen Tag wieder Besuche machten, hielt mich die Pflegeperson an und erklärte mir, der Mann, den Sami besänftigt hatte, sei zum Zeitpunkt unseres Eintreffens seit 24 Stunden als Patient in der Einrichtung gewesen und habe sich in der ganzen Zeit feindselig und abweisend verhalten. Nach Samis Besuch sei der Mann wie verwandelt gewesen. Er sei sogar zu der Pflegeperson im Empfangsbereich gegangen und habe sich für sein Verhalten entschuldigt, was die Pflegeperson sehr überrascht habe. Nicht jeder Hund würde von sich aus jemanden begrüßen, der tobt und schreit, aber Sami muss gespürt haben, dass der Mann sie brauchte und dass sie ihm etwas geben konnte, wozu nur sie in der Lage war.

Das Beispiel macht deutlich, dass Therapiehunde in vielen verschiedenen Settings auf wirksame Art Kontakt zu Patienten aufnehmen können, selbst zu solchen mit psychiatrischen Erkrankungen. Samis Fähigkeit, diesen Patienten zu akzeptieren, zu verstehen und mit ihm in Kontakt zu treten war eine wirksame therapeutische Intervention, die nicht im Bereich menschlicher Möglichkeiten lag. Der kurze Kontakt zu Sami hat die lang aufgestaute Wut, Angst und Feindseligkeit neutralisiert und den Mann in die Lage versetzt, sich gegenüber den Mitarbeitern der Einrichtung, die ihm helfen sollten, angemessen zu verhalten.

6.3 Therapiehunde können Therapeuten aus unterschiedlichen Bereichen helfen

Dr. Beth Macauley arbeitet in der Abteilung für Sprachstörungen an der University of Alabama. Sie hat untersucht, was passiert, wenn während der Sprachtherapie, an der drei Schlaganfallpatienten mit Sprachproblemen teilnahmen, Therapiehunde anwesend waren (Macauley, 2006). Sie hat Therapiesitzungen ohne Therapiehund und Therapiesitzungen mit Therapiehund verglichen. Die Patienten verbesserten ihre Sprache in beiden Sitzungen, sagten aber, dass sie in Anwesenheit des Therapiehundes motivierter sind, sich weniger gestresst fühlen und mehr Spaß an den Sitzungen haben.

Auch kanadische Wissenschaftler haben die Sprachtherapie eines 61-jährigen Mannes, der nach einem Schlaganfall nicht mehr sprechen konnte, in Anwesenheit eines Therapiehundes durchgeführt (LaFrance/Garcia/Labreche, 2007). Die Sprachtherapie dauerte insgesamt 11 Wochen. In einigen Sitzung arbeitete der Patient nur mit der Sprachtherapeutin und wurde nach der Sitzung von einem Pförtner zu seinem Zimmer begleitet; in einigen Sitzungen war eine Hundehalterin anwesend, die den Patienten zu seinem Zimmer begleitete und in einigen Sitzungen war ein Therapiehund mit seiner Halterin anwesend, die den Patienten nach der Sitzung zu seinem Zimmer begleiteten, um spontane Gespräche zwischen dem Patienten und anderen Personen, die den Hund sahen, zu ermöglichen. Der Patient sprach im Durchschnitt einmal alle vier Minuten in den zwei Wochen vor Beginn der Therapiehundebesuche. Mit Beginn der Therapiehundebesuche sprach er mehr und am meisten sprach er in Anwesenheit des Hundes. Weitere Ergebnisse:

- Fand die Therapiesitzung ohne Hund aber mit Hundehalter statt, sprach der Mann 1,3 Mal pro Minute.
- In Anwesenheit des Hundes sprach er 3,3 Mal pro Minute.

- Begleitete der Hund den Mann in sein Zimmer, steigerte sich das verbale und nonverbale, soziale Verhalten des Mannes und seine Stimmung verbesserte sich.

6.4 Therapiehunde sind optimale Partner bei Physiotherapien

Rehabilitation ist Schwerstarbeit, und so sind Physiotherapeuten und Ergotherapeuten gefordert, individuelle Lösungen für die jeweiligen Probleme ihrer Patienten zu finden. Nach einer Krankheit oder einem Unfall, der zu einer Behinderung geführt hat, ist das Thema Motivation bei manchen Patienten ein großes Problem. Dagegen haben die Mitarbeiter einer Einrichtung in Boston eine Wunderwaffe: die Therapiehündin Naomi. Bill war nach einem schweren Schlaganfall einseitig gelähmt und konnte ohne fremde Hilfe nicht gehen. Um seine Mobilität wiederzuerlangen, ermunterten ihn die Physiotherapeuten, zwischen parallel angeordneten Stangen zu laufen. Bill fehlte jede Motivation, weshalb jede Sitzung zu einer Kraftprobe geriet. In dieser Situation trat Naomi, eine kleine Wheaten Terrier-Hündin, auf den Plan. Naomis Besitzerin, Danielle Di Bona, gab Bill Naomis Leine in die Hand und ließ ihn Naomi zwischen den parallelen Stangen «spazieren führen». Danielle war erfreut zu sehen, wie es Naomi gelang, Bill zur Durchführung seines Trainingsprogramms zu motivieren:

> Es war nicht leicht für Bill und er brauchte für seinen ersten Spaziergang viel Unterstützung von seinen Therapeuten. Doch mit meinem lächelnden Wheaten an seiner Seite war Bill für die ersten schwierigen Schritte auf seinem Weg zur Genesung bereit. Auch danach begleiteten wir Bill weiter bei seinen Sitzungen und mein kleiner Terrier motivierte ihn, seine Unabhängigkeit wiederzuerlangen.

Auch Bluthund Louie hat großen Erfolg in der physiotherapeutischen Abteilung für Senioren. Seine Halterin Anita DeBiase freut sich, wenn sie sieht, wie ihr Hund die physiotherapeutische Arbeit unterstützt:

> Louie besucht gerne die physiotherapeutische Abteilung – weil dort viel Wirbel um ihn gemacht wird. Die Physiotherapeuten erlauben den Patienten, eine kurze Pause zu machen, damit Louie von einem Rollstuhl zum

nächsten gehen und jeden Patienten besuchen kann. Louie versteht es auch, die Patienten auf lustige Art zu motivieren, sich für den Rest der Sitzung anzustrengen. Bevor wir gehen, führt Louie sein «Trainingsprogramm» vor: er macht Liegestütze, indem er schnell von der sitzenden in die liegende Position wechselt. Damit erntet er stets Lächeln, gute Laune und Beifall von Seiten der Patienten, was ihnen hoffentlich den Tag so verschönt, dass sie motiviert genug sind, ihr eigenes Trainingsprogramm zu absolvieren. Ich wette, die Physiotherapeuten sagen ihnen: «Ihr habt Louie bei seinem Trainingsprogramm zugeschaut und nun lasst uns weiter üben, damit ihr ihm eures zeigen könnt.»

Tipp

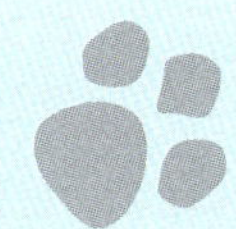

Therapiehunde können Menschen motivieren, Hand- und Armübungen zu machen, um den Aktionsradius ihrer Hände und Arme zu erweitern. Das Streicheln oder Bürsten des Hundes ist eine gute Übung für die Arme und Hände. Um den Aktionsradius zu erweitern, werden die Patienten aufgefordert, den ganzen Körper des Hundes zu streicheln oder zu bürsten.

Auch Sandy Grentz hat entdeckt, dass ihre siebenjährige Therapiehündin Callie, ein Whippet-Drahthaarterrier-Mischling, therapeutisch sehr talentiert ist. Eines Tages besuchten sie und Callie Johnny, einen kleinen Jungen, der lernen sollte, seinen Arm wieder normal zu benutzen. Den Eltern war gesagt worden, sie sollten Johnny anhalten, den ganzen Tag lang seinen Arm zu benutzten, was er jedoch nicht wollte:

Als Callie Johnny besuchte, forderte die Mutter Johnny gerade auf, seinen Arm zu benutzen. Als er Callie sah, legte er seinen Arm auf ihren Rücken. Die Mutter unterhielt sich ungefähr zehn Minuten mit mir und in der ganzen Zeit hatte Johnny seinen Arm nicht einmal bewegt. Als eine Pflegeperson ins Zimmer kam, um Johnny zur Physiotherapie abzuholen, begann er plötzlich, mit seinem Arm Callies weiches Fell am ganzen Rücken zu streicheln. Ich sagte der Pflegeperson, wir würden jetzt gehen, damit sie Johnny mitnehmen könne, aber sie antwortete: «Auf keinen Fall. Callie ist für ihn die beste Therapie.»

Die Folgen eines Traumas zu überwinden, ist für jeden schwer, am schwersten jedoch für Kinder, die Verletzungen erlitten und ihre Familie verloren haben. Der fünfjährige Ian war so ein Fall. Er war ein richtiger Junge, der Sport liebte und besonders das Surfen mit seinem Vater. Im Juli 2008 war Ian mit seinen Eltern im Auto unterwegs, als er durch einen tragischen Unfall schwere Hirnverletzungen erlitt und seine Eltern verlor. Vier Monate später wurde Ian aus dem Krankenhaus entlassen. Er saß im Rollstuhl und musste über eine Sonde ernährt werden. Vor ihm lag ein langer Rehabilitations- und Genesungsprozess.

Die Ocean-Therapie war Teil von Ians Rehabilitation. Übungen im Wasser wirken oft beruhigend; zudem trägt Salzwasser den Körper und enthält heilende Mineralien. Auch das US-Militär setzt auf die Vorzüge der Ocean-Therapie und bietet verwundeten Marinesoldaten Ocean-Therapiesitzungen in Camp Pendleton an; während die Marines im Ozean surfen lernen, findet die Physiotherapie statt.

Die Ocean-Therapie war nicht nur wichtig, um Ians Körper zu trainieren, noch wichtiger war, dass der Ozean und das Surfen die für Ian so wichtige Verbindung zwischen ihm und seinem verstorbenen Vater herstellten. Aufgrund der stark emotional geprägten Erinnerung an den Ozean bedeutete die Ocean-Therapie eine besondere Herausforderung für Ian. Deshalb verstärkten Ians Therapeuten ihr Team mit einem seidigen Golden Retriever.

Die 2 ½ -jährige Golden Retriever-Hündin Ricochet war zunächst in Judy Fridonos Assistenz-Hunde-Programm in San Diego. Wie viele Hunde erlernte auch Ricochet sehr schnell die Fähigkeiten, die sie brauchte, um behinderten Menschen zu helfen, aber sie ließ sich zu leicht durch Vögel und kleinere Tiere ablenken, sodass sie ihre Assistenz-Hundeausbildung nicht erfolgreich abschließen konnte. Doch Ricochet verfügte über eine außergewöhnliche Balance und Koordination, weshalb sie auf dem Surfbrett ein echtes Naturtalent war. Heute ist Ricochet als Therapiehund für therapeutische Spezialaufgaben zertifiziert, wird aber im Gegensatz zu den meisten anderen Therapiehunden nicht in Einrichtungen wie Schulen, Pflegeheimen oder Krankenhäusern eingesetzt. Dies bedeutet, dass Ricochet und Judy eng mit Therapeuten zusammenarbeiten, um zu entscheiden, wo Ricochet eingesetzt werden kann. Meistens ist sie jedoch mit Spezialaufgaben am Strand beschäftigt und unterstützt Surfer beim Training. In diesem Kontext hat Ricochet Ians Leben in eine positive Richtung gelenkt.

Judy erzählt: Bevor Ian begann, mit Ricochet zu arbeiten, brauchte Ians Therapeut meistens ein bis zwei Stunden, bis Ian bereit war, ins Wasser und auf das Surfbrett zu gehen:

> Ricochets Arbeit mit Ian begann im Januar. Zuerst lernten sie einander kennen, bauten eine Beziehung auf und tauschten jede Menge Küsse aus. Danach begann Ian, mit Ricochet zu spielen. Er warf einen Ball, um seine Arme zu trainieren und bald schon hielten wir uns häufiger gemeinsam am Strand auf. Im Mai war Ian bereit, ins Wasser zu gehen. Ian lebte bei seiner Tante, die sich wunderte, dass er sich so darauf freute, mit Ricochet zu surfen. An dem Morgen, als sie zum ersten Mal zusammen surfen wollten, zeigt Ian nicht sein übliches Vermeidungsverhalten, sondern wollte von sich aus an den Strand: «Heute will ich mit Ricochet surfen!»

Damit begann für Ian und Ricochet das therapeutische Surfen. Mit ihren Küssen zauberte Ricochet Ians Ängste und Unsicherheiten weg;

> Mit Ricochet an seiner Seite konnte Ian sofort auf sein Surfbrett klettern. Alle Zweifel und Befürchtungen, die ihn vorher davon abgehalten hatten,

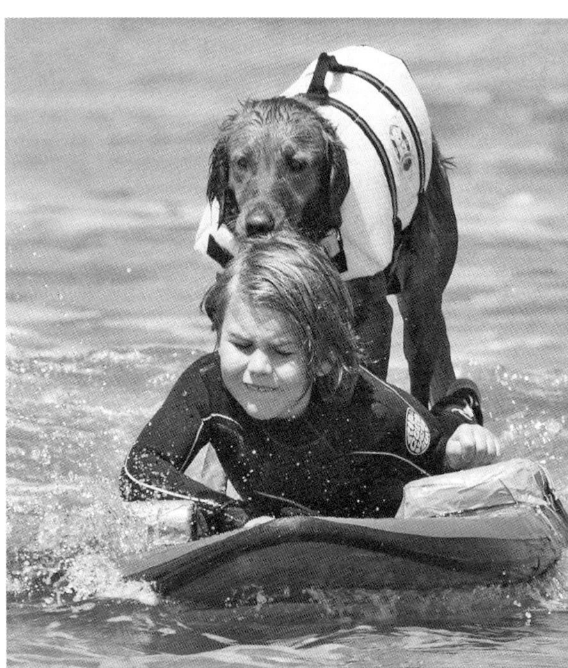

Abbildung 6.2
Ricochet macht Surftricks, während sie Ian unterstützt und ihm Mut macht, die Wellen zu bezwingen. Abdruckgenehmigung für das Foto von Tamandra Michael von Heart Dog Studios.

dies allein zu tun, waren vergessen. Ricochet animiert Menschen wie Ian, ihre Befürchtungen und negativen Assoziationen zu überwinden und nicht ihre Defizite, sondern ihre Potenziale zu sehen. Ricochet lehrt Menschen, nicht den Dingen nachzutrauen, die sie nicht mehr tun können, sondern wahrzunehmen, welche großartigen Möglichkeiten sie haben. Denn wenn ein Hund Surfmanöver kann, dann ist alles möglich!

6.5 Der Canine Courage-Kurs

Sandy Grentz und Callie waren das erste Hund-Hundehalter-Team, das in einem Tierheim gemeinsam mit einem Therapeuten Kindern geholfen hat, ihre große Angst vor Hunden zu überwinden:

> Als wir zum ersten Mal den Therapeuten, die Mutter und die beiden Mädchen, die neunjährige Lisa und die siebenjährige Maria, trafen, hatte Lisa große Angst vor Callie und wollte sie nicht in ihrer Nähe haben. Wir trafen uns in dem Tierheim an sieben aufeinander folgenden Wochenenden. Zuerst musste Callie vor dem Raum warten, in dem Lisa war, doch nach kurzer Zeit konnte Lisa Callie etwas vorlesen, wenn diese sich auf der anderen Seite des Raumes befand. Später berührte Lisa Callies Leine und war zu guter Letzt in der Lage, Callie zu bürsten und spazieren zu führen. Am Ende der Sitzungen durfte Callie Lisa sogar einen Kuss auf die Wange geben.

Nach der Therapie erfuhr Sandy zu ihrer Überraschung, dass Lisa ihre Mutter gebeten hatte, ihre Geburtstagsparty im Tierheim feiern zu dürfen, zu der sie Callie als ihre beste Freundin einladen wollte. Callie war der absolute Star der Party, denn Lisas Freundinnen und Großeltern wollten alle «diesen tollen Hund sehen, von dem wir schon so viel gehört haben!» Als einige Monate später die Sommerferien begannen und die Eltern von Lisa und Maria den Mädchen erlaubten, sich drei Dinge auszusuchen, die sie während des Sommers machen wollten, stand an erster Stelle ein Besuch von Callie!

> Wir trafen uns im Park, wo Hunde ohne Leine laufen dürfen. Lisa und Maria hatten strahlende Gesichter, als sie Callie am anderen Ende des Feldes entdeckten. Sie riefen sie und rannten zu ihr, um sie liebevoll zu umarmen. Als ich hörte, dass Lisa sich mit ihrer Schwester darüber stritt, wer wie lange Callies Leine halten darf, da wusste ich, dass das Programm ein voller Erfolg war.

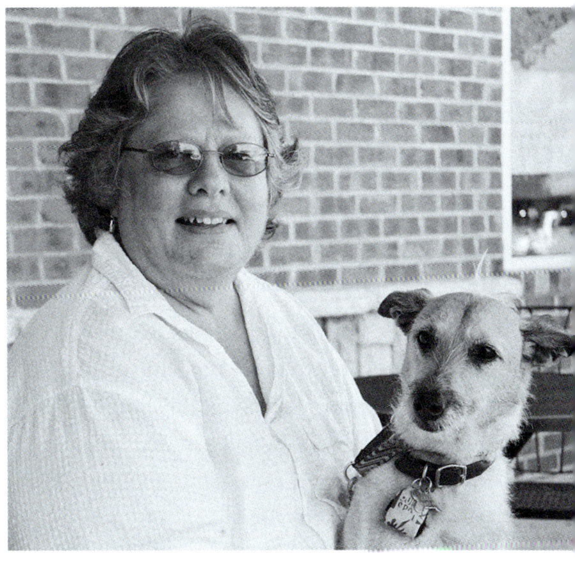

Abbildung 6.3
Sandy und Callie, der Whippet-Drahthaarfoxterrier-Mischling, helfen Kindern, ihre Angst vor Hunden zu überwinden.

Da Callies therapeutische Unterstützung bei Lisa so großen Erfolg hatte, entschied das Tierheim, in dem Sandy und Callie ehrenamtlich arbeiteten, dieses Programm auch anderen Kindern anzubieten, die Angst vor Hunden haben. Dies war die Geburtsstunde des «Canine Courage»-Kurses.

Tipp
Therapiehunde berühren die Herzen der Menschen und helfen ihnen, ihre Therapie durchzuführen. Ein freundlicher Stups von einem Therapiehund kann Starthilfe für viele Arten von Therapieprogrammen sein.

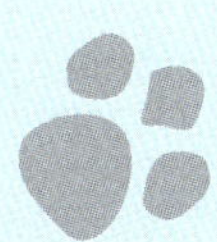

6.6 Autismus und andere Entwicklungsstörungen: Hunde als Türöffner

Assistenzhunde können Kindern mit Autismus helfen, angemessene Verhaltensweisen zu entwickeln und so ihre Unabhängigkeit zu stärken (Burrows/Adams/Spiers, 2008). Es gibt Untersuchungen, die belegen, dass therapeutische Aktivitäten mit Delphinen (Lukina, 1999) und Pferden (Wuang et al., 2010) Kindern mit Autismus helfen, ihre Motorik und ihre Fähigkeit, Gefühle einzuschätzen, zu verbessern. Die Sonderpädagogin und zertifizierte Hundetrainerin Merope Pavlides hat das Buch *Animal Assisted Interventions For Individuals with Autism* (2008) geschrieben, in dem sie ausführlich schildert, wie die heilende Kraft von Tieren Menschen mit Autismus bei der Entwicklung ihrer körperlichen und sozialen Fähigkeiten unterstützen kann.

Als die Logopädin Patricia A. Bednarik mit der Behandlung von Patienten begann, entdeckte sie, dass Therapiehunde auf Kinder mit Autismus heilend wirken:

> Im Rahmen eines Schulprogramms versuchte ich gemeinsam mit einer Ergotherapeutin Timmy zu helfen, einem kleinen Jungen mit Autismus, der kaum auf seine Umwelt reagierte. Da die Ergotherapeutin auch eine Therapiehundehalterin war, beschloss sie, ihren Hund zu unseren Sitzungen mit Timmy mitzubringen. Uns war es nicht gelungen, Timmy dazu zu bringen, unsere Anweisungen zu befolgen, aber für den Hund warf er bereitwillig einen Ball und beobachtete, wie er ihn zurückbrachte. Seitdem der Hund mit in die Sitzungen kam, verbesserten sich Timmys Konzentration und Aufmerksamkeit. Timmy schien sich mit dem Hund auf eine Weise verbunden zu fühlen, die mit uns und anderen Menschen nicht möglich war. Dank des Hundes konnten wir mit Timmy in Kontakt treten und für ihn eine Therapie finden, die für ihn geeignet und nützlich war.

Jacque Speed und ihre 7½-jährige Golden Retriever-Hündin Reilly besuchen als Therapiehund-Halter-Team während des ganzen Schuljahrs jeden Freitag Kinder mit Autismus. Diese Besuche bieten den Kindern die Möglichkeit, sich mit Reilly zu beschäftigen und ihre Wahrnehmung zu verbessern:

> Reilly zu bürsten hilft einem Jungen, ruhig und aufmerksam zuzuhören, während sein Lehrer mit ihm den Unterrichtsstoff durcharbeitet. Darüber hinaus fungiert Reilly als Rollenmodell für angemessenes Verhalten und Kontrolle. Einmal setzte sich ein Junge neben Reilly und knuffte sie immer wieder. Ich hatte den Jungen mehrmals gebeten, damit aufzuhören, aber ohne Erfolg. Aber Reilly kam mir zu Hilfe: sie stand auf, drehte sich um, setzte sich wieder hin und drehte dem Jungen den Rücken zu. Der Junge war beleidigt und wollte wissen, warum mein Hund ihm das antat, denn er hatte erwartet, dass Reilly ihn anbellen oder beißen würde. Reillys Verhalten war eine gute Gelegenheit, über Grenzen, Nähe und Distanz (personal space) und angemessene Reaktionen zu sprechen.

Kerri Stamas freut es, wenn ihr Therapiehund Dillon mit Hayden, einem siebenjährigen Jungen mit Autismus, zusammen ist: «Das Zusammensein mit Dillon ist eine der wenigen Situationen, in denen man Hayden lächeln oder lachen sieht.» Haydens Mutter Nancy Torres findet auch, dass Dillon die perfekte Therapie für Hayden ist:

> Meine Jungen sind beide gerne mit Dillon zusammen. Für sie ist Dillon ein Spielkamerad. Hayden hat eine besondere Beziehung zu Dillon. Hayden hat Autismus, was seine Sprache, seine Motorik und seine Lernfähigkeit beeinträchtigt. Hayden hat auch Probleme mit anderen Menschen und fühlt sich unwohl in Gesellschaft vieler Leute. Wenn mehrere Kinder kommen und mit Hayden spielen wollen, zieht er sich zurück, außer wenn Dillon dabei ist! Ist er da, bleibt Hayden immer an seiner Seite. Dillon zieht die Kinder zu ihm hin und meistens ist er von mehreren Kindern umringt. Normalerweise würde Hayden die Gruppe meiden, aber wenn Dillon da ist, ist Hayden mittendrin und spielt mit den anderen. Dillon hilft Hayden auch, seine Stimme zu benutzen. Ich kann mir keine bessere Therapie vorstellen, als die Gesellschaft von Dillon. Wenn Hayden mit Dillon zusammen ist, würde niemand merken, dass er Autist ist.

Wenn menschliche Bemühungen erfolglos bleiben, können Therapiehunde Menschen mit Entwicklungsstörungen helfen, sich zu öffnen. Debbie Brown und ihr Standard-Pudel Natalie besuchten Betty, eine Frau von 50 Jahren, die meistens für sich blieb, nicht sprach und Probleme im Umgang mit anderen hatte:

> Die Mitarbeiter hatten mich gebeten, Betty zu besuchen, weil sie hofften, dass durch unsere Besuche irgendeine Form von Kommunikation zustande kommen würde. Über einen Zeitraum von fünf Monaten besuchen Natalie und ich Betty einmal pro Woche, bei Wind und Wetter, ohne dass Betty sich anders verhielt. Natalie und ich saßen lediglich auf dem Boden und hofften, Betty würde sich für Natty interessieren. Nachdem über Monate nichts passiert war, streckte Betty plötzlich ihre Hand nach Nattys Leine aus. Beim nächsten Besuch brachte ich zwei Leinen mit, eine für mich und eine für Betty. Betty nahm die Leine und gemeinsam gingen wir mit Natty in der Einrichtung spazieren, jeder mit seiner Leine in der Hand. In den folgenden Wochen hatte Betty die Freude an den Spaziergängen mit Natty immer noch nicht verloren und begann, Natty Snacks zu geben, die ich mitge-

bracht hatte, und sie sogar zu bürsten. Es gelang mir auch, Betty Handzeichen für Natty beizubringen. Dank Natty konnten Betty und ich erfolgreich kommunizieren, wenn auch nicht mit Worten.

6.7 Lesen mit Rover

Für Kinder, die Probleme mit dem Lesen haben, ist es meistens eine einschüchternde und frustrierende Erfahrung, Erwachsenen, selbst wohlwollenden, etwas vorzulesen. Einem aufmerksamen Hund etwas vorzulesen, finden viele Kinder bedeutend angenehmer, denn dem Hund machen Pausen vor schwierigen Wörtern und stockendes Vorlesen nichts aus und es ist ihm auch egal, ob derselbe Text noch einmal gelesen wird. Die erste therapeutische Aufgabe für meinen Wheaten Terrier Wheatie war das Leseprogramm «Lesen mit Rover». Die für die ehrenamtlichen Helfer zuständige Koordinatorin sagte uns, wir sollten über den Hund mit den Kindern sprechen. Wenn ein Kind einen Satz ausgelassen oder Fehler gemacht hatte, sollten wir das Kind bitten, den Text noch einmal zu lesen, weil «Wheatie etwas noch nicht ganz verstanden hat» oder weil «Wheatie etwas gern noch einmal hören würde». Und bei zu schwierigen Wörtern, die die Kinder nicht herausbekommen konnten, sollten wir Wheatie fragen, ob er das schwierige Wort kennt. Natürlich kannte er es nie und dann sollte ich antworten «Dann werde ich dir und Wheatie jetzt sagen, wie es richtig heißt.» Wheaties regelmäßige Stupser und Küsse, sein wedelnder Schwanz und sein erwartungsvolles Lächeln waren selbst für unsichere Leser ein Anreiz, die Geschichte weiter vorzulesen. Hinzu kam, dass ich ihnen sagte, Wheatie findet die Geschichte ungeheuer spannend und brennt darauf zu erfahren, was als Nächstes passiert.

Unser erster Schüler war ein Junge namens Kenny. Kenny ging in die Grundschule, hatte Probleme mit dem Lesen und viel zu viel Energie. Mein ältester Sohn hatte in der Grundschule auch «sehr viel Energie», bevor er in der fünften Klasse dann ruhiger wurde. Als ich das frustrierte und resignierte Gesicht von Kennys Mutter sah, als sie ihn zur ersten Sitzung begleitete und sich schon vorab für seine überschüssige Energie entschuldigte, waren mir die Probleme mit meinem Sohn wieder sehr präsent.

In Kennys erstem Buch waren viele Wörter, die zu schwierig für ihn waren und die er nicht einmal stockend vorlesen konnte. Kenny versuchte, einige Seiten zu überspringen und schwierige Abschnitte auszulassen, merkte aber bald, dass Wheatie auch den übersprungenen Text immer hören wollte. Auf jeder Seite waren ein oder zwei Wörter, die Kenny nicht kannte, und dann mussten wir Wheatie fragen, ob er das Wort kennt, was nie der Fall war. Dann sagte ich beiden, wie das Wort heißt. Auf der letzten Buchseite wartete noch ein schwieriges Wort auf Kenny. Mit einem tiefen Seufzer sagte er: «Ich kenne das Wort nicht. Kennt Wheatie es?» Natürlich war Wheatie genauso ratlos und als ich Kenny sagte, dass Wheatie das Wort auch nicht kennt, ging ein Strahlen über sein Gesicht und er lächelte erleichtert. «Oh, wenn er es auch nicht kennt, dann ist es ja gut!»

Einige Wochen nach Ende des Leseprogramms traf ich Kenny und seine Mutter. Als ich Kenny sagte, wie gerne Wheatie mit ihm gelesen hat, strahlte er und meinte: «Ich kann Wheatie jetzt nichts mehr vorlesen. Ich habe jetzt *selbst* einen Hund!» Seine Mutter, die inzwischen schon weniger frustriert war, erzählte, Kenny habe es so viel Spaß gemacht, dem Hund vorzulesen, dass sie ihm einen älteren Hund aus dem Tierheim geschenkt hätten, dem er nun jeden Abend etwas vorliest. Von dieser Geschichte haben Kenny, das Tierheim und ein dankbarer Hund, der ein Zuhause gesucht hat, profitiert.

Lisa Saroyan, eine Kusine des berühmten Autors William Saroyan, ist eine talentierte Vorleserin. Sie liest Kindern Geschichten vor, wobei sie von Minnie, ihrem 1,8 kg schweren Spitz unterstützt wird. Minnie hat sich nicht von Anfang an als Lehrerin betätigt, sondern wurde die ersten fünf Jahre ihres Lebens für die Welpenzucht in einem kleinen Käfig gehalten. Bedingt durch die Isolation war Minnie kaum sozialisiert. Zudem hatte sie eine unbehandelte Schilddrüsenerkrankung und durch die Mangelernährung viele Zähne verloren. Doch Lisa sah für Minnie große Chancen:

> Minnie war auf der Suche nach einem Menschen, der für sie da war und sich um sie kümmerte – diesen Menschen fand sie in mir. Sie tut alles für mich und hat offenbar auch den sechsten Sinn, wenn es darum geht, Probleme bei anderen wahrzunehmen. Wenn sie mit Kindern zusammen ist,

erkennt sie intuitiv deren Persönlichkeit und weiß schneller als wir Menschen, wann sie sich zurückhalten oder aktiv werden sollte.

Lisa erkannte, dass Minnie aufgrund ihrer besonderen Fähigkeiten geeignet war, Kindern mit Leseproblemen zu helfen. Als Lisa den Fresno United School District in Kalifornien kontaktierte und sagte, Minnie könne Kindern mit Sprach- und Lernstörungen helfen, ihre Lesefähigkeit zu verbessern, reagierten die Verantwortlichen zunächst mit Skepsis. Doch als sie Minnie bei der Arbeit sahen, änderten sie ihre Meinung. Die meisten Hunde, die im Rahmen von Leseprogrammen eingesetzt werden, sind darauf trainiert, ruhig sitzen oder liegen zu bleiben, während das Kind vorliest. Lisa hatte Minnie zusätzlich beigebracht, das Kind, das vorliest, aufmerksam anzuschauen. Kaum jemand würde merken, dass Lisa Minnie durch unauffällige Befehle dazu bringt, nicht nur aufmerksam auf das Kind, das vorliest, und das Buch zu schauen, sondern auch den Kopf zu bewegen, wenn das Kind eine Seite umblättert. So wird den Kindern der Eindruck vermittelt, dass Minnie die Geschichte gebannt verfolgt. Dies stärkt ihr Selbstvertrauen und motiviert sie, ihre Bemühungen fortzusetzen.

Kinder, die Minnie zum ersten Mal etwas vorlesen, werfen mir manchmal über die Schulter Blicke zu oder lassen sich von anderen ablenken. In der zweiten oder dritten Sitzung haben sie jedoch nur noch Augen für Minnie. Sie schenkt ihnen ihre ungeteilte Aufmerksamkeit und die Kinder reagieren auf diese positive Energie.

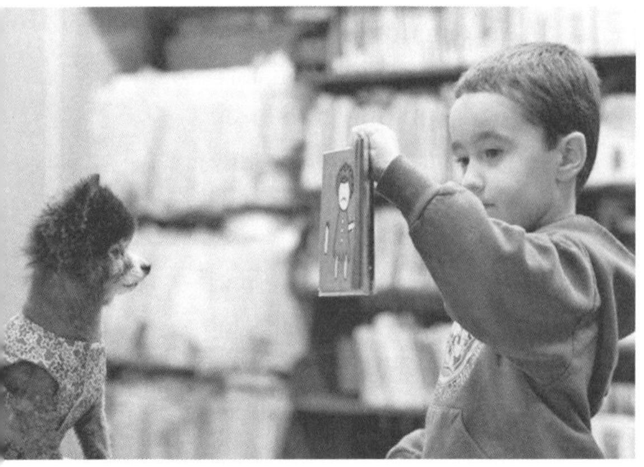

Abbildung 6.4
Lesespezialistin Minnie lauscht gebannt auf jedes Wort.

Heute hat Minnie eine eigene Leseklasse. Sie arbeitet vorwiegend mit Zweitklässlern, aber auch mit Erst- und Drittklässlern: «Minnie hat einen eigenen Klassenraum *und* ihre eigene pädagogische Beraterin.» Und der Beweis für Minnies Erfolg: Ihre Schützlinge haben nicht nur mehr Selbstvertrauen und Freude am Lesen, sondern auch bessere Noten.

Therapiehündin Sadie, ein Bouvier des Flandres, ihre Besitzerin Jane Miller und deren elfjährige Tochter Beth starteten unbeabsichtigt ein Leseprogramm, als sie auf die Idee kamen, nach ihrem Besuch in einer Einrichtung für begleitetes Wohnen Kinderbücher liegen zu lassen, damit die Senioren ihren Enkelkindern, die zu Besuch kamen, Geschichten vorlesen können. Kurz darauf überredeten die Senioren und deren Enkelkinder Beth, ihnen die Geschichten vorlesen. Jane freut sich, dass die Freundinnen von Beth sie gelegentlich zu den Besuchen begleiten:

> Die Mädchen lesen die Geschichten vor der Gruppe laut vor. Es ist erstaunlich, dass Kinder, die in der Schule meistens nicht gerne laut vorlesen, sich in einem vollen Raum vorne hinstellen und laut vorlesen, und das mit viel Gefühl und gekonntem Gesichtsausdruck. Sowohl die Senioren als auch die Mädchen profitieren von diesen Sitzungen, die von der klugen Sadie beaufsichtigt werden.

Bald hatten Beth und ihre Mutter ein erfolgreiches Leseprogramm entwickelt und richteten Ruff Writers ein, eine Webseite, die jedes Jahr neun Kinderbilderbücher für Bibliotheken, Schulen, Zuhause und Seniorenwohnheime empfiehlt, um Freude am Lesen zu wecken.

Eines der Lieblingsfotos von Patti Shanabergs Therapiehündin Sami ist das, auf dem Sami sich mit einer großen Brille auf der Nase auf eine Lesesitzung vorbereitet:

> Sami hat auf die Kindern, die ihr vorgelesen haben, einen nachhaltigen Eindruck gemacht. Ihre Eltern haben mir oft erzählt, dass sich durch Samis Anwesenheit bei den Sitzungen das Interesse ihrer Kinder am Lesen deutlich verbessert hat. Die Kinder, die an unseren Leseprogrammen teilgenommen haben, waren versessen darauf, Sami etwas vorzulesen. Sie sagten: «Ich möchte dem Hund mit der Brille etwas vorlesen!» Wenn Kinder Sami trafen und mich fragten, wo ihre Brille ist, habe ich einfach geantwortet: «Heute trägt Sami Kontaktlinsen!»

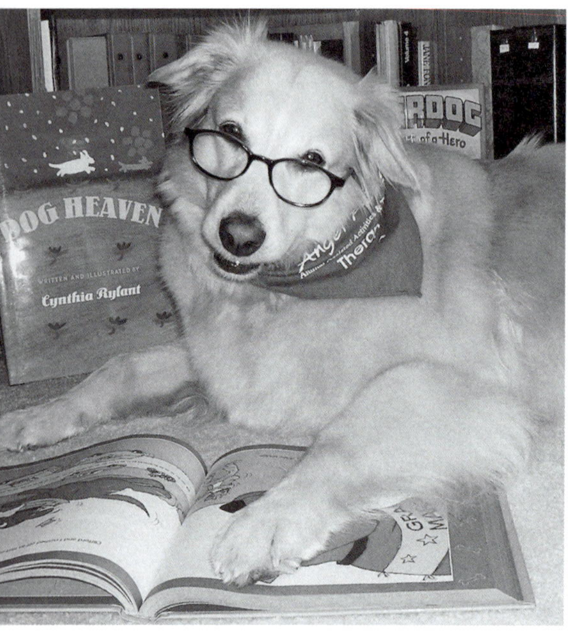

Abbildung 6.5
Therapiehund Sami sieht mit Lesebrille sehr gebildet aus.

Literatur

Barak, Y., Beni, A., Savorai, O., and Mavashev, S. (2001). Animal-assisted therapy for elderly schizophrenic patients: A one-year controlled trial. *American Journal of Geriatric Psychiatry* 9:439–42.

Burrows, K.E., Adams, C.L., and Spiers, J. (2008). Sentinels of safety: Service dogs ensure safety and enhance freedom and well-being for families with autistic children. *Qualitative Health Research* 18:1642–9.

Canfield, J., Hansen, M.V., Newmark, A., Diamond, W. (2009) *Chicken soup for the soul: What I learned from the dog: 101 stories about life, love and lessons.* Deerfield Beach, FL: Chicken Soup for the Soul Publishing.

Charnetski, C.J., Riggers, S., and Brennan, F.X. (2004). Effect of petting a dog on immune system function. *Psychological Reports* 95:1087–91.

Chu, C.I., Liu, C.Y., Sun, C.T., and Lin, J. (2009). The effect of animal-assisted activity on inpatients with schizophrenia. *Journal of Psychosocial Nursing and Mental Health Services* 47:42–8.

LaFrance, C., Garcia, L.J., and Labreche, J. (2007). The effect of a therapy dog on the communication skills of an adult with aphasia. *Journal of Communication Disorders* 40:215–24.

Lukina, L.N. (1999). The effect of dolphin-assisted therapy sessions on the functional status of children with psychoneurological disease symptoms. *Fiziologiia Cheloveka* 25:56–60.

Macauley, B. L. (2006). Animal-assisted therapy for persons with aphasia: A pilot study. *Journal of Rehabilitation Research and Development* 43:357–66.

Pavlides, M. (2008). *Animal assisted interventions for individuals with autism*. London: Jessica Kingsley.

Wuang, Y. P., Wang, C. C., Huang, M. N., and Su, C. Y. (2010). The effectiveness of simulated developmental horse-riding program in children with autism. *Adapted Physical Activity Quarterly* 27:113–26.

Zimolag, U., and Krupa, T. (2009). Pet ownership as a meaningful community occupation for people with serious mental illness. *AmericanJournal of Occupational Therapy* 63:126–37.

Teil III:

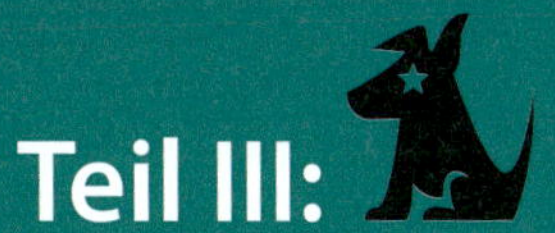

Wie Hunde bei gesundheitlichen Problemen helfen können: Die ärztliche Sicht

7. Wie Shadow und Sammy die leidende Seele stärken

Hunde sind in der Lage, psychisches Leid, Isolation und Kummer zu lindern. Ärzte am St. Michael's Hospital in Toronto, Ontario, Kanada, berichten über die Ergebnisse von Therapiehundebesuchen bei einem 43-jährigen Mann mit einer bipolaren Störung. Der Mann musste nach einem Überfall stationär behandelt werden, weil er an schweren Depressionen und Ängsten litt (Sockalingam et al., 2008). Menschen mit einer bipolaren Störung haben extreme Stimmungsschwankungen. Auf Episoden übertriebener Aktivität und Euphorie folgen Episoden tiefer Depression. Als der Mann auf die übliche Medikation nicht ansprach, wurde ein neues Mitglied ins Behandlungsteam geholt: ein Therapiehund, der den Mann täglich besuchte. Die Besuche des Golden Retrievers resultierten in einer eklatanten Verbesserung der Symptome des Mannes:

- Bessere Stimmung
- weniger Angst
- andere Menschen wollten sich den Hund anschauen und kamen dabei mit dem Mann ins Gespräch. Dies führte dazu, dass der Mann sich in Gesellschaft anderer Menschen weniger unwohl fühlte.
- Mehr Selbstwertgefühl, was der Mann darauf zurückführte, dass die Mitarbeiter den Besuchhund seiner Obhut anvertraut hatten.
- Der Mann wurde aktiver. Er ging während der Besuchszeit mit dem Hund spazieren, anstatt allein in seinem Zimmer zu bleiben.

Der Mann wusste, dass er seine Emotionen unter Kontrolle halten musste, damit der Hund ihn weiter besuchen konnte. Dies motivierte ihn, seine anderen Behandlungen strikt einzuhalten.

Menschen, die Probleme mit Gefühlen haben, tun sich meistens schwer, mit anderen darüber zu sprechen und behalten ihre Probleme lieber für sich. Wenn die Therapiehundehalterinnen Barbara Pohodich und Janet Malinsky die Patienten fragen, wie sie sich fühlen, rechnen sie eigentlich nicht mit einer Antwort – die bekommen sie erst, wenn die Patienten sich mit ihren Hunden unterhalten:

> Die Menschen erzählen unseren Hunden Dinge, über die sie mit uns oder den Mitarbeitern niemals sprechen würden. Wenn wir sagen «Sadie und Courtney möchten gerne wissen, wie es Ihnen geht», öffnet sich sozusagen ein Schleusentor und sie vertrauen diesen Hunden mit dem mitfühlenden Blick ihre größten Befürchtungen und Sorgen an. Manchmal erzählen sie unseren Hunden von gravierenden Problemen, von denen die Pflegenden wissen sollten. Die Hunde können Zugang zu Menschen finden und ihnen helfen, sich zu öffnen und hoffentlich auch dazu beitragen, dass es ihnen besser geht.

Psychiater haben untersucht, ob Therapiehunde bei gravierenden psychiatrischen Erkrankungen helfen können, den Behandlungserfolg zu verbessern. In diesem Zusammenhang fanden Wissenschaftler des Brain

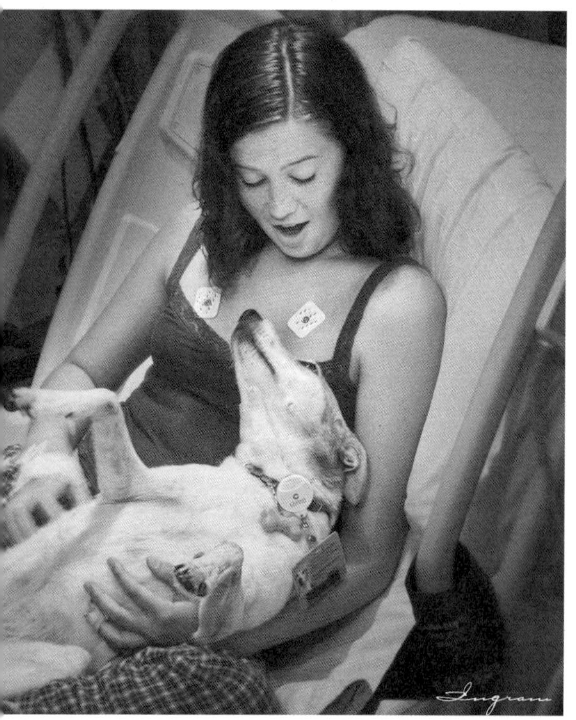

Abbildung 7.1
Der verständnisvolle Blick und die charmante Art von Jack Russel Terrier Moe helfen den Patienten, ihre Furcht, Angst und Traurigkeit zu überwinden und Freude und Hoffnung zu empfinden. Abdruckgenehmigung für das Foto von Patricia A. M. Ingram von Ingram Portrait Design.

Behavior Laboratory in Haifa, Israel heraus, dass Schizophrenie-Patienten sich besser fühlten und motivierter waren, wenn ihre Therapiesitzungen in Anwesenheit eines Therapiehundes stattfanden (Nathans-Barel et al., 2005). Auch andere Studien stellten bei Schizophrenie-Patienten Verbesserungen in puncto Unabhängigkeit, Sozialisation und allgemeines Wohlbefinden fest, wenn ihre Langzeittherapie von Therapiehunden begleitet wurde (Kovács et al., 2004; Barak et al., 2001):

- Die Therapiehunde motivierten die Schizophrenie-Patienten, aktiver zu sein.
- Die Therapiehunde verbesserten die interpersonellen Kontakte und die Kommunikation dieser Patienten.
- Die Wissenschaftler bezeichneten die Therapiehunde als «Verhaltensmodell», weil sie den Schizophrenie-Patienten vorführten, wie sie ihr Verhalten verbessern können. Die Patienten achteten darauf, wie der Hund auf andere regierte, sich ihnen gegenüber verhielt und wie aktiv er war.

Die Tatsache, dass Therapiehunde Menschen mit Depressionen, Phobien und Süchten helfen können, veranlasste Dr. Ivan Dimitrijevic 2009, einen Artikel mit dem Titel «Animal-Assisted Therapy – A New Trend in the Treatment of Children and Adults» (Tiergestützte Therapie – Ein neuer Trend in der Behandlung von Kindern und Erwachsenen) in einer psychiatrisch-medizinischen Fachzeitschrift zu veröffentlichen.

Tipp
Therapiehunde werden eingesetzt, um Patienten mit bipolaren Störungen, Schizophrenie, Phobien und Süchten zu helfen.

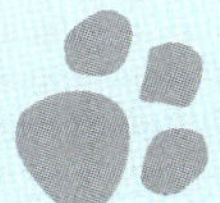

7.1 Ein Hund im Zimmer ist etwas Besonderes

Rose Mary Mulkerrin ist seit mehreren Jahren die Halterin des Therapiehundes Lucky D:

> Die Patienten, die wir besuchen, bauen eine Beziehung zu Lucky D auf, die etwas Besonderes ist. Einmal, als Lucky D Patienten in einer Rehabilitationseinrichtung besuchte, bat mich eine Frau: «Bitte kommen Sie wieder. Ein Hund im Zimmer ist etwas Besonderes.»

Die Frau hatte recht: Wenn ein Therapiehund das Zimmer betritt, geschehen wundersame Dinge.

Rose Mary hat erlebt, welche Wunder Lucky D vollbringen kann, als sie drei Kinder besuchte, deren Mutter an Krebs gestorben war. Die neunjährigen Zwillingsschwestern und ihr 12-jähriger Bruder konnten oder wollten nicht mit der Therapeutin sprechen, die ihnen helfen sollte. Doch dann kam Lucky D:

> Wir besuchten die Kinder vier Mal. Zuerst ignorierten sie Lucky D, doch bald schon bürsteten und umarmten sie ihn. Sie gingen auf eine Weise mit Lucky D um, wie sie es mit den Erwachsenen, die sich um sie bemühten, nicht konnten. Als Halterin weiß ich, dass meine Aufgabe darin besteht, im Hintergrund zu bleiben und Lucky D machen zu lassen. Und wie er mit den Kindern umgegangen ist, grenzt ans Wunderbare. Es war als könne er ihnen in die Seele blicken und sehen, was sie brauchen. Mit dem lebhaften Jungen tobte Lucky D draußen herum, während er neben den kleinen Mädchen, die ihn behutsam bürsteten, ruhig sitzen blieb. Er erfasste instinktiv, was jedes Kind brauchte und reagierte auf dessen Bedürfnisse. Nach jedem Zusammensein mit Lucky D waren die Kinder bereit, sich der Therapeutin zu öffnen.

Lucky D hat die Kinder nicht therapiert, aber er hat die Therapie ermöglicht.

Ein Hund kann manchmal auf eine Weise Zugang zu Menschen finden, die anderen Personen nicht möglich ist. Sigmund Freud, dem Vater der Psychoanalyse, stand während der Sitzungen ein wichtiger Kollege zur Seite – sein Chow-Chow Jofi. Freud sagte, Jofi habe beruhigend auf seine Klienten gewirkt. Außerdem betonte er, dass Jofis Reaktionen auf die Patienten ihm geholfen haben, die Patienten besser zu verstehen.

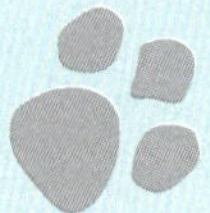

Tipp

Der berühmte Psychiater Sigmund Freud hat seinen Hund zu den Therapiesitzungen mitgenommen, um seine Patienten zu beruhigen.

Kad Favorite wusste auch ohne Freud, dass ein Hund ein Fels in der Brandung sein kann. Kad besucht mit ihrer dreijährigen Hündin Lucy, ein Golden Doodle, die Bewohner eines Pflegeheims

> Bei unseren Besuchen versammeln sich die Bewohner gewöhnlich in dem großen Aktivitäten-Raum und sitzen im Kreis. Einmal, als Lucy und ich den Raum betraten, hörten wir, wie ein älterer Mann in seinem Zimmer brüllte und schrie und seiner Frustration und seinem Ärger mit entsprechenden Worten Luft machte. Einigen der anwesenden Bewohner war das Verhalten des Mannes peinlich und sie reagierten empört. Die Mitarbeiter führten den verärgerten Mann in den Raum. Er setzte sich hin und war verstimmt, bis er Lucy entdeckte. Plötzlich fiel alle Feindseligkeit von ihm ab, der finstere Ausdruck verschwand aus seinem Gesicht und er lächelte strahlend. Er begann, lustige Lieder zu singen, in denen die Worte «Ich liebe Lucy!» vorkamen und brachte so die ganze Gruppe zum Lachen. Es war faszinierend zu sehen, wie es allein durch die Anwesenheit eines Therapiehundes gelingt, Emotionen zu dämpfen und Ärger in Freude zu verwandeln.

Auch andere Therapiehundehalter können bestätigen, dass ein Hund im Raum eine beruhigende Wirkung hat. Zu den Aufgaben der Hospizgeistlichen, Reverend Danielle Di Bona, gehört auch die Mitarbeit in Kirchenausschüssen. Da Therapiehund Naomi nicht gerne allein war, begleitete sie Danielle immer und saß, während die Mitglieder des Ausschusses über diverse Aspekte ihrer Arbeit diskutierten, immer brav unter einem großen Tisch. Wie es in Gruppen und Ausschüssen üblich

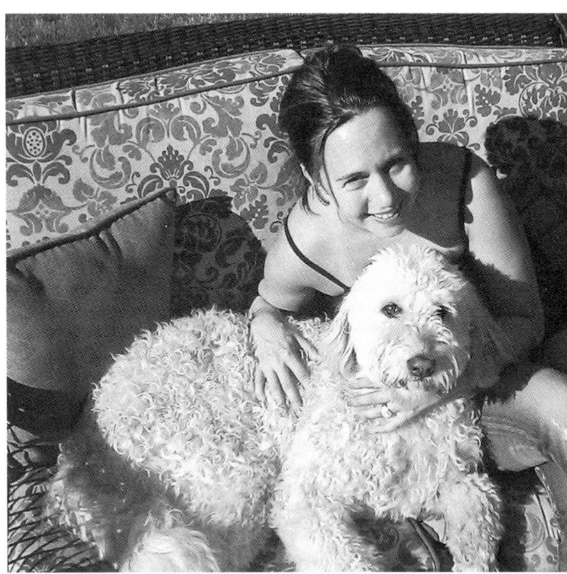

Abbildung 7.2
Kad freut sich, dass es Therapiehündin Lucy, einem Golden Doodle, gelingt, den Menschen, die sie besucht, Frieden und Gelassenheit zu schenken.

ist, führen Entscheidungen gelegentlich zu Meinungsverschiedenheiten, die sich zu hitzigen Diskussionen entwickeln können. Immer wenn in solchen Situationen die Gereiztheit zunahm, kam Naomi unter dem Tisch hervor und setzte sich neben eines der Ausschussmitglieder. Nach der Sitzung kam es mehr als einmal vor, dass Danielle Di Bona gedankt wurde, weil sie Naomi mitgebracht hatte:

> Schon häufiger haben mir Ausschussmitglieder gesagt: «Wenn Naomi nicht gekommen wäre und sich zu mir gesetzt hätte, hätte ich da drin fast die Beherrschung verloren. Dass sie da war und ich sie streicheln konnte, hat mir geholfen, mich zu beruhigen. Ich konnte wieder produktiv arbeiten ohne verletzende Dinge zu sagen, die ich sicher bereut hätte.» Naomi hat genau gespürt, wann ihre beruhigende und heilende Anwesenheit am dringendsten gebraucht wurde. Sie nimmt bei Menschen oft Spannungen wahr, lange bevor andere etwas davon merken.

Therapiehund Reilly und seine Halterin Jacque Speed begleiten Therapiesitzungen von Kindern, die in einer Wohngruppe leben:

> In den Sitzungen sprechen die Therapeuten mit den Kindern über ihre Probleme und darüber, wie sie mit ihren Frustrationen und Gefühlen umgehen können. Ich erzähle ihnen von Reilly und wie sie sich verhält, wenn sie glücklich, traurig, wütend, ängstlich oder einsam ist. Die Therapeutin bittet jedes Kind, Reilly zu erzählen, wie es mit seinen Emotionen umgeht. Die Therapeuten wundern sich immer, wie leicht es den Kindern fällt, mit Reilly zu sprechen. Sie erzählen Reilly Dinge, von denen die Therapeuten in den Einzelsitzungen noch nie etwas gehört haben. Ein Junge erzählte Reilly, dass er andere schlägt, wenn er wütend ist. Die Therapeutin konnte dem Jungen begreiflich machen, warum sein Verhalten unangemessen ist: sie fragte, was mit Reilly passieren würde, wenn sie Leute beißen würde, weil sie schlecht gelaunt ist. Solche Geständnisse liefern den Therapeuten wichtige Ansatzpunkte für den Umgang mit den Problemen dieser Kinder.

7.2 Eine positive Einstellung bewahren

Vielleicht kennen Sie Sue London aus ihrer Radio-Show oder aus der Fernsehsendung Pet Network. Sie sagt, dass eine positive Einstellung gegenüber den großen und kleinen Problemen des Lebens vieles verändern kann. Aber wussten Sie auch, dass ein niedlicher Shih-Tzu namens Rocky ihr Lehrmeister war?

Sue kennt schlechte Nachrichten aus eigener Erfahrung. Mit 26, sie war frisch verheiratet und gerade Mutter geworden, wurde bei Sue Morbus Crohn diagnostiziert, eine chronische Entzündung des Verdauungstrakts, die starke Schmerzen, Krämpfe, Müdigkeit und Durchfall verursacht und häufig, wie auch bei Sue, eine Operation unumgänglich macht. Wegen der mit Morbus Crohn einhergehenden Komplikationen waren die Ärzte der Ansicht, Sue könne kein zweites Kind bekommen – aber nach ihrer schwierigen zweiten Schwangerschaft im Alter von 30 Jahren, die eine intravenöse Behandlung im Krankenhaus erforderte, hat sie jetzt zwei hübsche Töchter. Drei Jahre später führte ein Abszess zu einem Darmriss. Sie musste sich einer Notoperation unterziehen, von der niemand dachte, dass sie sie überleben würde, was glücklicherweise doch geschah.

In der Zeit als Sue eine schlechte Nachricht nach der anderen bekam, war Rocky stets an ihrer Seite und zeigte ihr, wie man eine positive Einstellung bewahrt. Dieses Verhalten hat Sue von ihm übernommen:

> Egal was passierte, Rocky war immer an meiner Seite. Wenn ich frustriert war und mich einsam fühlte, zeigte mir Rocky auf irgendeine Art, dass ich nicht allein war. Wenn es mir sehr schlecht ging, blieb Rocky nah bei mir, gab mir Küsse und zeigte mir, dass er von meinen Schmerzen wusste. Wenn meine krankheitsbedingten Schmerzen zu schlimm wurden, rückte Rocky ganz dicht an mich heran und atmete heftig in mein Ohr, so als wolle er, dass ich mich auf seinen Atem und nicht auf meine Schmerzen konzentriere. Rockys Nähe hatte eine therapeutische Wirkung.

Ende 2001 tat Rocky seinen letzten Atemzug und verließ Sue. Aber Sues Kinderbuchserie *«Rocky's Journey»* gibt Sue und anderen weiterhin Kraft und hält die Erinnerung an Rocky wach. Es ist die Geschichte von einem Hund namens Rocky, der Wunder vollbringt und kranke Menschen unterstützt, genauso wie Sue von ihrem Rocky unterstützt wurde.

> Mein erstes Buch Rockys Fahrt ins Krankenhaus basiert auf meiner eigenen Geschichte, die von meinem Sieg über die Krankheit und von der Unterstützung durch meinen eigenen Hund Rocky erzählt. Ich nehme dieses Buch und meine beiden zertifizierten Therapiehunde Willy und Molly mit,

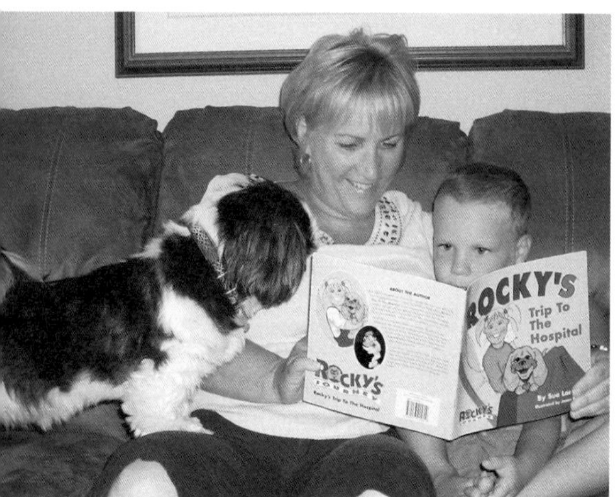

Abbildung 7.3
Sue und Therapiehund Willy, ein Shih-Tzu, lesen Ryan *Rocky's Trip to the Hospital* vor.

wenn ich das Kinderkrankenhaus besuche. Ich lese den Kindern aus dem Buch über Rocky vor und lasse die Hunde ihre Wunder vollbringen. Willy bringt viele zum Lachen. Er ist sehr entspannt, wenn die Kinder ihn streicheln. Und je entspannter Willy ist, desto lauter schnarcht er. Selbst Kinder, die sehr krank sind, lachen über sein ulkiges Schnarchen und werden so von ihren Schmerzen abgelenkt. Molly hat eine Methode entwickelt, um Kindern zu helfen, die ihre Medizin nicht nehmen wollen. Für jeden Schluck Medizin, den ein Kind nimmt, führt Molly einen Trick vor und bekommt von dem Kind dafür einen Snack. Je mehr Medizin für das Kind, desto mehr Tricks und Snacks für Molly. Wir haben noch nie ein Kind erlebt, das Mollys Charme widerstehen konnte.

Viele Kinder, die ich besuche, sind schon wochenlang im Krankenhaus. Sie sind deprimiert und vermissen ihr normales Leben zu Hause, ihre Freunde und, falls sie eines haben, ihr Haustier. Wenn die Kinder meine Hunde sehen, wie sie mit dem Schwanz wedeln, hellt sich ihr Gesicht auf. Man kann richtig sehen, wie sie aufblühen. Ihre Augen lachen, ein breites Lächeln erscheint auf den kleinen Gesichtern und positive Energie breitet sich im Raum aus. Einige Kinder vertrauen den Hunden sogar ihre Befürchtungen an und erzählen ihnen Dinge, die sie noch nie jemandem erzählt haben. Alle Kinder sagen, wie sehr ihnen die Hundebesuche helfen, und auch die Eltern bekommen Unterstützung von Willy und Molly. Willy und Molly schenken bedingungslose Liebe – Liebe, der man weder widerstehen kann noch will.

7.3 Depressionen lindern

In den USA und Kanada leiden etwa 8–10 % der Erwachsenen an Depressionen (Vasiliadis et al., 2007). Senioren sind stärker betroffen, denn einer von fünf weist Symptome einer Depression auf (Hamer/Bates/Mishra, 2011) und von denen, die in Pflegeheimen leben, einer von dreien (Seitz/Purandare/Conn, 2010). Senioren mit einer Depression haben ein 50 % höheres Risiko, eine Demenz zu entwickeln (Saczynski et al., 2010) und ein 24 % höheres Sterberisiko (Hamer et al., 2011).

Dr. Cline von der University oft Missouri–Columbia hat landesweit ein Umfrage durchgeführt, um eine Antwort auf die Frage zu finden, wie der Besitz eines Hundes eine Depression beeinflusst (Cline, 2010). Die Umfrage ergab, dass der Besitz eines Hundes keinen Einfluss auf die Stimmung insgesamt hat, dennoch waren positive Auswirkungen bei bestimmten Gruppen zu verzeichnen: bei Frauen und Singles wirkte sich der Besitz eines Hundes positiv auf die Depression aus.

Tipp

Frauen und Singles, die einen Hund besitzen, haben eine bessere Stimmung.

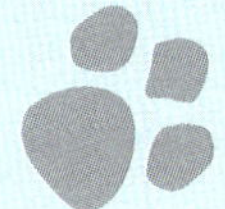

Patti Shanaberg hat immer wieder erlebt, dass sich die Stimmung der Menschen aufhellt, die sie mit ihrer Therapiehündin Sami besucht:

> Einmal besuchte ich mit einem Therapiehund-Halter-Team einen älteren Mann, den wir regelmäßig im Pflegeheim trafen. Während wir uns vergnügten, betrat plötzlich der Sohn des Mannes das Zimmer. Er weinte und sagte: «Ich habe meinen Vater schon seit Jahren nicht mehr so lachen sehen!» Wir wussten nicht, was wir sagen sollten, denn wenn wir den Mann besuchten und uns mit ihm unterhielten, hat er immer gelacht. Für uns war das völlig normal. Vor dem Besuch des Sohnes war mir nicht bewusst, dass die Therapiehundebesuche sich so positiv auf die Stimmung dieses Mannes ausgewirkt hatten. Andererseits haben wir Situationen erlebt, in denen wir dachten, dass unsere Besuche bei den Pflegeheimbewohnern, die kaum Reaktionen zeigten, nicht viel veränderten. Später erfuhren wir dann manchmal von den Angehörigen, dass dieselben Bewohner ihnen begeistert von dem wunderbaren Besuch eines Therapiehundes erzählt hatten.

Eine Angehörige lud Sami sogar ein, eine verstorbene Bewohnerin zu besuchen, der Samis Besuche sehr viel Freude bereitet hatten.
Einmal kletterte Sami zu einem Patienten ins Bett, der im Sterben lag. Die anwesenden Angehörigen und Mitarbeiter beobachteten die Szene mit Tränen in den Augen. Der Mann war kaum noch ansprechbar, aber er gab sich große Mühe, Sami zu streicheln, nachdem sie sanft seine Hand geleckt hatte. So viel Aktivität hatten weder die Angehörigen noch die Mitarbeiter in der letzten Zeit bei ihm erlebt und der Anblick war ein Trost für alle Anwesenden.

Sami hatte auch die Fähigkeit, Kinder von ihren Problemen abzulenken:

Wenn wir Patienten mit einer terminalen Krankheit besuchten und auch ein Kind anwesend war, gingen Sami und ich oft mit dem Kind in einen anderen Raum, um zu lesen oder uns zu unterhalten, damit die Erwachsenen über Dinge sprechen konnten, die sie nicht vor dem Kind besprechen wollten

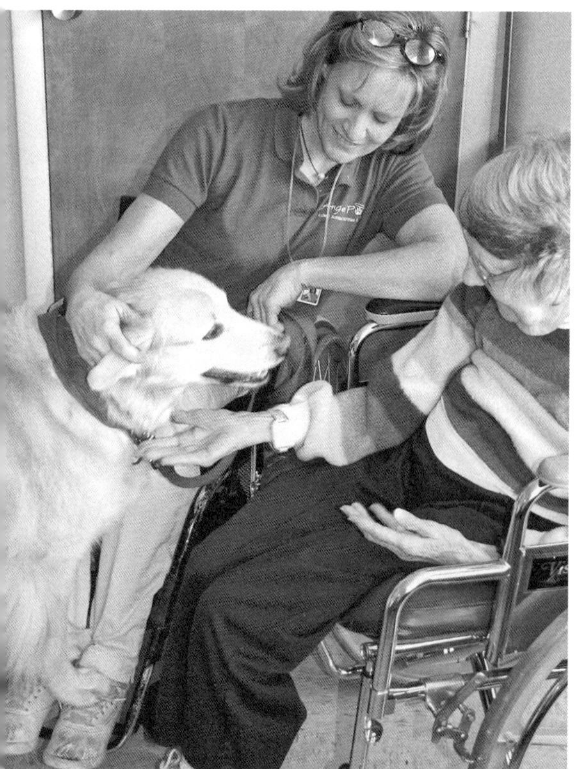

Abbildung 7.4
Sami stellte sich oft auf Pattis Füße, um die Menschen, die sie besuchte, besser erreichen zu können, wie diese Frau, der Sami so viel bedeutet hat, dass ihre Familie Sami nach dem Tod der Frau einlud, sie zu besuchen.

> oder um das Kind für eine Weile von der angespannten Atmosphäre im Zimmer des sterbenden Hospizpatienten zu befreien. Sami war auch eine große Hilfe für die Kinder, die gerade einen Angehörigen verloren hatten und sich im Trauerbereich des Hospizes aufhielten. Ich erzählte ihnen immer, dass ich nach dem Verlust meiner Brüder und meines Vaters aus verschiedenen Gründen mit meiner Familie oder meinen Freunden nicht gerne über meine Gefühle geredet habe und sagte ihnen, dass Sami mir geholfen hat, meinen Kummer zu überwinden, weil ich ihr alles anvertrauen konnte, ohne dass es sie störte, aufregte oder traurig stimmte, wie ich es von meiner Familie oder meinen Freunden befürchtete. Die Kinder stellten sich dann in einer Reihe auf, und ich ging mit Sami zu jedem Kind, damit es ihr seine Geheimnisse anvertrauen konnte. Anfangs zögerten einige Kinder, aber wenn sie sahen, dass die anderen Samis seidiges Ohr anhoben, um ihr ein Geheimnis anzuvertrauen und wie aufmerksam Sami zuhörte, entschlossen sie sich, dasselbe zu tun. Einige Kinder hatten das Bedürfnis, Sami mehr als einmal etwas zu erzählen. Das war sehr berührend.

Menschen mit einer Depression müssen sehr motiviert sein, um sämtliche Empfehlungen des Arztes zu befolgen; dies zehrt ihre Energie, ihre Kraft und ihre Tränen auf. Alles fällt schwer: essen, schlafen, gesund werden. Eine Depression zu überwinden, ist häufig ein mühevolles Unterfangen. Oft vermögen Worte den Schmerz und die Verzweiflung, die die Depression ausgelöst haben, nicht zu heilen. Doch die diskrete Präsenz eines Hundes kann bisweilen einen Zugang eröffnen, sodass etwas Licht die Finsternis der depressiven Verstimmung durchdringen kann.

Robert entwickelte während seines langen Krankenhausaufenthaltes eine Depression und niemand war in der Lage, zu ihm durchzudringen. Drei Wochen lang hatte er allen Versuchen der Mitarbeiter, ihn aufzuheitern, widerstanden. Roberts Sozialarbeiterin wusste, dass Roberts Familie zu Hause zwei Hunde hatte, die er sehr liebte. Deshalb dachte sie, ein Therapiehund sei genau die richtige Medizin. Jacque Speed berichtet, wie die Besuche mit ihrer Therapiehündin Reilly Robert halfen, seine Depression ein Stück weit zu überwinden:

> Als Roberts Sozialarbeiterin mich und meinen Golden Retriever Reilly auf dem Flur des Krankenhauses entdeckte, hat sie uns regelrecht entführt! Sie berichtete, der Patient sei sehr deprimiert und spreche kaum noch mit

> Besuchern. Als Reilly und ich das Zimmer des Patienten betraten, wurden wir nicht wie üblich mit einem Lächeln und einem strahlenden Gesicht begrüßt, was meistens der Fall ist, wenn die Patienten sehen, dass ein bildschöner Golden Retriever sie besuchen will. Robert streckte ruhig seine Hand nach Reilly aus und begann, ihr Gesicht und ihre Ohren sanft zu streicheln. Nach einigen Minuten begann ich ein Gespräch mit Robert und je länger er Reilly streichelte, desto mehr sprach er mit mir. Unterdessen war seine Tochter gekommen. Vom Flur aus konnte sie alles sehen und hören. Als wir gingen, sprach sie mich an und dankte mir mit Tränen in den Augen, dass wir ihren Vater ins Leben zurückgeholt hatten. Robert wurde vor unserem nächsten Besuch entlassen und wir sahen ihn nicht wieder. Aber ich bin überzeugt, dass die Tür, die durch Reillys Besuch geöffnet wurde, seine Genesung ermöglicht hat.

Patienten, die eine Krankheit und Genesung durchstehen, sind oft mutlos und verzweifelt. So war es auch bei einem Patienten, den Shelley Bates und ihr Therapiehund Bentley, ein Beagle-Coonhound-Mischling, besuchten.

> Der junge Mann, der sich in einer Rehabilitationsklinik befand, war von Patienten umgeben, die zumeist viel älter waren als er. Er war deprimiert, weil er verletzt war, weil er von seiner Familie und seinen Freunden getrennt war und weil er sich in einer fremden Umgebung befand. Er reagierte auf nichts und niemanden – bis Bentley kam. Bentley ist der ABSOLUT entspannteste Hund der Welt – garantiert. Ich habe ihm sogar nach der Figur aus Winnie-the-Pooh den Spitznamen «Eeyore» gegeben. Bentleys ruhiges Temperament und die Tatsache, dass er jeden akzeptiert, machen ihn zum idealen Schmuse- und Therapiehund.
>
> Der junge Mann bat sofort, Bentley auf sein Bett zu setzen und Bentley kam der Bitte nur allzu gerne nach und kuschelte sich der Länge nach an den Körper des jungen Mannes. Schließlich schlossen beide zufrieden die Augen. Man hätte denken können, dass sie schlafen, wäre da nicht das Lächeln gewesen, das auf dem Gesicht des Mannes erschien – und ich möchte schwören, auch auf Bentleys. Das ganze Verhalten des jungen Mannes veränderte sich – und nur weil der kleine Bentley ein bisschen mit ihm kuschelte. Während ich die beiden beobachtete, hörte ich an der Tür ein schlurfendes Geräusch und sah, dass sämtliche Mitarbeiter Bentleys Werk bestaunten – alle grinsten zufrieden, genau wie ihr Patient.

Marlene Miller und ihre Wolfsspitzen Zeus und Mitsu besuchen viele Leute in MacKenzie Place, eine Langzeitpflegeeinrichtung in Newmarket, Ontario, Kanada. Viele Bewohner dort haben keine Angehörigen, die sie besuchen. Menschen mit gesundheitlichen Problemen sind oft einsam, dies betrifft besonders Senioren, die langjährige Bezugspersonen oft schon verloren haben. Einsamkeit ist ein großes Problem, das aus medizinischen Gründen vermieden werden sollte, denn einsame Senioren haben nachweislich ein erhöhtes Risiko, gravierende Gedächtnisprobleme zu entwickeln (Conroy et al., 2010). Zudem geht Einsamkeit mit einem erhöhten Sterberisiko einher (Patterson/Veenstra, 2010; Shiovitz-Ezra/Ayalon, 2010).

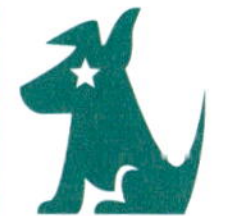

Einsamkeit erhöht das Sterberisiko. Shiovitz-Ezra und Ayalon (2010) begleiteten acht Jahre lang eine Stichprobe von Erwachsenen im Alter von 50 Jahren und darüber. Ihre Ergebnisse:

- Menschen, die weniger als oder bis zu zwei Jahren einsam waren, hatten ein 56 % höheres Sterberisiko.
- Teilnehmer, die während der Durchführung der Studie ständig einsam waren, hatten ein 83 % höheres Sterberisiko.

Ständiger Kontakt zu anderen Menschen ist wichtig, um die Folgen der Einsamkeit zu verhindern (Drageset, 2004). Für Senioren, die wenig Besuch von Angehörige und anderen bekommen, sind Therapiehunde eine ideale Möglichkeit, um der Einsamkeit vorzubeugen (Banks/Banks, 2002). Für Therapiehundehalter ist es wichtig zu wissen, dass die wenigen Minuten, die ein einsamer, älterer Mensch mit dem Hund verbringt, mehr sind als nur ein paar vergnügliche Momente. Die Wahrscheinlichkeit ist groß, dass der Hund den Senioren ein glücklicheres, gesünderes, längeres und erfüllteres Leben ermöglicht.

7.4 Über schwierige Zeiten hinweghelfen

Jeder Mensch wird in seinem Leben mit Verlust und Kummer konfrontiert. Hunde können in schweren Zeiten die dringend benötigte bedingungslose und unvoreingenommene Unterstützung gewähren. Dr. Karen

Allen (1995) fasst zusammen, was ihr fünf Frauen nach dem Tod ihrer Ehemänner über die Unterstützung durch ihre Hunde berichtet haben:

> Jede der Frauen sagte, sie habe es sehr zu schätzen gewusst, dass die Familie und Freunde sie trösten wollten, aber sie habe es vorgezogen, in der Zeit unmittelbar nach dem Tod ihres Mannes mit ihrem Hund allein zu sein. Zum einen, weil der Hund auch ihrem Mann gehörte, zum anderen, weil sie das Gefühl hatte, dass sie niemandem etwas vorspielen musste und keiner darauf achtete, wie gut es ihr gelang, sich «zusammenzureißen». Alle Frauen sagten, der Hund habe sämtliche Eigenschaften, die man sich von der besten Freundin wünscht (wie z. B. aufmerksames Zuhören, Körperkontakt, Empathie) und nehme keine unerwünschten Wertungen vor. Alle Frauen berichteten, sie hätten, um die Beerdigungsfeierlichkeiten durchzustehen, die für Hunde tabu sind, an ihren Hund gedacht und etwas, was sie an ihn erinnerte, in der Tasche gehabt (z. B. ein Spielzeug, ein Halsband etc.). Dass die Reaktionen dieser Frauen eine so große Ähnlichkeit aufwiesen, hat mich sehr beeindruckt. (S. 6)

Mary Ann Hirt erlebte den heilenden Einfluss von Therapiehunden auf trauernde Menschen unmittelbar bei einem, wie sie dachte, ganz normalen Krankenhausbesuch mit ihrer dänischen Dogge Cooper:

> Unsere letzte Station war eines der Wartezimmer auf der Intensivstation. Als wir dort ankamen, sah ich, dass der Ehemann, die Ehefrau und der Großvater auf einer Seite des Zimmers nahe beisammensaßen und schluchzten. Ich wusste nicht, ob ich zu ihnen gehen sollte oder nicht, beschloss dann aber, sie in Ruhe zu lassen und ging auf die andere Seite des Zimmers. Dort saß eine Familie, die dem Charme von Cooper, meinem Marmaduke, im wahren Leben nicht widerstehen konnte. Während die Familie ihn streichelte und sich mit mir unterhielt, bemerkte ich, dass jemand neben mir stand. Als ich hinschaute, sah ich, dass es jemand von der trauernden Familie war. Die Frau fragte, ob mein Hund zu ihnen kommen würde und Cooper tat ihr natürlich den Gefallen. Dänische Doggen haben die Angewohnheit, sich auf die Hinterbeine zu stellen und einem ihre Vorderpfoten auf die Schultern zu legen, was Cooper natürlich sofort bei dem Ehemann tat, der kahlköpfig und außerdem kleiner als Cooper war. Als Cooper dann auch noch anfing, den Kopf des Mannes abzulecken, brachen alle Familienmitglieder und beinahe das ganze Wartezimmer in

Gelächter aus. Cooper hatte einer Familie eine willkommene, kurze Ablenkung von ihrem Kummer verschafft.

Es heißt oft, dass Kinder, die mit Haustieren zusammenleben, von diesen etwas über das Leben, den Tod und das Loslassen von lieben Angehörigen lernen, da Haustiere nicht allzu lange leben. Das 2001 erschienene Buch *Blessing the Bridge: What Animals Teach Us About Death, Dying and Beyond* von Rita Reynolds beschreibt, was wir von unseren Haustieren über den Umgang mit Verlusten lernen können.

Unsere Haustiere helfen uns auch, den Trauerprozess zu überwinden. Sie sind an unserer Seite, wenn wir Trost und Verständnis brauchen, spiegeln mit ihren klugen Augen unsere Emotionen wider, lecken uns ab und lassen sich streicheln, um uns zu trösten. Ihr Hund und Sie tauschen Emotionen aus, ganz ohne Worte, die ohnehin niemals Ihre Gefühle wiedergeben können, und in einer Offenheit, die Ihnen unangenehm wäre, wenn Sie es mit Menschen zu tun hätten. Hunde lehren uns auch, dass Leid nicht ewig dauern kann. Sie wollen regelmäßig gefüttert werden, spielen, spazieren geführt werden und Gassi gehen. Auf diese Art und Weise zeigen sie uns, dass wir uns auch um elementare Bedürfnisse kümmern müssen, um eigene wie um fremde, und indem wir ihrer Aufforderung folgen, wird Abschiednehmen zu einem natürlichen Teil des Lebens.

In der Leichenhalle von einem geliebten Menschen Abschied zu nehmen, ist oft eine große emotionale Belastung. Manchmal kann ein freundlicher, ruhiger Therapiehund das Leid der Trauernden lindern. In manchen Leichenhallen gehört ein Therapiehund sogar zum Team.

Auch Reverend Danielle Di Bona hat erlebt, wie wichtig Hunde in schweren Zeiten sein können:

> Als Geistliche begleite ich die Mitglieder meiner Gemeinde bei freudigen und bei traurigen Anlässen. Einmal hielt ich einen Trauergottesdienst für eine Familie ab, deren Angehörigen meine Therapiehündin Naomi und ich häufig besucht hatten. Naomi hatte mich an diesem Tag schon früher zur Arbeit begleitet und da ich sie während des Gottesdienstes ungern im Auto lassen wollte, nahm ich sie einfach mit hinein. Während des Gottesdienstes saß Naomi still in der Nähe der Kanzel. Am Ende des Gottesdienstes bat ich die Familie und Freunde nach vorne, um sich von ihrem Angehörigen zu verabschieden. Jeder, der am Sarg und an mir vorbeging, blieb vor

Naomi stehen und streichelte sie. Niemand ging so an ihr vorbei. Naomi brauchte keine Worte – ihre bloße Anwesenheit und Freundlichkeit war unendlich tröstlich.

Marie und Loren waren ein außergewöhnliches Paar. Pauline Glagola und ihre Therapiehunde Rocky und Chip begegneten ihnen, als sie das Wohnheim in Hilltop besuchten, eine Einrichtung für begleitetes Wohnen.

Marie hatte Krebs im Endstadium und ihr Ehemann Loren die Alzheimer-Krankheit im Frühstadium. Doch wer Marie und Loren sah, sah keine Krankheit, sondern innige Zuneigung. Alle Damen sagten, sie hätten noch nie einen Mann gesehen, der seine Frau so abgöttisch liebt wie Loren Marie. Er fuhr sie im Rollstuhl zum Essen, reichte ihr das Essen an und kümmerte sich um ihre persönlichen Bedürfnisse. Ihre 50-jährige Ehe war offensichtlich von Liebe und Freunde geprägt.
Rocky besuchte seine Damen gewöhnlich in einem Gemeinschaftsraum, doch bei Marie machte er eine Ausnahme und besuchte sie in ihrem Zimmer. Rocky legte seinen Kopf immer in ihre Hände und schaute ihr tief in die Augen, das machte er nur bei Marie. Chip war dagegen etwas kesser, er lief zu ihrem Bett, sprang hinauf und legte sich neben sie. Wenn ich Chip aufforderte, das Bett zu verlassen, wehrte Marie immer ab: «Nein, lassen Sie ihn nur. Du weißt genau, wer dich liebt, nicht wahr Chip?!»

Als Chip Marie zum letzten Mal besuchte, konnte sie ihre Augen nicht öffnen:

«Aufwachen! Chip ist hier und will dich besuchen», sagte der besorgte Loren hoffnungsvoll zu Marie. Dieses Mal jedoch sprang Chip nicht aufs Bett, sondern legte nur seinen Kopf auf Maries Hand, blieb ein paar Sekunden ruhig stehen, schaute Marie ernst an und verließ das Zimmer. Ich war ziemlich überrascht über Chips kurzen Besuch, sagte mir aber, er wisse schon, was er tue. Am nächsten Tag erfuhr ich, dass Marie ungefähr 45 Minuten nach Chips Besuch gestorben war. Rückblickend könnte man den Eindruck haben, als hätte Chip Maries letzte Momente Loren überlassen wollen.

Da Pauline wusste, wie wichtig Chip für Marie und Loren gewesen war, rief sie bei dem Bestattungsunternehmer an und fragte, ob Chip bei

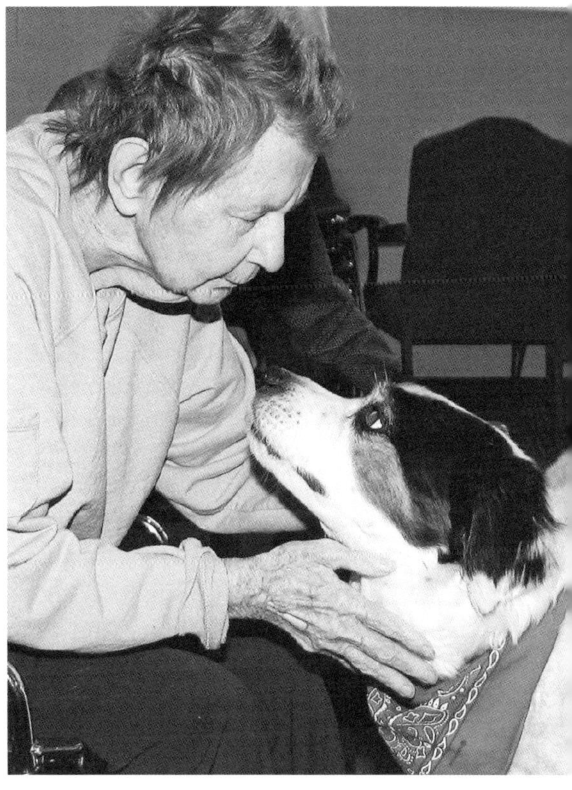

Abbildung 7.5
Marie und Therapiehund Rocky, ein Australian Shepherd-Berner Sennenhund-Mischling haben nur Augen füreinander. Foto mit freundlicher Genehmigung von Ron Paglia.

dem geplanten Besuch der Familie dabei sein dürfe. Der Bestattungsunternehmer war über die ungewöhnliche Bitte schockiert:

> Er tat, als hätte ich von ihm verlangt, Marie von den Toten aufzuerwecken. Also machte ich das, was ich für richtig hielt. Mein Mann und ich zogen uns an, setzten Chip ins Auto und fuhren zu dem Besuch. Als die Familie merkte, dass Chip im Auto war, bestand sie darauf, ihn hereinzuholen. Die Familie führte Chip geradewegs in die Mitte des Raumes. Chip schaute sich eine Weile um, entdeckte Loren und ging direkt auf den Mann zu, der seiner Meinung nach seinen besonderen Trost dringend brauchte. Loren streckte seine Hand nach Chip aus: «Da ist ja mein kleiner Freund. Ich bin so froh, dich zu sehen.» Chip saß 15 Minuten bei Loren, dessen Hand Chips Fell auch noch weiter streichelte, als die Trauergäste zu ihm kamen, um zu kondolieren. Als ich mich anschickte, Chip hinauszubringen, sah ich, dass wir noch bleiben mussten, weil die ganze Familie unbedingt den kleinen Hund

sehen wollte, den Marie so liebte und von dem sie ständig erzählt hatte. Loren meinte: «Marie wäre sehr froh, wenn sie wüsste, dass Chip hier ist.» Ich glaube, am meisten hätte Marie gefreut, ihren geliebten Loren in den Pfoten der Therapiehunde zu wissen, die ihr Leid gelindert und sie zum Lachen gebracht haben – auch in Zeiten, als das Leben zur Last wurde.

Du weißt genau, wer dich liebt, nicht wahr Chip? Chip weiß natürlich, wer ihn liebt – und er erwidert diese Liebe ganz bestimmt.

7.5 Soziale Kontakte stärken die psychische und körperliche Gesundheit

Soziale Kontakte zu Nachbarn, zur Familie und zu Freunden fördern auch die körperliche Gesundheit. Die medizinische Forschung hat den Zusammenhang zwischen sozialen Kontakten und dem Gesundheitszustand umfassend untersucht. Demnach geht ein Leben ohne Freunde mit schlechter Gesundheit einher, Menschen mit sozialen Kontakten sind dagegen gesünder und für ältere Menschen gilt: je mehr soziale Aktivitäten, desto besser die Gesundheit (Zunzunegui et al., 2004). Interessanterweise brauchen ältere Menschen nicht nur familiäre Kontakte. Eine groß angelegte Studie, an der 3 000 Senioren teilnahmen, hat ergeben, dass der Kontakt zu Freunden besser für die Gesundheit ist als der Kontakt zu Familienmitgliedern und Kindern (Zunzunegui et al., 2004). Es ist erstaunlich, dass so einfache Dinge wie Kontakt zu Freunden, Umgang mit Nachbarn und Interesse an anderen Menschen das Wohlbefinden verbessern und zu einem längeren und gesünderen Leben verhelfen können (Barefoot et al., 2005; Giles et al., 2005).

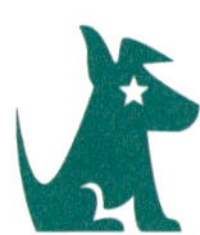

> Forscher von der Duke University haben die Befunde ihrer groß angelegten Studie mit mehr als 10 000 Teilnehmern vorgestellt. In dieser Studie wurde der Zusammenhang zwischen sozialen Kontakten und Gesundheit untersucht (Barefoot et al., 2005). Häufige Interaktionen mit Familienmitgliedern und Freunden senken das Risiko, eine Herzerkrankung zu entwickeln, und das Sterberisiko um etwa 25 %.

Ältere Menschen, die sozial gut vernetzt sind, haben auch weniger Gedächtnisprobleme. Wenig Kontakt zu Verwandten und Freunden geht mit einem schlechteren Gedächtnis einher (Zunzunegui et al., 2003). Umgekehrt gilt: Menschen mit mehr sozialen Kontakten haben ein geringeres Risiko, Gedächtnisprobleme zu entwickeln. Eine Studie, die mehr als 6 000 Senioren über einen Zeitraum von 5 ½ Jahren begleitet hat, kommt zu dem Schluss, dass bei Menschen, die sozial gut vernetzt sind, die intellektuellen Fähigkeiten und Gedächtnisleistungen langsamer abnehmen (Barnes et al., 2004). Bei Menschen mit vielen sozialen Kontakten bleiben die geistigen Fähigkeiten am längsten erhalten. Reger Austausch mit Nachbarn und Freunden hält demnach das Gehirn auf lange Sicht fit.

Für jüngere Menschen ist Essen oft ein wichtiger Teil ihres sozialen Lebens und Essen macht in Gesellschaft anderer in jedem Fall mehr Spaß. Ältere Menschen haben meistens einen eingeschränkten Speiseplan und vielen Senioren ist das Essen nicht mehr so wichtig. Essen ist ihnen eher eine lästige Pflicht als ein Genuss. Forscher von der University of Maryland haben nachgewiesen, dass Senioren, die mehr soziale Kontakte haben, bessere Esser sind (Sahyoun/Zhang, 2005):

- Senioren, die soziale Kontakte haben, sind bessere Esser.
- Die Ernährung von Senioren mit guten, sozialen Kontakten ist gesünder und nährstoffreicher.
- Senioren mit guten, sozialen Kontakten essen mehr Obst und Gemüse als Senioren mit wenig sozialen Kontakten.

Unabhängig davon, ob Sie Ihre Mahlzeiten in Gesellschaft anderer zu sich nehmen oder allein, gute Kontakte zu Freunden und Bekannten führen zu gesünderem Essverhalten, zumindest bei älteren Menschen.

Soziale Beziehungen sind auch wichtig mit Blick auf ein längeres Leben. Australische Forschen haben ältere Mitbürger über einen Zeitraum von 10 Jahren begleitet (Giles et al., 2005). Ihre Erlebnisse:

- Das Risiko, während der Durchführung der Studie zu sterben, verringerte sich um 20 % bei mindestens 70-jährigen Senioren, wenn sie gute Kontakte zu Freunden hatten.
- Soziale Interaktionen mit Freunden senkten das Sterberisiko mehr als Interaktionen mit Familienmitgliedern.

Auch wenn wir Kinder denken, wir und die Enkel seien als soziale Kontakte für Opa völlig ausreichend, so gilt: außerfamiliäre Kontakte sind für Senioren von großer Bedeutung. Plaudern und spazieren gehen mit einem ruhigen, gut erzogenen Hund sind eine gute Möglichkeit, die Aufmerksamkeit der Senioren von eigenen Problemen abzulenken und auf die ihrer zwei- und vierbeinigen Freunde zu richten.

Wissenschaftler im Vereinigten Königreich haben Hundebesitzer, die ihre Hunde in einem Hundepark spazieren führten, gefragt, was sie an ihrem Hund schätzen (Knight/Edwards, 2008). Die Hundebesitzer gaben an, dass der Hund sie motiviert, sich zu bewegen, aber sie nannten auch soziale und emotionale Aspekte, z. B. dass sie durch den Hund neue Freunde gefunden haben und ein Hund immer ein guter Gesprächseinstieg ist. Diese Hundebesitzer «bezeichneten ihren Hund als Kamerad, Freund und sogar Therapeut» (Knight/Edwards, 2008: 443).

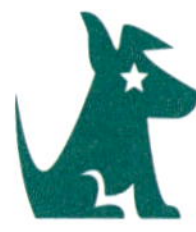

Was Hundebesitzer über ihre Hunde sagen (Knight/Edwards, 2008)

- Körperliche Vorteile
  - Der Hund motiviert sie, sich jeden Tag zu bewegen.
  - Hundebesitzern, die sich vor dem Hundespaziergang einsam oder deprimiert fühlten,
  - ging es danach körperlich und geistig besser.
  - Die Bewegung mit dem Hund hält Senioren aktiv und gesund.
- Emotionale Vorteile
  - Hunde heitern ihre Besitzer auf, wenn sie bedrückt sind.
  - Hunde schenken bedingungslos Gesellschaft, Trost und Liebe.
  - Hunde erspüren die Stimmung ihrer Besitzer und werden zu Therapeuten: sie hören sich ihre Sorgen an und trösten sie vorbehaltlos.
  - Hunde vermitteln ihren Besitzern beim Spaziergang Selbstbewusstsein, Sicherheit und Schutz.
  - Hundebesitzer fühlen sich dank ihres Hundes weder allein noch einsam oder isoliert.

Literatur

Allen, K. (1995). Coping with life changes and transitions: The role of the pet. *Interactions* 13:5–6, 8–10.

Banks, M. R., and Banks, W. A. (2002). The effects of animal-assisted therapy on loneliness in an elderly population in long-term care facilities. *Journals of Gerontology: Series A: Biological Sciences and Medical Sciences* 57:M428–32.

Barak, Y., Savorai, O., Mavashev, S., and Beni, A. (2001). Animal-assisted therapy for elderly schizophrenic patients: A one-year controlled trial. *American Journal of Geriatric Psychiatry* 9:439–42.

Barefoot, J. C., Gronbaek, M., Jensen, G., Schnohr, P., and Prescott, E. (2005). Social network diversity and risks of ischemic heart disease and total mortality: Findings from the Copenhagen City Heart Study. *American Journal of Epidemiology* 161:960–7.

Barnes, L. L., Mendes de Leon, C. F., Wilson, R. S., Bienias, J. L., and Evans, D. A. (2004). Social resources and cognitive decline in a population of older African Americans and whites. *Neurology* 63:2322–6.

Cline, K. C. (2010). Psychological effects of dog ownership: Role strain, role enhancement, and depression. *Journal of Social Psychology* 150:117–31.

Conroy, R. M., Golden, J., Jeffares, I., O'Neill, D., and McGee, H. (2010). Boredom-proneness, loneliness, social engagement and depression and their association with cognitive function in older people: A population study. *Psychology, Health, & Medicine* 15:463–73.

Dimitrijević, I. (2009). Animal-assisted therapy—A new trend in the treatment of children and adults. *Psychiatrica Danubina* 21:236–41.

Drageset, J. (2004). The importance of activities of daily living and social contact for loneliness: A survey among residents in nursing homes. *Scandinavian Journal of Caring Sciences* 18:65–71.

Giles, L. C., Glonek, G. V., Luszcz, M. A., and Andrews, G. R. (2005). Effect of social networks on 10 year survival in very old Australians: The Australian Longitudinal Study of Aging. *Journal of Epidemiology and Community Health* 59:574–9.

Hamer, M., Bates, C. J., and Mishra, G. D. (2011). Depression, physical function, and risk of mortality: National Diet and Nutrition Survey in adults older than 65 years. *American Journal of Geriatric Psychiatry* 19:72–8.

Knight, S., and Edwards, V. (2008). In the company of wolves: The physical, social, and psychological benefi ts of dog ownership. *Journal of Aging and Health* 20:437–55.

Kovacs, Z., Kis, R., Rozsa, S., and Rozsa, L. (2004). Animal-assisted therapy for middle-aged schizophrenic patients living in a social institution: A pilot study. *Clinical Rehabilitation* 18:483–6.

Nathans-Barel, I., Feldman, P., Berger, B., Modai, I., and Silver, H. (2005). Animal-assisted therapy ameliorates anhedonia in schizophrenia patients: A controlled pilot study. *Psychotherapy and Psychosomatics* 74:31–5.

Patterson, A. C., and Veenstra, G. (2010). Loneliness and risk of mortality: A longitudinal investigation in Alameda County, California. *Social Science & Medicine* 71:181–6.

Reynolds, R. M. (2001). *Blessing the bridge: What animals teach us about death, dying, and beyond.* Troutdale, OR: New Sage Press.

Saczynsik, J. S., Beiser, A., Seshadri, S., Auerbach, S., et al. (2010). Depressive symptoms and risk of dementia: The Framingham Heart Study. *Neurology* 75:35–41.

Sahyoun, N. R., and Zhang, X. L. (2005). Dietary quality and social contact among a nationally representative sample of the older adult population in the United States. *Journal of Nutrition, Health, and Aging* 9:177–83.

Seitz, D., Purandare, N., and Conn, D. (2010). Prevalence of psychiatric disorders among older adults in long-term care homes: A systematic review. *International Psychogeriatrics* 4:1–15.

Shiovitz-Ezra, S., and Ayalon, L. (2010). Situational versus chronic loneliness as risk factors for all-cause mortality. *International Psychogeriatrics* 22:455–62.

Sockalingam, S., Li, M., Krishnadev, U., Hanson, K., et al. (2008). Use of animal-assisted therapy in the rehabilitation of an assault victim with a concurrent mood disorder. *Issues in Mental Health Nursing* 29:73–84.

Vasiliadis, H., Lesage, A., Adair, C., Wang, P.S., and Kessler, R.C. (2007). Do Canada and the United States differ in the prevalence of depression and utilization of services? *Psychiatric Services* 58:63–71.

Zunzunegui, M., Alvardo, B.E., Del Ser, T., and Otero, A. (2003). Social networks, social integration, and social engagement determine cognitive decline in community-dwelling Spanish older adults. *Journals of Gerontology: Series B: Psychological Sciences and Social Sciences* 58B:S93–100.

Zunzunegui, M., Kone, A., Johri, M., Beland, F., et al. (2004). Social networks and self-rated health in two French-speaking Canadian community dwelling populations over 65. *Social Science & Medicine* 58:2069–81.

8. Der Umgang mit Bailey stärkt das Herz

Eine Herzerkrankung kann zu anderen gesundheitlichen Problemen führen. Bluthochdruck und ein hoher Cholesterinspiegel bedingen Gefäßschäden und können den Blutfluss zum Herzen behindern und Schmerzen in der Brust oder einen Herzanfall auslösen. Wird der Blutfluss zum Gehirn behindert, kann ein Schlaganfall die Folge sein. Zudem kann eine Herzerkrankung einen unregelmäßigen Herzschlag, eine so genannte Arrhythmie, nach sich ziehen.

Herzerkrankungen sind leider keine Seltenheit. Einer von drei Erwachsenen ist davon betroffen (Zhang, 2010). Herzerkrankungen sind bei Männern und Frauen Todesursache Nummer eins. Einer von drei Todesfällen weltweit ist auf eine Herzerkrankung zurückzuführen (Bitton/Gaziano, 2010).

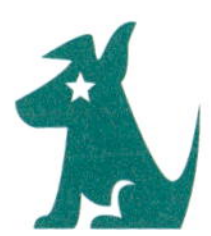

Herzerkrankungen sind kein Männerproblem.

Beide Geschlechter sind von der Krankheit betroffen – eine von drei Personen (Männern *und* Frauen).
Herzerkrankungen sind der Killer Nummer eins bei Männern und bei Frauen – es sterben mehr Menschen daran als an Krebs.

Eine kardiopulmonale Wiederbelebung rettet das Leben von Menschen, die einen Herzanfall erleiden. Sie sichert das Überleben der Patienten bis zum Eintreffen des medizinischen Notfallteams – Notärzte und Rettungssanitäter. CJ Anderson vermittelt anderen, wie sie sich bei Herzproblemen verhalten müssen. Sie gibt Kurse für kardiopulmonale Wiederbelebung. CJ mag Hunde sehr, besonders Therapiehunde. Sie ist ehrenamtliche Mitarbeiterin bei Gabriel's Angels und kümmert sich um Kinder in Krisensituationen. Die Organisation bietet tiergestützte

Therapien für misshandelte, vernachlässigte und gefährdete Kinder an (s. Kap. 3), aber auch für Menschen im Endstadium ihrer Krankheit, die sich im Hospice of the Valley in Phoenix, Arizona, befinden.

Da CJ Kurse für Erste Hilfe und kardiopulmonale Wiederbelebung für Menschen anbietet, kam ihr die Idee, Erste-Hilfe-Kurse auch für Haustierbesitzer anzubieten. Nachdem CJ einem Tierarzt und seinen Mitarbeitern kardiopulmonale Wiederbelebung beigebracht hatte, sagte der Tierarzt, auch Haustierbesitzer sollten kardiopulmonale Wiederbelebung lernen. Er fragte: «Wissen Sie eigentlich, wie viele Tiere auf dem Behandlungstisch sterben? Wenn die Besitzer durch Erste Hilfe ein paar kostbare Minuten herausschlagen könnten, wäre sehr viele gewonnen.» Dies inspirierte CJ, Erste-Hilfe-Kurse für Haustiere anzubieten und zu leiten, lange bevor das Rote Kreuz ähnliche Kurse anbot.

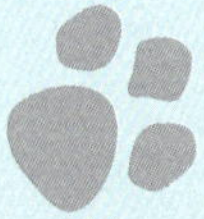

Tipp

Das Rote Kreuz bietet Erste Hilfe Kurse und Kurse für kardiopulmonale Wiederbelebung an, damit Sie wissen, was Sie tun müssen, um Ihren Mitmenschen und Ihrem Hund zu helfen.

CJ gehört zu den Menschen, die, sobald sie Probleme sehen, nach einer Lösung suchen. Manchmal ist es jedoch eine ziemliche Herausforderung, Menschen zu motivieren, das zu tun, was nötig wäre, um sich selbst zu helfen – und nach CJs Erfahrung können Haustiere in diesem Fall Abhilfe schaffen:

> Vorab möchte ich sagen, dass ich Menschen kenne, die Dinge für ihre Tiere tun, die sie für sich selbst niemals tun würden. Als wir mit dem Erste Hilfe Kurs für Tiere begannen, kamen viele Kursteilnehmer zu mir und sagten: «Es ist toll, dass ich kardiopulmonale Wiederbelebung für meinen Hund gelernt habe. Mein Mann (Vater, Bruder, Schwester) ist auch herzkrank. Ich überlege, ob ich kardiopulmonale Wiederbelebung nicht auch für ihn lernen sollte.» Auch meine Mutter gehört zu diesen Menschen, die sich eher um den Hund als um ihre Herzerkrankung kümmern.
>
> Meine Mutter war Diabetikerin und schwer herzkrank. Leider hat sie nicht genug auf sich geachtet, als es an der Zeit war, sich um ihre Herzprobleme zu kümmern. Ihre Art, auf die Ernährung zu achten, bestand darin, dass sie sich zusätzliche Einheiten Insulin spritzte und sich dann zum Mittagessen

einen Becher Eiscreme genehmigte. Als die Herzerkrankung meiner Mutter sich verschlimmerte, hatte sie ständig Angst, das Haus zu verlassen, weil sie befürchtete, ihr könnte draußen etwas passieren. Was sie antrieb und sie davon abhielt, eine Einsiedlerin zu werden, waren ihre Chihuahuas. Sie nahm mit ihnen an Ausstellungen teil, die der American Kennel Club organsierte, und wurde sogar Kassenwart des Klubs. Obwohl die Hundezucht immer nur ihr Hobby war, gewannen ihre Hunde Preise. Dies war ihre Motivation, möglichst gesund und aktiv zu bleiben. Um ihrer Hunde willen blieb sie mit der Außenwelt in Kontakt, achtete auf ihre Gesundheit, tauschte sich mit anderen Menschen aus und, davon bin ich überzeugt, lebte länger als sie ohne ihre Hunde gelebt hätte.

Wenn ich an meine Mutter denke, sehe ich sie immer inmitten ihrer Hunde. Die Hunde waren ihre Beschützer. Wir merkten sofort, wenn sie krank war, weil die Hunde dann im Bett eine Mauer um sie bildeten. Sie und ihre Chihuahuas haben gut aufeinander aufgepasst.

Am Beispiel von CJs Mutter und ihren Hunden wird deutlich, dass Hundebesitzer und ihre Hunde gut aufeinander aufpassen. CJs Mutter fühlte sich verantwortlich für das Wohlergeben ihrer winzigen Hunde und dies gab ihr die Kraft, den Willen und die Motivation, auf sich zu achten und sich um ihre Herzerkrankung zu kümmern. Meine Tätigkeit als Ärztin hat mich gelehrt, dass sämtliche wissenschaftlichen Ergebnisse der Welt und ständige Ermahnungen von mir und der Familie des Patienten mit Abstand keine so große Wirkung haben wie zwei bittende braune Augen in einem Hundegesicht, die sagen: «Ohne dich bin ich hilflos. Du musst für mich stark sein. Achte auf dich, damit du dich gut um mich kümmern kannst!»

8.1 Mit Fluffys Hilfe die Risikofaktoren für Herzerkrankungen reduzieren

Wenn ein Elternteil oder eines Ihrer Geschwister nicht herzkrank ist, machen Sie sich wahrscheinlich gar keine Gedanken um die Risikofaktoren einer Herzerkrankung. Eine landesweite Untersuchung junger Erwachsener hat jedoch ergeben, dass in den USA drei von fünf Menschen wenigsten einen der folgenden Risikofaktoren haben (Kuklina/Yoon/Keenan, 2010):

- Bluthochdruck
- Adipositas
- Rauchen
- Ein naher Angehöriger, der im Alter von unter 50 Jahren wiederholt Schmerzen in der Brust oder einen Herzanfall hatte.

Leider wissen viele Menschen nicht, welche Faktoren das Risiko einer Herzerkrankung erhöhen. Die meisten Erwachsenen kennen lediglich zwei lebensstilbedingte Risikofaktoren: Ungesunde Ernährung und Rauchen (Sanderson et al., 2009). Viele wissen nicht, was sie an ihrem Lebensstil verändern müssten, um ihr Risiko für eine Herzerkrankung zu reduzieren.

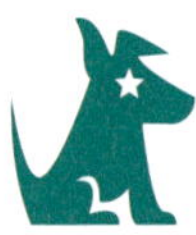

Wie Sie die Risikofaktoren für eine Herzerkrankung senken können

Verschaffen Sie sich jeden Tag Bewegung. Machen Sie täglich Aerobic-Übungen, gehen Sie so oft wie möglich zu Fuß anstatt zu fahren und nehmen Sie die Treppen und nicht den Aufzug.
Achten Sie auf Ihr Gewicht durch gesunde Ernährung und regelmäßige sportliche Betätigung.
Überprüfen Sie Ihren Blutdruck und fragen Sie Ihren Arzt, was Sie tun können, damit er im normalen Bereich bleibt. Möglicherweise müssen Sie Ihre Ernährung umstellen und mehr Sport treiben oder Medikamente einnehmen.
Wenn Sie Diabetes haben, kontrollieren Sie regelmäßig Ihren Blutzuckerspiegel.
Lernen Sie, mit Stress umzugehen.
Wenn Sie rauchen, geben Sie es auf.
Lassen Sie Ihren Cholesterinspiegel überprüfen und versuchen Sie, zu hohe Werte zu korrigieren, möglicherweise durch eine Ernährungsumstellung und mehr Sport oder durch Medikamente.
Essen Sie gesunde, naturbelassene Nahrungsmittel (z.B. frisches Obst, Gemüse, ganze Körner, Fisch und Nüsse).
Trinken Sie nicht zu viel Alkohol. Nehmen Sie täglich nicht mehr als einen gemixten Drink oder zwei Gläser Wein zu sich.

Auf bestimmte Risikofaktoren haben Sie keinen Einfluss: wenn z. B. Ihr Vater oder Bruder im Alter von 45 Jahren einen Herzanfall hatte. Einige ethnische Gruppen oder Rassen, etwa Afro-Amerikaner, Indianer und Amerikaner mexikanischer Herkunft, haben ein höheres Risiko, Herzprobleme zu entwickeln. Aber bestimmte Risikofaktoren lassen sich durchaus reduzieren. Sie können mit dem Rauchen aufhören und, falls Sie Diabetes haben, darauf achten, dass Sie Ihren Blutzuckerspiegel regelmäßig kontrollieren. Gesunde Ernährung und regelmäßige Bewegung sind von entscheidender Bedeutung, um das Risiko für eine Herzerkrankung zu senken, insbesondere wenn Sie übergewichtig sind, sich nicht viel bewegen, einen hohen Blutdruck, hohe Cholesterinwerte oder Diabetes haben.

Spazierengehen ist eine wunderbare Übung für Ihr Herz. In seinem Artikel «Exercise for Women Who Hate to Exercise» (Sportliche Aktivitäten für Frauen, die nichts von sportlichen Aktivitäten halten) empfahl Dr. Gordon Blackburn von der Cleveland Clinic als sportliche Aktivität das Spazierengehen (Blackburn, 2007). Und was rät Dr. Blackburn, um die Übung attraktiver zu machen? «Gehen Sie mit Ihrem Hund oder mit dem Ihres Nachbarn spazieren.» (S. 6)

Spazierengehen ist die einfachste Übung für Menschen, die eigentlich keinen Sport treiben. Spazierengehen kann so gut wie jeder, denn man ist weder von Geräten noch irgendwelchen Einrichtungen abhängig.

Tipp

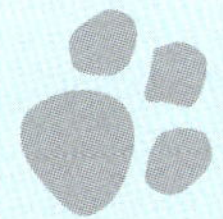

Tägliche Spaziergänge mit dem Hund sind gut für das Herz. Herzspezialisten empfehlen, täglich mindestens 30 Minuten spazieren zu gehen (Tudor-Locke, 2010). Mehrere Spaziergänge von 10 Minuten tun dem Herzen genauso gut wie ein Spaziergang von 30 Minuten.

Regelmäßiges Spazierengehen ist in jedem Fall hilfreich, aber Ihr Herz ist durch zügiges Spazierengehen über einen längeren Zeitraum noch besser geschützt. Die folgenden Befunde stammen von verschiedenen Studien, in denen normales Spazierengehen und positive Auswirkungen auf das Herz gegenübergestellt wurden:

- Normales Spazieren gehen von nur 30 Minuten an fünf Tagen pro Woche reduziert das Risiko einer Herzerkrankung um 19 % (Zheng et al., 2009).

- Studien mit gesunden Frauen haben gezeigt, dass ein Spaziergang von lediglich einer Stunde in der Woche das Risiko einer Herzerkrankung um 40 % und das Schlaganfallrisiko um mehr als 20 % reduziert (Oguma/Shinoda-Tagawa, 2004).
- Eine andere Studie kommt zu einem ähnlichen Ergebnis: regelmäßige Spaziergänge von mindestens einer Stunde in der Woche reduzieren das Risiko einer Herzerkrankung bei Männern und Frauen um ca. 30 % (Hamer/Chida, 2008).

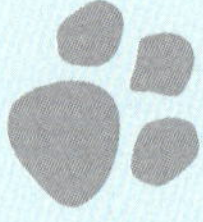

Tipp

Normales Spazierengehen senkt das Risiko einer Herzerkrankung. Ein Spaziergang von 30 Minuten pro Tag reduziert das Risiko, Herzprobleme zu entwickeln, um fast 20 %. Durch längere Spaziergänge oder eine Steigerung des Tempos ist Ihr Herz noch besser geschützt.

Es fällt manchmal schwer, ein Bewegungsprogramm durchzuhalten und man findet immer gute Gründe, es ausfallen zu lassen. Wie die medizinische Forschung übereinstimmend belegt, ist ein Hund eine gute Motivation, das Programm durchzuhalten (Cutt/Giles-Corti et al., 2008). Wie die Mutter von CJ hätten viele Leute kein Problem damit, die eigene Gesundheit zu vernachlässigen, aber sie würden ihrem Hund auf keinen Fall seinen täglichen Spaziergang vorenthalten. Eine im *International Journal of Behavioral Nutrition and Physical Activity* veröffentlichte Forschungsstudie hat die Aktivitäten von Menschen ohne Hund, die in eine neue Wohnung zogen, untersucht (Cutt/Knuiman/Giles-Corti, 2008):

- Ein Jahr nach dem Umzug in eine andere Gegend gingen die Teilnehmer mehr spazieren.
- Die Teilnehmer ohne Hund gingen 12 Minuten pro Woche länger spazieren.
- Die Hundebesitzer gingen vier Mal so lange spazieren, nämlich 48 Minuten pro Woche.

Was, wenn Ihre Freundin Herzprobleme hat, aber keinen Hund, der sie motiviert? Lassen Sie sie mit Ihrem Hund spazieren gehen. Da die Forscher von der University of Missouri-Columbia schon wussten, dass ein eigener Hund eine gute Motivation ist, das Bewegungsprogramm durchzuhalten, wollten sie noch herausfinden, ob ein «Leihhund» die gleiche Wirkung hat (Johnson/Meadows, 2010). In dieser Studie arbeiteten die Teilnehmer ohne Hund mit einem Therapiehund-Halter-Team zusammen, mit dem sie an fünf Tagen pro Woche 20 Minuten spazieren gingen. Nach einem Jahr absolvierten die Teilnehmer durchgängig etwa 3 der 4 vorgesehenen Spaziergänge und hatten im Durchschnitt 6 kg abgenommen. Was motivierte sie, das Bewegungsprogramm durchzuhalten? Als Grund wurde am häufigsten genannt, dass der Hund «mich für den Spaziergang braucht – er verlässt sich auf mich.»

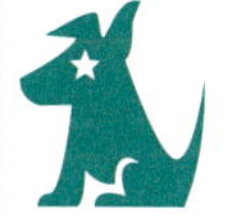

Was Menschen zum Durchhalten des Bewegungsprogramms mit Hund motiviert (Johnson/Meadows, 2010)

Sie fühlen sich verpflichtet, mit dem Hund spazieren zu gehen.
Das Wissen, dass der Hund seinen Spaziergang braucht, treibt sie morgens an, sich zu bewegen.
Die Gesellschaft des Hundes heitert sie auf und verbessert ihre Stimmung.
Sie glauben, das Zusammensein mit dem Hund «macht sie zu einem besseren Menschen.»
Der Spaziergang mit dem Hund tut ihnen gut.
Das Bewegungsprogramm reduziert Schmerzen, die sie davon abhalten könnten, sich zu bewegen.

In meinem Buch *Fit As Fido: Follow Your Dog To Better Health* (Marcus, 2008) steht, dass sich Ihr Essverhalten verbessert, wenn Sie «essen wie ein Hund». Die meisten Menschen befolgen diese einfachen Regeln bei der Fütterung ihres Hundes:

- Sie füttern den Hund regelmäßig.
- Sie achten auf nahrhaftes Futter.
- Sie wiegen das Futter ab, um sicher zu gehen, dass die Menge stimmt.
- Sie achten darauf, dass die Trinkschale des Hundes stets gefüllt ist.
- Sie achten darauf, dass der Hund nicht zu viele Snacks bekommt.

Wenn Sie diese vernünftigen Regeln auf Ihre Mahlzeiten übertragen, essen Sie mit Sicherheit gesünder.

Wie das Beispiel von CJs Mutter zeigt, kann die Verantwortung für ein Haustier Menschen veranlassen, sich besser zu ernähren. In einer im *Journal of Nutrition for the Elderly* (Dembicki/Anderson, 1996) veröffentlichten, interessanten Studie wurde untersucht, wie der Besitz eines Hundes die Gesundheit von Senioren beeinflusst. Es wurde festgestellt, dass Senioren mit einem Haustier signifikant mehr Milch und Gemüse konsumieren als Senioren ohne Haustier. Die Wissenschaftler führten dies darauf zurück, dass die Senioren die Mahlzeiten in Gesellschaft ihres Haustiers einnahmen, denn alleine essen ist bei Senioren nachweislich der Hauptgrund für mangelhafte Ernährung.

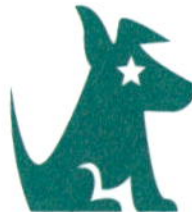

***Fit As Fido* (Marcus, 2008) – Ernährungstipps für die Herzgesundheit**

- Lassen Sie keine Mahlzeiten aus.
- Wählen Sie nährstoffreiche Nahrungsmittel aus und verzichten Sie auf Nahrungsmittel, die viele Kalorien und wenig Nährstoffe enthalten.
- Nehmen Sie kleine Portionen zu sich.
- Trinken Sie täglich etwa 10 Glas Wasser à 240 ml und *zusätzlich* Wasser vor und nach dem Bewegungsprogramm.
- Essen Sie als Snacks gesundes Obst und Gemüse oder Zwischenmahlzeiten, die nicht größer sind als Snacks.

Bluthochdruck ist ein wesentlicher Risikofaktor für Herzprobleme. Die Blutdruckmessung zeigt einen oberen und einen unteren Wert an:

- Der obere Wert ist die *Systole*, der Druck auf die Gefäßwände beim Pumpen des Herzens.
- Der untere Wert ist die *Diastole*, der Druck auf die Gefäße zwischen den Herzschlägen, wenn das Herz nicht pumpt.

Ein Blutdruck von unter 140 zu 90 mm Hg gilt als normal (Quinn et al., 2010). Ihr idealer Blutdruck kann je nach Alter und gesundheitlichen Problemen andere Werte aufweisen.

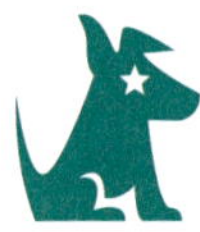

Soll-Blutdruckwerte (Volpe/Tocci, 2010)

- Unter 140 (Systole) zu 90 (Diastole) bei den meisten Menschen.
- Unter 150 zu 90 bei Senioren über 65.
- Unter 130 zu 90 bei Menschen mit Diabetes oder Nierenerkrankungen.

Fragen Sie Ihren Arzt nach *Ihren* Soll-Blutdruckwerten.

Um herauszufinden, ob der Besitz eines Hundes den Blutdruck wirklich senken kann, haben Wissenschaftler der State University of New York in Buffalo Bluthochdruck-Patienten untersucht, die beruflich sehr viel Stress hatten (Allen/Shykoff/Izzo, 2001). Alle Patienten wurden mit Blutdrucksenkern behandelt, aber die Hälfte sollte sich ein Haustier anschaffen.

Nach sechs Monaten wurden Puls und Blutdruck erneut überprüft:

- Der in Ruhe gemessene Blutdruck sank in beiden mit Blutdrucksenkern behandelten Gruppen.
- Der Blutdruck der Patienten mit Haustier reagierte in einem signifikant geringeren Maße auf psychischen Stress.
- Puls sowie systolischer und diastolischer Blutdruck waren bei den Haustierbesitzern jeweils etwa zehn Punkte niedriger.

Um die Studienteilnehmer unter Stress zu setzen, ließ man sie knifflige Mathematikaufgaben lösen. Die Haustierbesitzer durften ihr Tier zu dem Test mitbringen. Die Haustierbesitzer waren aufgrund der Anwesenheit ihrer Tiere ruhiger und weniger gestresst. Sie machten auch weniger Fehler als im ersten Test zu Beginn der Studie, als sie noch kein Haustier hatten.

8.2 Geben Sie das Rauchen auf

Wenn Ihr Hund auf einem Spaziergang einen Zigarettenstummel findet, wird er wahrscheinlich leicht angewidert daran schnuppern und ihn liegen lassen. Wir alle sollten Fidos Beispiel folgen und auf Zigaretten verzichten. Wenn Sie die letzten Jahrzehnte nicht auf einem anderen Planeten gelebt haben, dann dürfte Ihnen bekannt sein, dass Rauchen schlecht für die Gesundheit ist. Laut *The Tobacco Atlas*, eine von der American Cancer Society herausgegebene Publikation, sterben jedes Jahr etwa 6 Millionen Menschen durch Rauchen, Raucher im Durchschnitt 15 Jahre früher als Nichtraucher (Shafey et al., 2009).

Laut American Heart Association ist eine von drei Herzerkrankungen auf Rauchen zurückzuführen (Ockene/Miller, 1997). Rauchen beeinflusst das Herz, indem es eine Vielzahl von chemischen Stoffen im Körper verändert (Unverdorben/von Holt/Winkelmann, 2009):

- Tabak fördert Entzündungen in den Blutgefäßen.
- Tabak macht das Blut dicker und lässt es leichter verklumpen.
- Tabak beeinflusst die Art und Weise, wie der Körper den zur Energiegewinnung benötigten Zucker verstoffwechselt.

Falls Sie Unterstützung bei der Entwöhnung brauchen, hilft Ihnen das vom U.S. Department of Health and Human Services, dem National Institute of Health und dem National Cancer Institute entwickelte 1-800-QUIT-NOW-Programm. Hier werden Raucher bei ihrer Entwöhnung kostenlos und gezielt beraten und unterstützt.

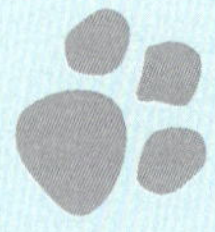

Tipp

Wenn Sie mindestens fünf Jahre nicht mehr geraucht haben, sinkt ihr Risiko, an einer Herzerkrankung oder einem Schlaganfall zu sterben, um bis zu 61 %. Ihr Risiko, an anderen Krankheiten zu sterben, sinkt um 25 % (Kenfield et al., 2010).

8.3 Bailey kann auch bei einer aktuellen Herzerkrankung helfen

Es gilt als medizinisch gesichert, dass Stress bei bestehenden Herzproblemen das Herz weniger schädigt, wenn Sie Zeit mit einem Hund verbringen – und sei es auch nur der zeitlich begrenzte Besuch eines Therapiehundes. Die Mitarbeiter der Herzstation von der University of California in Los Angeles haben untersucht, ob ein zwölfminütiger Besuch von einem Therapiehund zu messbaren Verbesserungen bei Patienten mit fortgeschrittener Herzinsuffizienz führt (Cole et al., 2007). In dieser Studie bestimmten die Forscher den Druck im Innern des Herzens, den Druck in den aus dem Herzen austretenden Blutgefäßen, den Spiegel der Stresshormone im Blut (Adrenalin und Noradrenalin) und die Angst bei den Patienten, die wie üblich behandelt wurden und bei denen, die zusätzlich 12 Minuten von einem ehrenamtlichen Helfer oder von einem Therapiehund besucht wurden:

- Die Verbesserungen waren am deutlichsten bei den Patienten, die von dem Therapiehund besucht wurden.

- Die Patienten, die von dem Hund besucht wurden, hatten einen gesundheitlich günstigeren, niedrigeren Druck im Innern des Herzens.
- Die Patienten, die von dem Hund besucht wurde, hatten weniger Stresshormone im Blut.
- Nach dem Besuch des Hundes hatte die Angst deutlich abgenommen.

Die Studie belegt, dass die Besuche eines Therapiehundes geeignet sind, den das Herz belastenden Stress zu reduzieren.

Die medizinische Forschung hat übereinstimmend nachgewiesen, dass ein Haustier die negativen Reaktionen des Körpers auf Stress reduziert und das Risiko einer Herzerkrankung verringert (Virués-Ortega/Buela-Casal, 2006). Dieses Risiko ist sogar noch deutlich geringer bei Menschen, die ständig Kontakt zu einem Tier haben. Daraus folgt, dass der Besitz eines Hundes gesund für das Herz ist. Wissenschaftler am Brooklyn College haben die positiven Auswirkungen von Hunden untersucht, indem sie 92 Patienten unmittelbar nach ihrem Herzanfall ein Jahr lang begleitet haben (Friedmann et al., 1980). Die Studie hat ergeben, dass 6 % der Haustierbesitzer in diesem Zeitraum starben, bei den Teilnehmern ohne Haustier waren es dagegen 28 %. Die Studie wurde danach mit 369 Teilnehmern wiederholt. Auch sie wurden nach ihrem Herzanfall ein Jahr lang begleitet (Friedmann/Thomas, 1995). Von den Herzanfall-Patienten ohne Hund starben in diesem Zeitraum 7 %, von den Hundebesitzern lediglich 1 %.

Die Forscher gehen davon aus, dass Hunde den Herzanfall-Patienten in zweifacher Hinsicht helfen zu überleben (Giaquinto/Valentini, 2009). Zum einen macht ein Hund es einfacher, zusätzlich zu dem Rehabilitationsprogramm ein neues Bewegungsprogramm einzuführen: die Patienten haben zu Hause einen eifrigen Partner, der sie tagtäglich zum Spaziergang animiert. Zum anderen ist das Zusammenleben mit einem Hund ein gutes Mittel, um Stress abzubauen. Stress verursacht eine Vielzahl von Herzproblemen und kann bei einer bestehenden Herzerkrankung ziemlich gefährlich werden. Stress kann bei herzkranken Menschen gefährliche Herzrhythmusstörungen und sogar Herzanfälle auslösen (Brunckhorst et al., 2003). Schätzungen zufolge ist die Reaktion auf emotionalen Stress ein gefährlicher Trigger, der bei einem oder zweien von fünf herzkranken Menschen plötzlich zum Tod führt (Vlastelica, 2008).

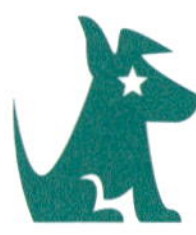

Lernen Sie, mit Stress auf gesunde Art umzugehen

- Machen Sie täglich Aerobic-Übungen, z. B. regelmäßige Spaziergänge mit Fido. Sind Sie besonders gestresst, können Sie einen zusätzlichen Spaziergang machen, das Tempo steigern oder Ihr Bewegungsprogramm durch zusätzliche Übungen erweitern (Vorschläge dazu in Kap. 12).
- Nehmen Sie sich nicht zu viel vor.
  - Setzen Sie sich jeden Tag realistische Ziele.
  - Planen Sie ausreichend Zeit für sportliche Aktivitäten, Mahlzeiten und Schlaf ein.
  - Lassen Sie keine Mahlzeiten aus und mogeln Sie nicht bei der Schlafzeit.
  - Delegieren Sie Hausarbeiten an Familienmitglieder.
  - Machen Sie sich bewusst, dass ein gemütliches Zuhause wichtiger ist als ein blitzblankes.
  - Begrenzen Sie Ihre ehrenamtlichen Aktivitäten und die außerschulischen Aktivitäten Ihrer Kinder.
  - Planen Sie jeden Tag Zeit zum Lesen, Nachdenken oder für eine Aktivität ein, die der ganzen Familie Spaß macht.
- Ermitteln Sie Ihre Stressauslöser. Löst die Begegnung mit Ihrem Chef, die Mitarbeit an einem Schulprojekt oder ein Gespräch mit Ihrer Schwiegermutter Stress bei Ihnen aus? Wenn Sie wissen, dass Sie einen stressigen Tag vor sich haben, machen Sie Entspannungsübungen, damit der Stress keine Chance hat.
  - Wirken Sie dem Stress entgegen: atmen Sie tief ein und sprechen Sie sich positive Sätze vor.
  - Dehnen Sie Ihre Muskeln, sobald Sie Verspannungen spüren.
  - Lassen Sie Fido Gegenstände apportieren oder singen Sie ihm irgendein albernes Lied vor.
  - Beobachten Sie Ihren Hund und amüsieren Sie sich über sein komisches Verhalten.

Eine kürzlich durchgeführte Studie mit 424 Patienten, die wegen eines Herzproblems stationär behandelt wurden, konnte nicht den Nachweis erbringen, dass ein Haustier die Patienten vor beidem schützt: wiederholt stationär behandelt zu werden oder innerhalb des ersten Jahres zu sterben (Parker et al., 2010). Diese Studie unterschied sich von anderen Studien, die dem Besitz eines Hundes eine schützende Wirkung zuschrieben insofern, als sie sich nicht mit Todesfällen oder wiederholten Krankenhausaufenthalten innerhalb des ersten Monats nach dem ersten Krankenhausaufenthalt beschäftigte, sondern stattdessen die Verknüpfung Todesfälle *plus* wiederholte Krankenhausaufenthalte untersuchte und nicht die Todesfälle allein.

Als Mary Ann Hirt *Vorhofflimmern* (Herzrhythmusstörungen) bekam, waren ihre Hunde an ihrer Seite. Das Herz besteht aus vier Kammern; die beiden oberen werden als Atrium oder Vorhof bezeichnet und die beiden unteren heißen *Ventrikel*. Normalerweise schlagen die Herzkammern synchron. Beim Schlagen zieht sich eine Kammer zusammen, wobei Blut in die nächste gepumpt wird. Die Muskeln in den einzelnen Herzkammern müssen zusammenarbeiten, damit sie sich alle gleichzeitig zusammenziehen. Bei Vorhofflimmern arbeiten die Muskeln nicht mehr zusammen, was dazu führt, dass das Blut nicht effizient in die Ventrikel transportiert wird. Der Herzschlag wird unregelmäßig, das Blut wird nicht effizient in den Körper gepumpt und der Betroffene bekommt Herzflattern, Atemnot und fühlt sich schwach. Mary Ann war gerade vom Spaziergang mit ihren Hunden zurück, als sie starke Schmerzen in der Brust bekam:

> Ich fühlte mich, als hätte man mir in die Brust geschossen. Ich brach zusammen und fiel zu Boden. Die Hunde spürten, dass etwas nicht stimmte und wichen nicht von meiner Seite, auch nicht als ich versuchte, sie wegzuschicken. Sie blieben so lange bei mir, bis der Krankenwagen kam.

Heute ist Mary Anns Herzrhythmus dank medikamentöser Behandlung wieder normal und ihre Hunde sind immer noch treu an ihrer Seite.

Auch Joseph Dunn jr. hatte schwere Herzrhythmusstörungen, eine so genannte *ventrikuläre Tachykardie*: bedingt durch Probleme mit den Ventrikeln schlägt das Herz sehr schnell. Wenn die Ventrikel nicht richtig pumpen, werden die Organe nicht ausreichend mit Blut versorgt. Ventrikuläre Tachykardie geht oft mit Schmerzen in der Brust, Benommenheit, Atemnot und Ohnmachtsanfällen einher. Auch bei John arbeiteten die beiden unteren Herzkammern unregelmäßig und chaotisch. Dieser Zustand wird als *ventrikuläres Kammerflimmern* bezeichnet und ist lebensbedrohlich.

Vor etlichen Jahren wurde ventrikuläres Kammerflimmern routinemäßig mit einem kleinen Anstoß des Herzens, mit einem so genannten *präkordialen Stoß*, behandelt. Dieser Stoß versetzte dem Herzen einen leichten Schock, der den abnormen Rhythmus stoppte. Heute versetzt ein elektrischer Defibrillator dem Herzen einen wirksameren Schock. Da Joes Rhythmusprobleme immer wieder auftraten, wurde ihm ein Mini-Defibrillator in die Brust implantiert, der seinem Herzen bei beginnenden Herzrhythmusstörungen kleine Schocks versetzt. Joes Schwester Sherry Meininghaus erinnert sich, was sein Golden Retriever Louie tat, um Joe zu helfen:

> Joe und Louie waren ein zertifiziertes Therapiehund-Halter-Team. Vor Joes Krankheit besuchten er und Louie andere Menschen, um sie zu unterstützen. Als Joe Herzprobleme bekam, hatte er Attacken ventrikulärer Tachykardien und ventrikuläres Kammerflimmern und wurde ohnmächtig. Immer wenn dies geschah, berührte Louie Joe mit seiner Pfote und versuchte sogar, ihn wachzurütteln. Manchmal sah es so aus, als würde Louie auf Joes Brust drücken, um seinen abnormen Herzrhythmus zu stoppen. Louie hatte begriffen, dass Joe Schwierigkeiten hatte und er sich sofort um ihn kümmern musste. Als Joe dann sehr krank war, war Louie immer an Joes Seite. Dieser normalerweise sehr ungestüme Hund saß oder lag geduldig neben Joe und legte seinen Kopf vorsichtig neben den von Joe. Wenn wir uns nicht um Joe kümmern konnten, konnten wir sicher sein, dass Louie bei ihm sein und ihn trösten würde.

Die Hunde von Thom Harding unterstützten Thom in der Zeit, als er sich von einer Herzoperation erholte und brachten ihn auf ein neues Hobby, das gut für sein Herz war. Thom hatte Probleme, die ihn veranlassten, einen Herzspezialisten aufzusuchen. Der Arzt machte einen Herzultraschall, ein sogenanntes *Echokardiogramm*, und entdeckte auf den Bildern in den Wänden der *Aorta*, der großen Blutader, die aus dem Herzen austritt einen Riss. Dieser Riss wird als Aortendissektion bezeichnet. Eine Aortendissektion ist ein medizinischer Notfall. Der Arzt sagte Thom, er müsse operiert werden. Thom stimmte zu und fragte, wann er wiederkommen solle, um einen Termin für die Operation zu vereinbaren. Doch der Arzt sagte, er müsse sofort operiert werden.

Thoms Operation war erfolgreich: Die Ärzte schlossen den Riss und tauschten eine defekte Herzklappe aus. Als Thom wieder zu Hause war, konnte er nicht viel tun:

> Nach meiner Operation war ich sechs Monate arbeitsunfähig. Es dauerte lange, bis ich wieder zu mir fand. Ich verbrachte die Tage mit meinen Hunden. Zuerst lag ich nur auf dem Sofa und schlief. Mein deutscher Schäferhund Hobie und meine schwarze Labradorhündin Holly schienen zu begreifen, dass ich sehr krank war. Holly legte sich auf meine Füße und das hielt mich warm. Hobie kam jede halbe Stunde zu mir und stupste mich an. Er hörte nicht eher auf, bis ich ihn anschaute und ihm sagte, ich sei okay.

Als Thom wieder gesund war, hielt er sich fit mit seinem Hunden und befolgte die Tipps seines Arztes, um sein Herz gesund zu erhalten. Dann schickte ihm seine Schwägerin Geräte zur Herstellung von Wein. Es ist wissenschaftlich erwiesen, dass der maßvolle Genuss von Wein, d.h. nicht mehr als ein oder zwei Gläser pro Tag, das Risiko, eine Herzerkrankung zu entwickeln, wirksam senken kann (Beulens et al., 2007, 2010; Bos et al., 2010). Also begann Thom mit der Herstellung von Weinen – die er nach seinen geliebten Hunden benannte, wie z.B. *Fattoria Due Cane* – das ist italienisch und heißt «Zwei Hunde Farm» – zu Ehren von Hobie und Holly. Heute tragen seine Weine die Namen seiner Hunde.

DJ Goodells Großmutter, liebevoll «Rosebud» (Rosenknospe) genannt, war Ende 80 und litt an *Herzinsuffizienz*, d.h. ihr Herz war nicht stark genug, den Körper ausreichend mit Blut zu versorgen. Die Betroffenen sind schwach, müde und kurzatmig. Die Patienten sollen sich zwar schonen, sich aber nach Möglichkeit auch fit halten. DJ erinnert sich, dass Rosebud alles satt hatte und das Handtuch werfen wollte:

> Rosebud hatte mit ihrem Leben abgeschlossen. Sie ging nicht mehr aus dem Haus. Sie putzte das Haus nicht mehr. Sie zahlte keine Steuern mehr. Sie wartete nur noch auf den Tod – bis ein Spaniel-Mischling aus dem Tierheim namens Roy in ihr Leben trat. Roy war ein niedlicher Hund und Rosebud veränderte sich praktisch von einer Sekunde auf die andere. Eigentlich gefiel es ihr gar nicht, morgens aufzustehen, zu frühstücken und einen Spaziergang machen – aber sie musste ja, wegen Roy. Die beiden gingen jeden Tag spazieren und Rosebud holte ihre Stricknadeln hervor, um für Roy

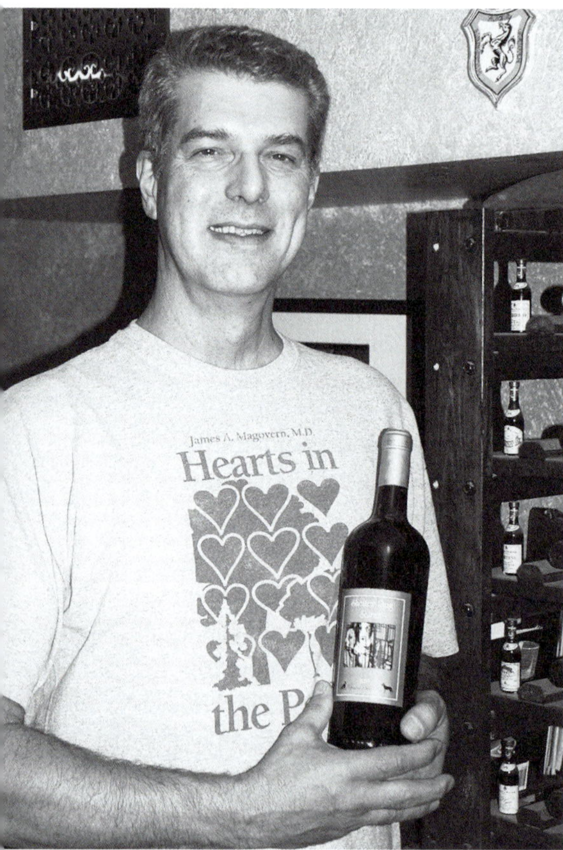

Abbildung 8.1
Thom mit seinem Shiraz «Shelter Dog», Jahrgang 2009.

> Pullover zu stricken, damit er es in der kalten Jahreszeit schön warm hatte. Es war unglaublich. Dieser kleine Hund gab Rosebuds Leben einen Sinn – er war ihr Grund weiterzuleben. Seit Roy da war, wurde sie gebraucht – Roy zuliebe musste sie leben, morgens aufstehen, aufbleiben, tagsüber aktiv sein und sich fit halten.

Rosebud führte fortan ein glückliches, erfülltes und aktives Leben. Sie wurde über 100 Jahre alt. Die Herzinsuffizienz hat ihr Herz geschwächt, aber die Kraft, die Roy ihr schenkte, hat es stärker gemacht.

In einer Studie nahmen Krankenhauspatienten mit Herzinsuffizienz vier Mal häufiger an einer Bewegungstherapie teil und wanderten doppelt so lange, wenn ein Therapiehund sie begleitete (Abate et al., im Druck).

8.4 Herzschlag: Noch eine schwere Herzerkrankung

Ein Herzschlag ist die Hauptursache für eine schwere dauerhafte Behinderung. In den USA sind 2 ½ % der Erwachsenen davon betroffen (Centers for Disease Control and Prevention, 2009). Laut American Heart Association (2010) erleiden fast 800 000 Amerikaner jedes Jahr einen Herzschlag:

- Alle vierzig Sekunden erleidet ein Mensch einen Herzschlag.
- Nach einem Herzschlag braucht einer von drei Betroffenen Unterstützung beim Gehen.
- Nach einem Herzschlag braucht einer von vier Betroffenen Hilfe bei täglichen Aktivitäten.

Prävention ist der beste Schutz vor einem Herzschlag.

Eine aktuelle Studie, die in *The Lancet* veröffentlicht wurde, hat in 22 Ländern Menschen, die einen Herzschlag hatten und Gesunde gleichen Alters und gleichen Geschlechts überprüft (O'Donnell et al., 2010). Anhand eines Vergleichs von Betroffenen und Gesunden konnten Hauptrisikofaktoren ermittelt werden, die einen Herzschlag begünstigen. Diese Risikofaktoren spielten in fast 90 % der Fälle eine Rolle.

Experten zufolge könnte dieses Problem weitgehend vermieden werden, wenn man die Menschen dazu bringen würde, sich mehr zu

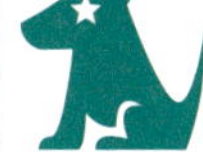

Die Hauptrisikofaktoren, die einen Herzschlag begünstigen (O'Donnell et al., 2010)

- Bluthochdruck
- Rauchen
- Ein dicker Bauch
- Minderwertige Ernährung
- Bewegungsmangel
- Diabetes
- Mehr als 30 Drinks pro Monat
- Hohe Stressbelastung
- Depressionen
- Eine Herzerkrankung
- Zu hohe Cholesterinwerte

bewegen, sich gesund zu ernähren, das Rauchen aufzugeben und ihre Blutdruckwerte zu normalisieren. Tägliche Spaziergänge mit dem Hund machen Spaß und sind ein einfaches Mittel, das Herzschlagrisiko beträchtlich zu senken.

Noch Zweifel? Im Rahmen der Women's Health Study, einem groß angelegten Forschungsprojekt, wurden fast 40 000 gesunde Frauen in ihren Vierzigern durchschnittlich 12 Jahre begleitet (Goldstein, 2010; Sattelmair et al., 2010). Die Ergebnisse belegen, dass mehr Bewegung in der Freizeit das Herzschlagrisiko reduziert. Durch eine Tempoerhöhung lässt sich das Risiko noch weiter absenken.

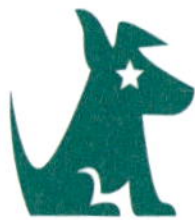

Die wichtigsten Erkenntnisse der Women's Health Study zum Thema Wandern und Herzschlagrisiko (Sattelmair et al., 2010)

- Mindestens zwei Stunden pro Woche spazieren gehen reduziert das Herzschlagrisiko um 30 %.
- Zügiges Gehen – mehr als 4,8 km/h – reduziert das Herzschlagrisiko um 37 %.

8.5 Herzerkrankungen und damit einhergehende Komplikationen

Menschen mit einem Herzproblem entwickeln oft noch andere Herzerkrankungen. Es ist wissenschaftlich erwiesen, dass beispielsweise Bluthochdruck das Risiko erhöht, an anderen Herzproblemen zu sterben, etwa an einem Herzanfall, an Herzinsuffizienz oder an einem Herzschlag (Miura et al., 2001). Von zehn Personen, die mit einer Herzinsuffizienz ins Krankenhaus kommen, stirbt eine innerhalb eines Monats, vier sterben innerhalb eines Jahres und sechs nach fünf Jahren (Curtis et al., 2008; Rusinaru et al., 2009). Die Mutter von Marion Francis, Norine Isacco, 83 Jahre alt, gehört zu den Menschen, die mit einer schweren Herzinsuffizienz ins Krankenhaus eingeliefert wurden. Norine wurde allen schlechten Prognosen zum Trotz über 90 Jahre alt – dank der Hilfe einer Airedale-Mischlingshündin namens Reina.

Als Marion und Rod Francis Reina aus einem Tierheim in Pittsburgh holten, wussten sie, dass sie etwas Besonderes war. Als Reina drei Jahre alt war, sollte sie in David Letterman's Segment Stupid Pet Trick auftreten und zeigen, dass sie in der Lage war, gesalzene Kekse schneller zu fangen, als man sie wegschnippen konnte. Reina und ihre Familie warteten hinter der Bühne darauf, dass Reina dem staunenden Publikum ihren Schnellfeuer-Trick vorführen konnte, doch Dave redete leider zu lange, sodass Reinas Auftritt ausfallen musste.

Eine der schönsten Erinnerungen, die Marion mit Reina verbindet, war ihre Beziehung zu Marions Mutter Norine:

> Meine Mutter lebte in Florida und kehrte nach Pittsburgh zurück, als Reina etwa fünf Jahre alt war. Doch beide mochten sich von dem Moment an, als sie sich kennenlernten. Meine Mutter war Reinas absoluter Liebling. Wir wussten zwar, dass Reina mich und Rod auch mochte, aber wenn meine Mutter kam, begrüßte Reina sie mit sehr viel mehr Begeisterung als alle anderen. Wenn meine Mutter zu Besuch war, wollte Reina die ganze Zeit, in der sie da war, nur neben ihr sitzen. Auch meine Mutter liebte Reina und meine Schwester sagte scherzhaft, Reina sei ihr Lieblingsenkelkind.
> Als meine Mutter wegen Vorhofflimmern und Herzinsuffizienz Herzprobleme bekam, musste sie ins Krankenhaus. Nach einigen Tagen schien sie immer kraftloser zu werden –es ging ihr nicht besser und die Ärzte wussten anscheinend auch keinen Rat. Da Reina nicht ins Krankenhaus durfte, nahm Rod sie mit zur Vorderseite des Gebäudes. Von dort aus konnte meine Mutter sie sehen. Dies tat ihr so gut, dass sich ihr Zustand innerhalb von zwei Tagen so weit besserte, dass sie nach Hause konnte. Meine Mutter kam zu uns nach Hause und Reina begriff sofort, dass sie jetzt schwächer war. Reina sprang sie nicht mehr an, sondern begrüßte sie auf eine sanfte Art, die zeigte, sie hatte verstanden, dass meine Mutter geschont werden musste.
> Einige Jahre später erlitt meine Mutter einen Herzschlag und war zehn Wochen in einer Rehabilitationseinrichtung. Wir durften Reina zu den Besuchen mitnehmen und ich wunderte mich, dass alle Reina sehen wollten. Reina hatte ein schönes Gesicht, das unwiderstehlich war und alle in ihren Bann zog. Ich wunderte mich auch, dass die Patienten aufblühten, wenn Reina den Raum betrat, sie flogen geradezu auf sie. Wir merkten auch, dass es meiner Mutter nach jedem Besuch von Reina besser ging. Ich glaube, dass Reinas Gegenwart meine Mutter in eine bessere Stimmung versetzt und ihr neue Kraft und Motivation gegeben hat, ihre Physiotherapie und andere Rehabilitationsmaßnahmen durchzuhalten.

Meine Mutter revanchierte sich später, als Reina Magenprobleme bekam, nicht mehr fressen konnte und mit Flüssigkeiten intravenös ernährt werden musste. Der armen Reina ging es wirklich schlecht und sie lag den ganzen Tag auf dem Boden. Meine Mutter besuchte Reina und noch bevor ich Gelegenheit hatte, ihr zu sagen, dass es Reina nicht gut ging, sah ich zu meiner Überraschung, dass Reina aufstand, zu meiner Mutter ging und mit dem Schwanz wedelte. Auch meine Mutter hatte Reina gut getan.

Die letzten Male, die meine Mutter und Reina sich sahen, waren beide schon ziemlich alt und hatten viele gesundheitliche Probleme. Wir mussten Reina sogar in einen Stuhl heben, damit sie nah bei meiner Mutter sitzen konnte. Doch wenn sie zusammen waren, konnte man ihnen ansehen, wie glücklich sie waren – meine Mutter kraulte Reinas Kopf und Reina hatte einen zufriedenen Ausdruck im Gesicht. Es war als wüssten sie, dass sie beide eine Menge Wehwehchen und Schmerzen hatten und daran nicht viel ändern konnten –außer ihre Freundschaft, ihr Beisammensein und ihre besondere Beziehung zu genießen.

Meine Mutter ist jetzt 90 Jahre alt und ich bin sicher, sie hat es Reina zu verdanken, dass sie so alt geworden ist. Hat Reina ihre Herzprobleme geheilt? Nein. Aber durch Reina hat meine Mutter sich besser gefühlt. Sie haben einander verstanden und Reinas innige Liebe hat meiner Mutter geholfen, schwere Zeiten durchzustehen. Zudem bin ich überzeugt, dass sie ihr auch zu einem längeren Leben verholfen hat.

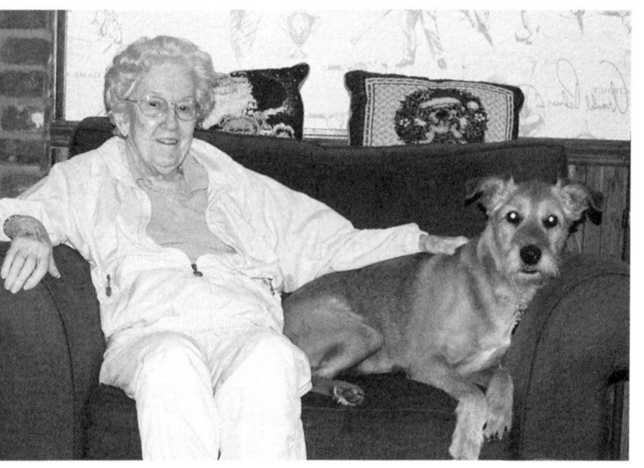

Abbildung 8.2
Norine und Airedale-Mischlingshündin Reina – zwei alte Mädchen, die gut aufeinander aufpassen.

Literatur

Abate, S. V., Zucconi, M., Boxer, B. A. (in press). Impact of canine-assisted ambulation on hospitalized chronic heart failure patients' ambulation outcomes and satisfaction: a pilot study. *The Journal of Cardiovascular Nursing.*

Allen, K., Shykoff, B. E., and Izzo, J. L. (2001). Pet ownership, but not ACE inhibitor therapy, blunts home blood pressure responses to mental stress. *Hypertension* 38:815–20.

American Heart Association. (2010). *Heart disease and stroke statistics — 2010 update.* http://www.americanheart.org (accessed September 2010).

Beulens, J. W., Rimm, E. B., Ascherio, A., Spiegelman, D., et al. (2007). Alcohol consumption and risk of coronary heart disease among men with hypertension. *Annals of Internal Medicine* 146:10–9.

Beulens, J. W., Algra, A., Soedamah-Muthu, S. S., Visseren, F. L., et al. (2010). Alcohol consumption and risk of recurrent cardiovascular events and mortality in patients with clinically manifest vascular disease and diabetes mellitus: The Second Manifestations of ARTerial (SMART) disease study. *Atherosclerosis* 212:281–6.

Bitton, A., and Gaziano, T. A. (2010). The Framingham Heart Study's impact on global risk assessment. *Progress in Cardiovascular Diseases* 53:68–78.

Blackburn, G. (2007). Exercise for women who hate to exercise: Working more movement into your day, such as walking a dog or playing tennis, can help your heart and reduce your waistline. *Heart Advisor* 10:6.

Bos, S., Grobbee, D. E., Boer, J. M., Verschuren, W. M., and Beulens, J. W. (2010). Alcohol consumption and risk of cardiovascular disease among hypertensive women. *European Journal of Cardiovascular Prevention and Rehabilitation* 17:119–26.

Brunckhorst, C. B., Holzmeister, J., Scharf, C., Binggeli, C., and Duru, F. (2003). Stress, depression and cardiac arrhythmias. *Therapeutische Umschau* 60:673–81.

Centers for Disease Control and Prevention. (2009). Prevalence and most common causes of disability among adults—United States, 2005. *Morbidity and Mortality Weekly Reports* 58:421–6.

Cole, K. M., Gawlinski, A., Steers, N., and Kotlerman, J. (2007). Animal-assisted therapy in patients hospitalized with heart failure. *American Journal of Critical Care* 16:575–85.

Curtis, L. H., Greiner, M. A., Hammill, B. G., Kramer, J. M., et al. (2008). Acute and long-term outcomes of heart failure in elderly persons, 2001–2005. *Archives of Internal Medicine* 168:2481–8.

Cutt, H. E., Giles-Corti, B., Wood, L. J., Knuiman, M. W., and Burek, V. (2008). Barriers and motivators for owners walking their dog: Results from qualitative research. *Health Promotion Journal of Australia* 19:118–24.

Cutt, H. E., Knuiman, M. W., and Giles-Corti, B. (2008). Does getting a dog increase recreational walking? *International Journal of Behavioral Nutrition and Physical Activity* 5:17.

Dembicki, D., and Anderson, J. (1996). Pet ownership may be a factor in improved health of the elderly. *Journal of Nutrition for the Elderly* 15:15–31.

Friedmann, E., Katcher, A.H., Lynch, J.J., and Thomas, S.A. (1980). Animal companions and one-year survival of patients after discharge from a coronary care unit. *Public Health Reports* 95:307–12.

Friedmann, E., and Thomas, S.A. (1995). Pet ownership, social support, and one-year survival after acute myocardial infarction in the Cardiac Arrhythmia Suppression Trial (CAST). *American Journal of Cardiology* 76:1213–7.

Giaquinto, S., and Valentini, F. (2009). Is there a scientifi c basis for pet therapy? *Disability and Rehabilitation* 31:595–8.

Goldstein, L.B. (2010). Physical activity and the risk of stroke. *Expert Review of Neurotherapeutics* 10:1263–5.

Hamer, M., and Chida, Y. (2008). Walking and primary prevention: A meta-analysis of prospective cohort studies. *British Journal of Sports Medicine* 42:238–43.

Johnson, R.A., and Meadows, R.L. (2010). Dog-walking: Motivation for adherence to a walking program. *Clinical Nursing Research* 19:387–402.

Kenfield, S.A., Wei, E.K., Rosner, B.A., Glynn, R.J., et al. (2010). Burden of smoking on cause-specifi c mortality: Application to the Nurses' Health Study. *Tobacco Control* 19:248–54.

Kuklina, E.V., Yoon, P.W., and Keenan, N.L. (2010). Prevalence of coronary heart disease risk factors and screening for high cholesterol levels among young adults, United States, 1999–2006. *Annals of Family Medicine* 8:327–33.

Marcus, D.A. (2008). *Fit as Fido: Follow your dog to better health*. Bloomington, IN: iUniverse.

Miura, K., Daviglus, M.L., Dyer, A.R., Liu, K., et al. (2001). Relationship of blood pressure to 25-year mortality due to coronary heart disease, cardiovascular diseases, and all causes in young adult men: The Chicago Heart Association Detection Project in Industry. *Archives of Internal Medicine* 161:1501–8.

Ockene, I.S., and Miller, N.H. (1997). Cigarette smoking, cardiovascular disease, and stroke: A statement for healthcare professionals from the American Heart Association. *Circulation* 96:3243–7.

O'Donnell, M.J., Xavier, D., Liu, L., Zhang, H., et al. (2010). Risk factors for ischaemic and intracerebral haemorrhagic stroke in 22 countries (the INTERSTROKE study): A case-control study. *The Lancet* 376:112–23.

Oguma, Y., and Shinoda-Tagawa, T. (2004). Physical activity decreases cardiovascular disease risk in women: Review and meta-analysis. *American Journal of Preventive Medicine* 26:407–18.

Parker, G.B., Gayed, A., Owen, C.A., Hyett, M.P., et al. (2010). Survival following an acute coronary syndrome: A pet theory put to the test. *Acta Psychiatrica Scandinavica* 121:65–70.

Quinn, R.R., Hemmelgarn, B.R., Padwal, R.S., Myers, M.G., et al. (2010). The 2010 Canadian Hypertension Education Program recommendations for the management of hypertension: Part I—Blood pressure measurement, diagnosis and assessment of risk. Canadian Journal of Cardiology 26:241–8.

Rusinaru, D., Mahjoub, H., Goissen, T., Massy, Z., et al. (2009). Clinical features and prognosis of heart failure in women: A 5-year prospective study. *International Journal of Cardiology* 133:327–35.

Sanderson, S. C., Waller, J., Jarvis, M. J., Humphries, S. E., and Wardle, J. (2009). Awareness of lifestyle risk factors for cancer and heart disease among adults in the UK. *Patient Education and Counseling* 74:221–7.

Sattelmair, J. R., Kurth, T., Buring, J. E., and Lee, I. M. (2010). Physical activity and risk of stroke in women. *Stroke* 41:1243–50.

Shafey, O., Eriksen, M., Ross, H., Mackay, J. (2009). *The tobacco atlas.* 3rd ed. Atlanta, GA: American Cancer Society.

Tudor-Locke, C. (2010). Steps to better cardiovascular health: How many steps does it take to achieve good health and how confi dent are we in this number? *Current Cardiovascular Risk Reports* 4:271–6.

Unverdorben, M., von Holt, K., and Winkelmann, B. R. (2009). Smoking and atherosclerotic cardiovascular disease: Part II. Role of cigarette smoking in cardiovascular disease development. *Biomarkers in Medicine* 3:617–53.

Virues-Ortega, J., and Buela-Casal, G. (2006). Psychophysiological effects of human–animal interaction: Theoretical issues and longterm interaction effects. *Journal of Nervous and Mental Disease* 194:52–7.

Vlastelica, M. (2008). Emotional stress as a trigger in sudden cardiac death. *Psychiatria Danubina* 20:411–4.

Volpe, M., and Tocci, G. (2010). Rethinking targets of blood pressure and guidelines for hypertension clinical management. *Nephrology, Dialysis, Transplantation* 25: 3465–71.

Zhang, Y. (2010). Cardiovascular disease in American women. *Nutrition, Metabolism, and Cardiovascular Diseases* 20:386–93.

Zheng, H., Orsini, N., Amin, J., Wolk, A., et al. (2009). Quantifying the dose–response of walking in reducing coronary heart disease risk: Meta-analysis. *European Journal of Epidemiology* 24:181–92.

9. Ich habe Krebs: Wie kann ein Hund mir helfen?

«Sie haben Krebs» – diese drei Worte sind in der Medizin wohl die am meisten gefürchteten. Laut American Cancer Society (http://www.cancer.org) leiden mehr als 11 Millionen Menschen in den USA an Krebs und vermutlich kennt jeder jemanden, der Krebs hat. Kaum etwas kann einen mehr erschüttern, als der Anruf einer Freundin, die einem mitteilt: «Mein Arzt vermutet, dass ich Brustkrebs habe.» In solchen Situationen sind Worte völlig unzureichend und können unsere Angst, Hoffnung und Unterstützung längst nicht so gut zum Ausdruck bringen wie eine Umarmung oder aufmerksames Zuhören. Im Kampf gegen den Krebs kann ein Hund ein loyaler, kompromissloser und unvoreingenommener Unterstützer sein. Aufgestaute Angst und Frustration werden abgebaut, wenn ein Hund seinen Kopf zum Streicheln oder seine Pfote zum Tätscheln anbietet. Die Umarmungen, die dann folgen, lassen bald erlösende Tränen fließen.

Rose Mary Mulkerrin hörte diese Worte, als bei ihrer Tochter Krebs diagnostiziert wurde. Die Familie und Border Collie Lucky D versuchten, der Tochter beizustehen. Rose Mary entdeckte, dass Lucky D spüren konnte, wenn jemand aufgewühlt und verzweifelt war oder Unterstützung brauchte:

> Wenn man Sorgen oder Angst hat, kommt Lucky D und bringt einem irgendetwas, meistens eines seiner Spielzeuge. Er liebt es, auf den quietschenden Sachen herumzukauen und sie zu zerfetzten, weshalb seine Schätze eher wie besabberte, schmutzige Lumpen aussehen und nicht wie Spielzeug. Wenn man einen schlechten Tag hat, kann man sicher sein, dass Lucky D vor einem steht und sein neuestes, kostbares Stück präsentiert, eingehüllt in Hundespeichel und Liebe. Er gibt alles, was er hat – sein wertvolles Spielzeug, seinen Trost und seine Liebe.

In der Zeit, als Rose Marys Tochter gegen den Krebs ankämpfte, war Lucky D oft ihr wichtigster Unterstützer:

> Als meine Tochter die Diagnose bekam, war sie begreiflicherweise ziemlich verzweifelt. Lucky D ging zu ihr und setzte sich neben sie. Nach ein paar Minuten holte er ihr eines seiner Spielzeuge. Er gab es ihr und holte dann eins nach dem anderen aus seinem Versteck. Bald war meine Tochter mit den Spielsachen von Lucky D komplett zugedeckt. Er sprang auf das Sofa und setzte sich neben sie. Meine Tochter saß ganz ruhig da, während ihr Tränen übers Gesicht liefen. Plötzlich beugte Lucky D sich vor und begann, ihr die Tränen vom Gesicht zu lecken. Dieser schlichte, uneigennützige Ausdruck von Liebe und Zuneigung hat sie mehr getröstet als alle Worte, die man in einer solchen Situation sagt.

9.1 Was sagt die medizinische Forschung zum Thema Hunde und Krebspatienten?

Im Rahmen einer kleinen, aber wichtigen Studie haben Dr. Rebecca A. Johnson und ihre Kollegen von der University of Missouri-Columbia und das Ellis Fischel Cancer Center herauszufinden versucht, was Krebspatienten von Therapiehundebesuchen halten (Johnson et al., 2003). Für die Studie wurden 30 Krankenhauspatienten nach dem Zufallsprinzip ausgewählt. Sie sollten neben der üblichen Krebstherapie noch eine von drei 15-minütigen Interventionen bekommen. Eine Gruppe wurde von einem Therapiehund besucht, dessen Halterin den Hund nur vorstellen, mit den Patienten aber möglichst nicht sprechen sollte. Die zweite Gruppe bekam Besuch von einer freundlichen, ehrenamtlichen Helferin, die mit den Patienten ein bisschen Small Talk machen sollte. Der dritten Gruppe wurde Material ausgehändigt, das sie lesen sollte. Die Krebspatienten äußerten sich positiv zu allen Interventionen und profitierten auch von allen, am meisten profitierten sie jedoch von den Therapiehundebesuchen.

Daraus folgt, dass Sie die Wirkung der 15 Minuten, die ein Krebspatient mit Ihrem Hund verbringt, nicht unterschätzen sollten und dass Sie sich auch nicht verpflichtet fühlen müssen, Konversation zu machen. Krebspatienten freuen sich über die Besuche von Therapiehunden wahrscheinlich mehr, als Sie denken.

Tabelle 9.1: Wie Krebspatienten ihre zusätzliche Behandlung einschätzen

	Zusätzliche Behandlung		
	Therapiehund	**Freundlicher Besuch**	**Lesestoff**
Die zusätzliche Behandlung hat mir die Therapie erleichtert	7 von 10 Patienten	5 von 10 Patienten	2 von 10 Patienten
Ich habe mich auf die zusätzliche Behandlung gefreut	9 von 10 Patienten	5 von 10 Patienten	3 von 10 Patienten
Die zusätzliche Behandlung hat mir Kraft gegeben	6 von 10 Patienten	4 von 10 Patienten	1 von 10 Patienten
Ich wünschte, ich hätte die zusätzliche Behandlung auch zu Hause	6 von 10 Patienten	1 von 10 Patienten	3 von 10 Patienten
Ich werde nach meiner Entlassung die zusätzliche Behandlung nicht vergessen	10 von 10 Patienten	6 von 10 Patienten	3 von 10 Patienten

Quelle: Johnson et al. (2003).

Tabelle 9.2: Gegenüberstellung: Therapiehundebesuch / freundlicher Besuch

	Zusätzliche Behandlung	
	Therapiehund	**Freundlicher Besuch**
Ich hatte Vertrauen zu dem Hund / Besuch	7 von 10 Patienten	4 von 10 Patienten
Der Hund / Besuch ist mein Freund	8 von 10 Patienten	4 von 10 Patienten
Ich habe anderen von dem Hund / Besuch erzählt	9 von 10 Patienten	1 von 10 Patienten
Der Hund / Besuch wusste, wann ich glücklich war	6 von 10 Patienten	5 von 10 Patienten
Ich mag den Hund / Besuch	8 von 10 Patienten	2 von 10 Patienten

Quelle: Johnson et al. (2003).

In Italien haben Dr. Orlandi und seine Kollegen in der Zeitschrift *Anticancer Research* eine Studie über Therapiehundebesuche während der Chemotherapie veröffentlicht (Orlandi et al., 2007). Die Krebspatienten, die zur Behandlung kamen, konnten wählen, ob sie in einem Raum mit oder ohne Therapiehund behandelt werden wollten. Die Patienten, die sich für den Raum mit Hund entschieden hatten, wurden 20 Minuten von einem Therapiehund besucht. Die Ergebnisse:

- Die Patienten, die in Anwesenheit des Therapiehundes behandelt werden wollten, fühlten sich 30 % weniger deprimiert.
- Die Stimmung der Patienten, die in dem Raum ohne Hund behandelt wurden, hatte sich nicht verändert.
- Bei den Patienten in dem Raum ohne Hund stieg die Punktzahl für Verschlimmerung um 31 %.
- Bei den Patienten, die in Anwesenheit des Hundes behandelt wurden, blieb die Punktzahl für Verschlimmerung unverändert.
- Der Gehalt an gesundem Sauerstoff im Blut erhöhte sich bei den Patienten in dem Raum mit Hund um 6 %.
- Der Sauerstoffgehalt im Blut der Patienten in dem Raum ohne Hund sank um 4 % ab.

Dies bedeutet, die Anwesenheit eines Therapiehundes während der Chemotherapie hat den Krebspatienten geholfen.

Therapiehündin Mitsu und Marlene Miller durften Helen besuchen, als bei ihr Krebs im Endstadium diagnostiziert wurde. Die Behandlung schwächte Helens Immunsystem, sodass sie ihre betagte Mutter nicht besuchen konnte, die im Pflegeheim lebte. Mitsu wurde zu Helens Botschafterin und besuchte deren Mutter: «Wir überbrachten Botschaften von der Tochter zur Mutter und umgekehrt und Mitsu fungierte als Kurier. Die Liebe zwischen den beiden spiegelte sich in Mitsus wissenden Augen, die tiefe Gefühle viel besser auszudrücken vermochten als ich es mit Worten gekonnt hätte.

In der Endphase ihres Kampfes gegen den Krebs fragte Helen nach Mitsu. «Es war ein Privileg, die Wünsche dieser liebenswerten Frau erneut erfüllen zu dürfen. Und ich weiß, dass Mitsu ihr die Botschaft ihrer Mutter überbrachte, sie warte auf Helens Heimkehr.»

Marianne Murrin und ihr Mann Jim sind gewöhnlich mit ihren Agility-Hunden Rocky und Sammie beschäftigt. Rocky ist ein deutscher Schäferhund-Husky-Mischling, der mit seinen 14 ½ Jahren nicht mehr an Wettbewerben teilnimmt. Die United States Dog Agility Asscociation unterscheidet beim Agility-Wettbewerb drei Gruppen: Anfänger, Fortgeschrittene und Master. Rocky trägt den Titel Master Jumper. Sammie, ein fünfjähriger Border Collie, begann im Alter von drei Jahren mit dem Agility-Training. Sammie ist in der Master-Gruppe der United States Dog Agility Association und bereitet sich derzeit auf den

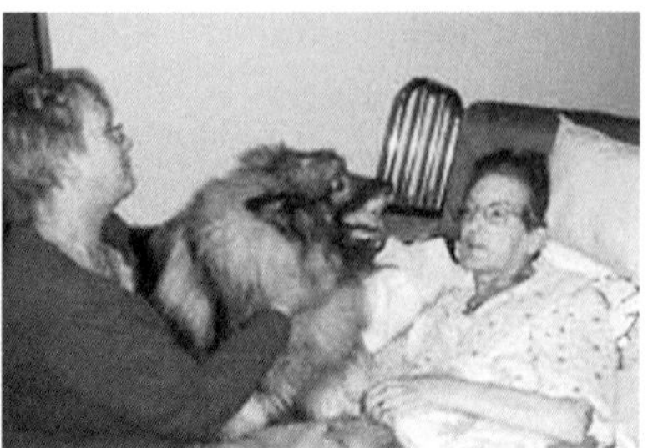

Abbildung 9.1
Therapiehündin Mitsu, ein Wolfsspitz, besucht Helen in der Endphase ihres Kampfes gegen den Krebs, genauso wie sie es bei Helens Mutter getan hat.

Canine Performance Event, Gruppe 5 vor. Bei den Canine Performance Events können Agility-Titel in den Gruppen 1 bis 5 erworben werden.

Im Juli 2003 geriet die Welt von Marianne und Jim aus den Fugen, als bei Marianne Brustkrebs diagnostiziert wurde und sie sich einer radikalen Mastektomie unterziehen musste:

> Es war furchtbar. Der Krebs kam plötzlich wie aus dem Nichts. Doch ich hatte Glück, dass ich nur operiert werden musste. Danach fing ich an, mich gesund zu ernähren und Sport zu treiben. Ich nahm ca. 16 kg ab und fühlte mich fantastisch! Ich hatte wieder Spaß am Leben!

Mariannes Arzt sagte, wenn innerhalb von fünf Jahren kein Rezidiv auftritt, hätte sie ihren Brustkrebs besiegt. Alles schien gut zu gehen, doch im Juli 2009 fühlte sie sich etwas müde, was sie auf «zu viel Arbeit» zurückführte. Einen Monat später, als sie gerade aus der Dusche kam, hörte sie, wie es in ihrer linken Schulter knackte. In der Notaufnahme fand man keine Ursache für ihre Schmerzen und schickte sie in eine orthopädische Praxis, wo am nächsten Tag eine MRT gemacht wurde. «Der Arzt kam herein und machte ein trauriges Gesicht. Er sagte, ‹Ich muss Ihnen leider mitteilen, dass der Krebs wieder da ist. Sie müssen Ihren Onkologen aufsuchen.› Ich brach in Tränen aus.»

Die Nachricht war schlimmer, als Marianne erwartet hatte: Der Krebs hatte die Knochen in ihrem ganzen Körper befallen. Der Arzt sagte, möglicherweise müsse vor der Chemotherapie erst der Krebs in ihren Hüften operiert werden. Marianne fragte ihren Arzt, ob sie vorübergehend aufhören solle zu arbeiten. «Er sah mich nur an sagte, ich müsse meine Arbeit ganz aufgeben. Alles hörte sich so endgültig an, dass ich dachte, ich hätte nur noch ein paar Monate zu leben.»

Als Jim nach Hause kam, sah er wie Marianne Sammie streichelte. Marianne war schon vor der Behandlung sehr müde und erzählte Sammie unter Tränen, dass sie nie mehr «mit ihm spielen» könne. Für Marianne bedeutet «mit Sammie spielen», ihn auf die Agility-Prüfung vorzubereiten. Jim schaltete sich ein: «Mach dir keine Sorgen, ich kann Sammie vorbereiten. Ich übernehme das Handling für dich, bis du es selbst wieder kannst.» Zu Jims Verblüffung hörte Marianne auf zu weinen, schaute ihn an und wurde plötzlich sehr ernst. Sie reckte ihr Kinn vor und sagte: «Oh nein, das wirst du nicht. Du wirst meinen Hund ruinieren!» Andere Männer wären über diese Abfuhr beleidigt gewesen, doch Jim strahlte. Er wusste, dass der Krebs Marianne hart zugesetzt, aber ihren Geist nicht gebrochen hatte. Marianne erinnert sich:

> Ich wollte wegen Sammie wieder gesund werden. Ich weiß, das hört sich komisch an und ich wette, die Leute schütteln den Kopf über meine Prioritäten. Jim unterstützt mich großartig und ich weiß, dass er immer für mich da sein wird. Aber Sammie ist ein sensibler Hund, der sehr schwer zu trainieren war. Regelmäßiges Training ist aber wichtig, damit er der überragende Hund bleibt, der er ist. Ich konnte einfach nicht zulassen, dass Sammie all das verliert.

Mariannes neuer Arzt unterstützte ihren Wunsch, den Hund weiter zu trainieren. «Er sagte: ‹Es ist Teil der Krebsbehandlung, dass Sie Ihren Lebensstil beibehalten. Der Krebs sollte lediglich ein Störfaktor sein›.» Auch wenn Marianne sagt, in den Monaten, in denen sie die Chemotherapie bekam, «habe sie nicht viel tun können», arbeitete sie weiterhin vier Tage in der Woche, ging regelmäßig mit den Hunden spazieren und trainierte mit ihnen. «Ich konnte nicht viel tun» heißt eigentlich, es gab keine Vorbereitung auf die Agility-Prüfungen – doch sowohl Marianne als auch Sammie wussten, dass der Wettbewerb lediglich «auf Eis gelegt» war. Es wurde weiterhin täglich geschmust, trainiert und die Beziehung gefestigt. Marianne glaubte nicht mehr, an Krebs sterben zu müssen; stattdessen *lebten* sie und Sammie mit dem Krebs.

Ein Jahr, nachdem festgestellt wurde, dass der Krebs zurückgekehrt war, sagt Marianne: «Ich werde ihn für den Rest meines Lebens besiegen.» Vor drei Monaten war ihre Chemotherapie beendet und sie trainiert wieder mehr mit Sammie. Sie nahmen an einer Agility-Prüfung teil, die beiden viel Spaß gemacht hat. In einem der letzten Kurse ver-

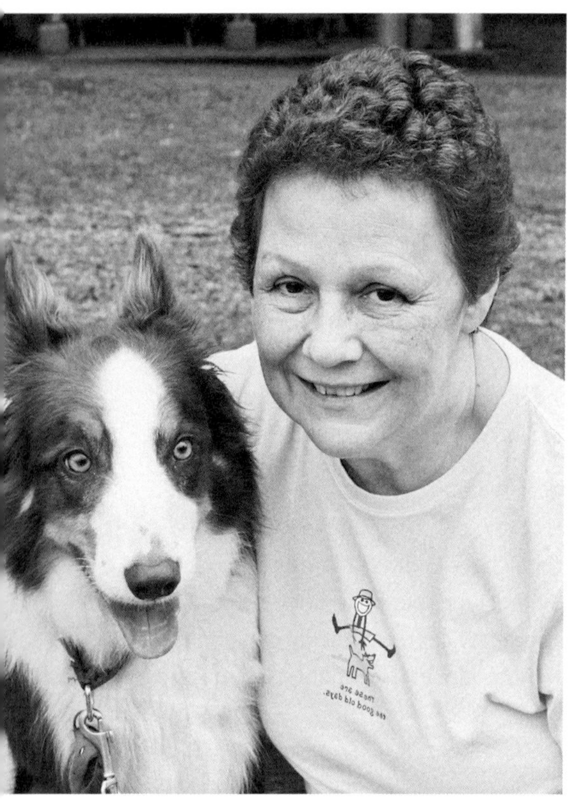

Abbildung 9.2
Die enge Beziehung zwischen Marianne und Sammie hilft ihr, mit Krebstherapien und Rückschlägen fertig zu werden.

suchten die Teams, das Tempo für die Agility-Befehle zu steigern. Bei einer schnellen Drehung blieb Marianne mit ihrem Fuß hängen, stürzte und brach sich den Arm. Zum Glück wurde der Bruch dieses Mal nicht durch einen Tumor verursacht. Jim lächelt: «Dieser Bruch war einfach nur Ungeschicklichkeit!» Und wem galt Mariannes erste Sorge: Sammie natürlich:

> Wir waren für einen Team-Wettbewerb angemeldet, bei dem Sammie mit zwei Dalmatinern zusammenarbeiten sollte. Sie sollten mit Sammie in der Mitte einen Agility-Parcours laufen. Deshalb nannten wir das Team «Dalmatian Samm-ich». Als ich sah, dass mein Arm gebrochen war, sagte ich zu Sammie: «Jetzt kann ich nicht mit dir spielen!»

Aber keine Angst, der Krebs hat Marianne vielleicht etwas zurückgeworfen, aber er wird sie nicht unterkriegen. Und wenn Sammie ihr in die Augen schaut, weiß auch er: Es braucht mehr als Krebs, um dieses Team kleinzukriegen.

9.2 Ein guter Hund gewährt während der Behandlung bedingungslose Akzeptanz und Einfühlungsvermögen

Alle, die Diana Hare zum ersten Mal begegnen, sagen dasselbe: «Was für ein Lachen!» Es ist nicht zu überhören, wenn die temperamentvolle Mutter mit den sprühenden Augen und dem ansteckenden Glucksen in der Nähe ist – ihr Lachen ist einfach ansteckend.

Wer Diana kennenlernt, wundert sich, dass sie überhaupt noch lachen kann, denn das Leben hat es nicht sehr gut mit ihr gemeint. Bereits mit 16 Jahren musste sie für immer Abschied von ihrer Mutter nehmen, sie starb an Brustkrebs. Als Diana erwachsen und selbst Mutter war, musste sie erleben, dass zwei Tanten, zwei Kusinen und auch ihre ältere Schwester an Brustkrebs und Eierstockkrebs erkrankten. Diana hielt den Atem an, als sie 40 wurde und noch keinen Krebs hatte. «Ich hätte nie gedacht, dass ich es bis 40 schaffen würde, und als ich dieses Alter erreichte, dachte ich, ich wäre noch einmal davongekommen.» Zwei Jahre später zeigte die routinemäßige jährliche Mammographie, dass sie alles andere als Routine war, denn es wurde ein Knoten entdeckt. Nach der Biopsie hörte sie die Worte, die sie seit ihrem 10. Lebensjahr fürchtete: «Sie haben Brustkrebs.»

Obwohl Dianas Arzt nach der Operation einen problemlosen Verlauf prognostizierte, gab es während der Genesungsphase Komplikationen, weil sich in ihrem Bein ein Thrombus gebildet hatte. In der Zeit, als sie wegen des Thrombus in stationärer Behandlung war, hatte ihr Arzt noch mehr schlechte Nachrichten für sie: sie müsse noch einmal operiert werden, weil der Tumor bei der ersten Operation nicht vollständig entfernt worden war. Jetzt musste sie erst warten, bis die Behandlung des Thrombus abgeschlossen war, dann sollte die zweite Operation erfolgen und danach eine Strahlentherapie.

Einer ihrer wichtigsten Unterstützer war eine lächelnde, mehrfarbige Labrador-Retriever-Mischlingshündin namens Sonia, die Diana durch die Zeit der Komplikationen und Behandlungen sowie die Genesungsphase begleitete. Wenn Diana für ihr Lachen bekannt war, war es Sonia für ihr Lächeln. Wenn Diana lachte, schaute Sonia sie bewundernd an und zeigte ein breites Lächeln, das wohl heißen sollte: «Du bist die Größte. Ich würde alles für dich tun!» In der schweren Zeit ihrer ersten Behandlungen und der mehrwöchigen Strahlentherapie war Sonia für Diana der Fels in der Brandung.

> Sonia war mehr als ein Haustier und mehr als ein Kind – sie war so etwas wie die beste Freundin. Ich hatte das große Glück, eine liebevolle Familie und verständnisvolle Freunde zu haben, die mich während meiner Krebserkrankung unterstützten. Doch wenn sie alle mit anderen Dingen beschäftigt waren, war Sonia stets an meiner Seite, um mich zu trösten und mich zum Lachen zu bringen. Wenn irgendetwas nicht stimmte, Sonia spürte es. Sie schien zu wissen, was ich brauchte und schenkte mir selbstlos ihre Liebe und Zuneigung, wenn ich sie am dringendsten brauchte. Wenn ich mich ausruhen musste, lag Sonia neben meinem Bett, damit ich sie mit meiner Hand erreichen und streicheln konnte. Sie zu streicheln und ihr Schnarchen zu hören, war sehr beruhigend für mich. Und wenn ich mich in einen Sessel setzte, saß sie genau auf meinen Füßen und gab mir so zu verstehen, dass sie immer für mich da war.

In der Zeit, als Diana die Strahlentherapie bekam, ging sie morgens immer eine Stunde früher aus dem Haus, um sich noch vor ihrer Arbeit im Krankenhaus behandeln zu lassen. Wenn sie von der Arbeit nach Hause kam, war sie erschöpft. Obwohl Sonia die ganze Zeit im Haus eingesperrt war und unter normalen Umständen nichts lieber getan hätte, als nach draußen zu stürmen, wartete sie, dass Diana ins Haus kam und wich ihr nicht mehr von der Seite:

> Sonia wusste, wie schlimm es für mich war, allein zu sein und so blieb sie bei mir und brachte mich zum Lachen! Sie hatte ein so ausdrucksvolles Gesicht. Sie schaute einen mit ihren großen, braunen Augen an und man konnte genau sehen, dass sie alles verstand. Sie hatte es zu ihrer Aufgabe gemacht, sich um mich zu kümmern und sie würde mich niemals im Stich lassen. Wenn ich fragte: «Willst du raus?», lächelte sie mich nur an, als ob sie sagen wollte: «Das hat Zeit. Es ist wichtiger, bei dir zu bleiben.» Sonia hat mich während der ganzen Behandlung nie im Stich gelassen.

Diana spielte vor ihrer Familie und ihren Freunden stets die Tapfere, aber vor Sonia ließ sie die Maske fallen:

> Ich habe immer gewusst, dass Sonja absolut loyal ist. Wenn man Krebs hat, fängt man nach einer Weile an, sich selbst zu bedauern und die Menschen, die zu einem gehören, versuchen meistens, einen aufzuheitern; sie sagen beispielsweise, dass es einem bestimmt bald wieder besser geht und dass man positiv denken soll. Obwohl ich wusste, dass ich es schaffen würde, habe ich nachts oft geweint – schließlich ist meine Mutter auch an dieser Krankheit gestorben. Mein Mann hasste es, mich weinen zu sehen und ich fühlte mich schlecht, wenn er meinetwegen traurig war, also blieb mir nur Sonia. Sonia WAR DA –sie versuchte nicht, mich mit Worten zu trösten oder mir zu sagen, ich soll positiv denken – sie bot mir eine Schulter zum Weinen. Ich glaube, dieses Verhalten habe ich in der Zeit meiner Krebsbehandlung

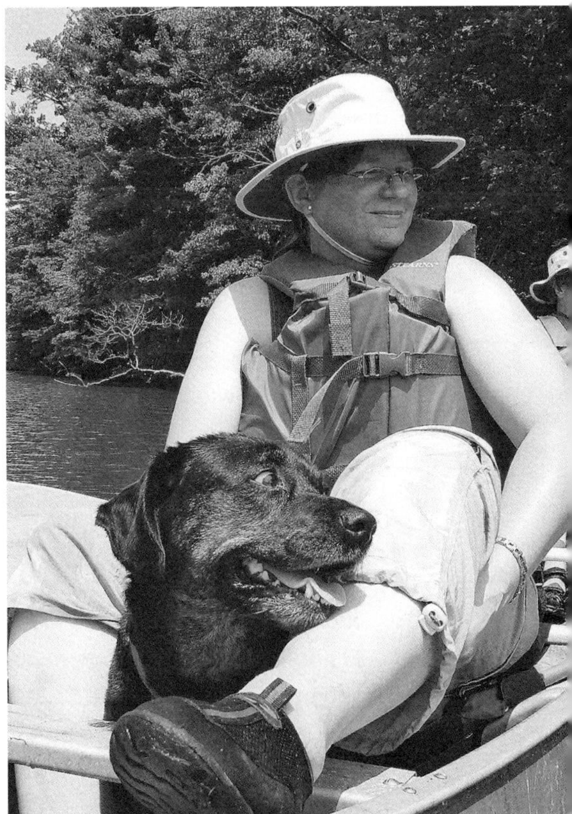

Abbildung 9.3
Die stets lächelnde Sonia wusste immer, dass ihr Platz an Dianas Seite war. Obwohl ihre Mutter eine Labrador-Hündin war, zog es Sonia nicht ins Wasser – sie ging nie schwimmen, bis zu dem Tag, als Diana und ihr Mann Tim eine Kanu-Fahrt machten. Entsetzt darüber, dass Diana sich vom Ufer entfernte, stürzte Sonia sich mutig ins Wasser und paddelte wie wild dem Boot hinterher in der Hoffnung, von Tim hineingezogen zu werden. Sie wollte dort sein, wo sie hingehörte – an Dianas Seite.

> am meisten an ihr geliebt, mehr als alles andere. Sie ließ mich einfach weinen, wenn mir danach war. Und die Möglichkeit, jemanden zu haben, bei dem ich mich ausweinen konnte und der sich nicht verpflichtet fühlte, mich zu trösten, hat für mich einen großen Unterschied gemacht.

Vier Jahre später sagten die Ärzte Diana, sie sei krebsfrei. Ein paar Monate danach entwickelte Sonia einen «hot spot», wie es zunächst hieß, aus dem ein bösartiger Tumor wurde, der Sonia alle Lebensfreude raubte. «Als wir sie einschläfern lassen mussten, war ich bei ihr. Sie hatte mich auf jedem Schritt meiner Reise, von der Krebserkrankung bis zur Genesung, begleitet und ich war es ihr schuldig, dasselbe für sie zu tun.» Die immer lächelnde Sonia musste Diana schließlich verlassen. Aber sie wusste, dass sie ihre Aufgabe, Diana auf dem Weg zur Genesung zu unterstützen, erfüllt hatte.

Auch Dave Mitchell, ein jung aussehender Mann von 70 Jahren, bei dem 16 Jahre zuvor Prostatakrebs diagnostiziert wurde, hat viel Unterstützung von Hunden erfahren. Trotz zahlreicher Behandlungen und Tests war das Ergebnis immer das Gleiche: Der Krebs ist immer noch da und schreitet langsam voran.

Wenn Dave eine schlechte Nachricht von seinem Arzt bekommt, geht er zu seinen beiden dreijährigen Labrador Retrievern Ricky und Lucy, die aus demselben Wurf stammen:

> Krebs ist eine Insel, auf der wir, die Überlebenden, oft landen, wenn wir nicht aufpassen. Dort wird eine andere Sprache gesprochen, in der einfache Wörter wie Metastasen und Knoten Panik auslösen können und die Zeit in Checkups und Behandlungszyklen gemessen wird. An diesem seltsamen Ort dienen Dinge, die tödlich sein können, wie z.B. Strahlen und Giftstoffe, als Heilmittel. Und jedes Heilmittel hat Nebenwirkungen, die auch wieder behandelt werden müssen.
> Ricky und Lucy halten mich fern von dieser Insel, indem sie mir helfen, im Hier und Jetzt zu leben, anstatt mir Sorgen um die Zukunft zu machen. Meine kleinen Schützlinge haben mich gelehrt, dass jede Erfahrung im Leben auch eine positive Seite hat. Man kann sich hinsetzen und über alles jammern, was schief läuft oder man kann die Welt mit den Augen eines Labradors betrachten: als einen Ort, der gerade erst erschaffen wurde und nur dem eigenen Vergnügen dient. Wenn man das Leben so

betrachtet, bleibt kein Platz für Ärger. Frustration wird auf das reduziert, was es sein sollte – eine Aufforderung, anstehende Probleme zu lösen und sich keine Gedanken darüber zu machen, wie das Leben in sechs Monaten, einem Jahr oder in fünf Jahren sein wird. Ich habe von meinen Hunden gelernt, mich nach Kräften zu bemühen, das Gute in Menschen und Ereignissen zu sehen und jeden Moment des Lebens auszukosten. Ich habe meine wunderbaren Hunde – ich habe ein großartiges Leben – besser kann es nicht werden!

Als Dave vor ungefähr zwei Jahren nach neuen Trainingsherausforderungen suchte, beschloss er, Ricky und Lucy zu Therapiehunden auszubilden. Ricky und Lucy schafften die Prüfung spielend und besuchten bald danach Patienten mit terminalen Erkrankungen und Kinder mit schweren Behinderungen in einer Blindenschule:

Patienten zu besuchen, besonders solche im Endstadium ihrer Krankheit, kostet mich viel Mühe. Es ist schwer, den ersten Schock zu überwinden, der einen trifft, wenn man jemandem begegnet, der bald sterben wird, oder wenn man ein Kind sieht, das schwere Geburtsschäden davongetragen hat. Ricky und Lucy nehmen das alles nicht wahr. Für sie ist es eine Gelegenheit, ihre Arbeit zu tun und ihr Bestes zu geben, hinter Äußerlichkeiten zu schauen und Bedürfnisse zu erspüren.

Es ist ein Privileg, die großartige Arbeit von Ricky und Lucy zu erleben. In der Blindenschule hat Ricky häufiger einen Jungen namens Sammy besucht, der immer einen Ballon zum Festhalten brauchte, den er erst abgab, wenn die Schule zu Ende war. Wenn Ricky zu Besuch kommt, lässt Sammy den Ballon los, damit er in der einen Hand Rickys Leine halten und ihn mit der anderen streicheln kann. Die Mitarbeiter brachten Ricky auch zu Lisa, um zu erreichen, dass Lisa mit ihnen spricht. Auf wiederholte Aufforderungen, bestimmte Mitarbeiter zu grüßen, reagierte Lisa nie. Aber wenn Ricky zu Besuch kommt, wundern sich die Mitarbeiter immer, dass Lisa fröhlich ruft: «Hi Ricky!», wenn wir ankommen und «Tschüss Ricky!», wenn wir gehen.
Auch Lucy spürt, wenn Menschen sie brauchen. Lucy weiß, dass sie nicht auf Möbel springen darf. Deshalb war ich ziemlich erstaunt, als eine Frau in dem Pflegeheim, das ich mit Lucy besuchte, von ihrem Bett aus die Hand nach Lucy ausstreckte und Lucy ohne zu zögern auf ihr Bett sprang und

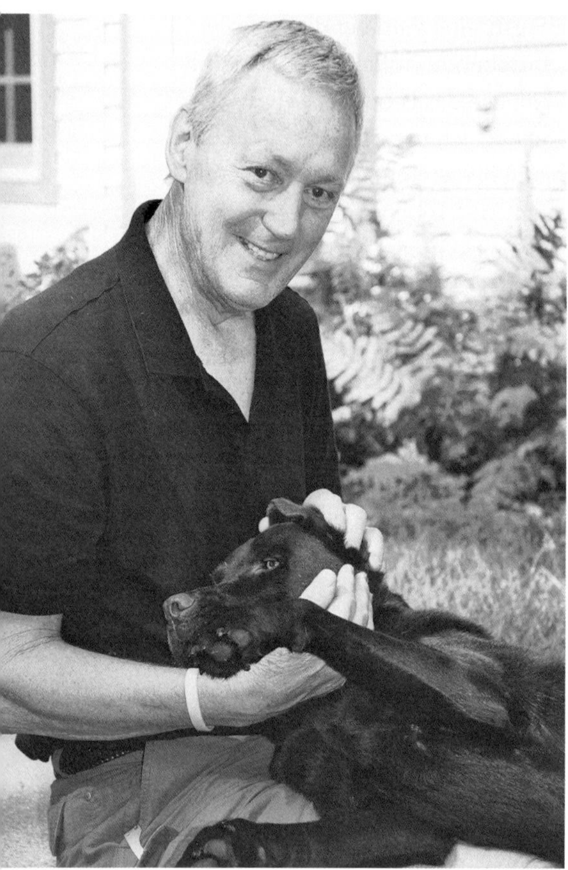

Abbildung 9.4
Dave hat gelernt, das Leben zu betrachten wie ein Labrador Retriever: voller Freude, Interesse und Optimismus.

sich neben sie legte. Die Frau nahm Lucy sofort in ihre Arme. Seitdem ist Lucy nie wieder auf ein Bett gesprungen, aber sie muss gespürt haben, dass diese Frau ihre Nähe dringend brauchte.

Ricky und Lucy haben meinen Krebs nicht geheilt. Er ist immer noch da und wird unseren Kampf wahrscheinlich gewinnen. Aber Ricky und Lucy haben mir einen Weg aufgezeigt, mit dem Krebs zu leben. Sie haben mir beigebracht, ihn für eine gewisse Zeit zu vergessen und mir bewusst zu machen, dass ich eine Familie habe, die ich sehr liebe, dass ich anderen helfe und es genieße, draußen in der Natur zu sein. Sie haben mich gelehrt, im Hier und Jetzt zu leben – so wie sie.

9.3 Reduzieren Sie Ihr Krebsrisiko mit Fidos Hilfe

Sportliche Aktivitäten, wie z. B. ein regelmäßiges Bewegungsprogramm, können das Risiko für häufig auftretende Krebsarten, etwa Darmkrebs und Brustkrebs, senken.

Ungefähr 5 % der Erwachsenen in den USA entwickeln Darmkrebs (http://www.cancer.org).

In den USA ist Darmkrebs nach Lungen-, Prostata- und Brustkrebs die dritthäufigste Todesursache. Darmkrebs tritt meistens bei Menschen über 50 auf, wobei Männer, Afro-Amerikaner und Menschen mit einer entsprechenden familiären Vorgeschichte ein höheres Risiko haben. Menschen über 50 sollten sich regelmäßig untersuchen lassen, aber auch Personen, in deren Familie Darm- oder Analpolypen bzw. Darmkrebs gehäuft aufgetreten sind, oder die an entzündlichen Darmerkrankungen leiden.

Was können Sie tun, um Ihr Darmkrebsrisiko zu reduzieren? Durch sportliche Aktivitäten können Sie Ihr Darmkrebsrisiko nachweislich senken. Eine Studie, die in der deutschen Fachzeitschrift *Deutsches Ärzteblatt International* veröffentlicht wurde, verweist auf einen Zusammenhang zwischen regelmäßiger Bewegung und einem reduzierten Darmkrebsrisiko (Halle/Schoenberg, 2009).

Mit Bewegung lässt sich das Darmkrebsrisiko nachweislich reduzieren

- Ein zügiger Spaziergang senkt das Darmkrebsrisiko.
- 7 Stunden Spazierengehen pro Woche senkt das Darmkrebsrisiko um 40 %.
- Menschen mit Darmkrebs, die pro Woche 4 Stunden spazieren gehen, überleben häufiger.

Auch eine andere, in der Zeitschrift *Archives of Internal Medicine* veröffentlichte Studie hat gezeigt, dass Männer, die aktiv waren, nach der Diagnose Darmkrebs bessere Ergebnisse hatten (Meyerhardt et al., 2009). Im Gegensatz zu Männern mit überwiegend sitzender Lebensweise hatten körperlich aktive Männer ein 50 % geringeres Risiko, an Darmkrebs zu sterben.

Verschiedene Studien haben den Zusammenhang zwischen körperlicher Aktivität und einem geringeren Brustkrebsrisiko plausibel belegt. Ein in der Fachzeitschrift *Seminars in Oncology* erschienener Artikel hat Daten aus 73 veröffentlichten Artikeln überprüft, in denen es um den Zusammenhang zwischen Brustkrebs und körperlicher Bewegung ging (Friedenrich, 2010). Herausgekommen ist, dass körperlich sehr aktive Frauen ein um 25 % geringeres Brustkrebsrisiko hatten als körperlich wenig aktive Frauen. Es gibt mehrere Studien, die auf einen Zusammenhang zwischen körperlicher Aktivität und reduziertem Brustkrebsrisiko bzw. auf eine höhere Überlebensrate verweisen:

- Eine in der Fachzeitschrift *Cancer Detection and Prevention* veröffentlichte Studie hat ergeben, dass mäßig aktive Frauen ein um 40 % und sehr aktive Frauen ein um 57 % geringeres Brustkrebsrisiko hatten (Kruk, 2007).
- Ein Artikel im *Journal of Sports Sciences* berichtet von einem um 44 % geringeren Brustkrebsrisiko bei mäßiger oder großer Aktivität (Krus, 2009).
- In *Cancer Epidemiology* veröffentlichte Daten belegen, dass Frauen mit Diabetes, die sportliche aktiv sind, ein um 60 % geringeres Brustkrebsrisiko haben (Sanderson et al., 2010).
- Eine im *International Journal of Cancer* veröffentlichte Studie verweist auf einen Zusammenhang zwischen erhöhter, körperlicher Aktivität und einem geringeren Risiko, an Brustkrebs zu sterben (Friedenrich et al., 2009). Zudem wurde festgestellt, dass mäßige, körperliche Aktivität das Risiko für ein Brustkrebsrezidiv, ein Voranschreiten der Krankheit oder die Entwicklung einer neuen Krebserkrankung senkt.

Forscher der Colorado State University glauben, dass körperliche Aktivität das Brustkrebsrisiko mithilfe muskulärer, hormoneller und metabolischer Prozesse reduziert (Thompson/Jiang/Zhu, 2009). Da Adipositas mit einem erhöhten Brustkrebsrisiko einhergeht, helfen sportliche Aktivitäten zum Abbau der Adipositas vermutlich auch, das Krebsrisiko zu senken (Pollán, 2010).

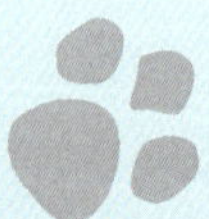

Tipp

Körperliche Aktivitäten reduzieren das Brustkrebsrisiko und erhöhen bei bestehendem Brustkrebs die Überlebenschancen.

Obwohl die medizinische Forschung den Zusammenhang zwischen körperlicher Aktivität und besseren Überlebenschancen bei Brustkrebs belegt hat, kennt fast die Hälfte der Überlebenden diesen Zusammenhang nicht (Weiner et al., 2010). Neben körperlicher Aktivität lassen sich die Überlebenschancen bei Brustkrebs noch durch andere, gesunde Verhaltensweisen verbessern, etwa durch den Verzehr von mehr Obst und Gemüse (Pierce et al., 2007).

Literatur

Friedenreich, C.M., Gregory, J., Kopciuk, K.A., Mackey, J.R., and Courneya, K.S. (2009). Prospective cohort study of lifetime physical activity and breast cancer survival. *International Journal of Cancer* 124:1954–62.

Friedenreich, C.M. (2010). The role of physical activity in breast cancer etiology. *Seminars in Oncology* 37:297–302.

Halle, M., and Schoenberg, M.H. (2009). Physical activity in the prevention and treatment of colorectal carcinoma. *Deutsches Ärzteblatt International* 106:722–7.

Johnson, R.A., Meadows, R. L, Haubner, J.S., and Sevedge, K. (2003). Human–animal interaction: A complementary/alternative medical (CAM) intervention for cancer patients. *American Behavioral Scientist* 47:55–69.

Kruk, J. (2007). Lifetime physical activity and the risk of breast cancer: A case-controlled study. *Cancer Detection and Prevention* 31:18–28.

Kruk, J. (2009). Intensity of lifetime physical activity and breast cancer risk among Polish women. *Journal of Sports Sciences* 27:437–45.

Meyerhardt, J.A., Giocannucci, E.L., Ogino, S., Kirkner, G.J., et al. (2009). Physical activity and male colorectal cancer survival. *Archives of Internal Medicine* 169:2102–8.

Orlandi, M., Trangeled, K., Mambrini, A., Tagliani, M., et al. (2007). Pet therapy effects on oncological day hospital patients undergoing chemotherapy treatment. *Anticancer Research* 27:4301–3.

Pierce, J.P., Stefanick, M.L., Flatt, S.W., Natarajan, L., et al. (2007). Greater survival after breast cancer in physically active women with high vegetable–fruit intake regardless of obesity. *Journal of Clinical Oncology* 25:2345–51.

Pollan, M. (2010). Epidemiology of breast cancer in young women. *Breast Cancer Research Treatment* 123(Suppl. 1):3–6.

Sanderson, M., Peitz, G., Perez, A., Johnson, M., et al. (2010). Diabetes, physical activity and breast cancer among Hispanic women. *Cancer Epidemiology* 34:556–61.

Thompson, H.J., Jiang, W., and Zhu, Z. (2009). Candidate mechanisms accounting for effects of physical activity on breast carcinogenesis. *Life* 61:895–901.

Weiner, J.G., Jordan, T.R., Thompson, A.J., and Fink, B.N. (2010). Analysis of the relationship between diet and exercise benefits and actual behaviors among breast cancer survivors in northwest Ohio. *Breast Cancer* 4:5–13.

10. Tiergestützte Therapie und Schmerzen

Jeder weiß, was Schmerzen sind. Ob man sich das Gelenk verstaucht, sich mit dem Hammer auf den Finger haut oder auf einen heißen Ofen fasst – es schmerzt! Meistens lässt der Schmerz bald nach. Doch es gibt auch Verletzungen oder Probleme, etwa z. B. Arthritis, die monate- oder sogar jahrelange Schmerzen verursachen. So etwas nennt man chronische Schmerzen.

Ich habe die meiste Zeit meines Berufslebens mit Patienten zu tun gehabt, die an chronischen Schmerzen litten. Chronische Schmerzen sind kein Kinderspiel, denn sie können viele Aspekte des täglichen Lebens beeinträchtigen (Breivik et al., 2006).

- Die Hälfte der Betroffenen hat Probleme mit der Hausarbeit.
- Die Hälfte der Betroffenen muss auf wichtige, soziale Aktivitäten verzichten, wie z. B. ein Fußballspiel anschauen, bei dem das eigene Kind mitspielt, ins Konzert oder mit Freunden essen gehen.
- Einer von drei Betroffenen muss wegen der Schmerzen die Arbeit wechseln.

Doch es gibt gute Nachrichten für die Betroffenen: Wir haben eine Fülle von effizienten Behandlungsmöglichkeiten im Angebot. Hilfreich sind Medikamente, Übungsprogramme, Entspannungstechniken und Biofeedback, aber auch Nahrungsergänzungsmittel. Zudem ist wissenschaftlich erwiesen, dass Hunde Schmerzen lindern können.

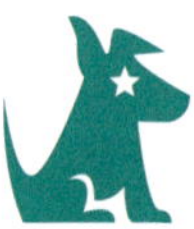

Menschen, die Besuch von einem Hund bekommen, vergessen ihre Schmerzen, zumindest für eine Weile, wie die Therapiehundehalterinnen Barbara Pohodich und Janet Malinsky zu berichten wissen:

In dem Moment fühlt der Betreffende sich wie in einer anderen Welt, er denkt nicht über seine Schmerzen nach und vergisst seine Krankheit. In diesem Moment verdrängt die Freude den Schmerz. Vielleicht ist der Moment nur kurz, aber er kann viel bewirken. Und genau auf diese kurzen Momente warten wir als Therapiehundehalter, um ihretwillen machen wir diese Arbeit.

10.1 Hunde können bei Kindern Schmerzen lindern

Es ist nicht zu erwarten, dass Ihr Arzt anstelle des bekannten Spruchs «Nehmen Sie zwei Aspirin und rufen Sie mich morgen früh wieder an» sagen wird «Knuddeln Sie zwei Yorkies und rufen Sie mich morgen früh wieder an». Dennoch ist es eine Tatsache, dass Hunde Schmerzen lindern können. Ein in der Zeitschrift *Complementary Therapies in Clinical Practice* veröffentlichter Artikel berichtet von einer Studie, in der Kinder im Krankenhaus, die über Schmerzen klagten, untersucht wurden (Braun et al., 2009). Das Durchschnittsalter der Kinder lag bei 12 Jahren. Die Kinder konnten wählen, ob sie allein bleiben oder mit einem Therapiehund zusammen sein wollten. Nach 15 Minuten wurden die Kinder über die Stärke ihrer Schmerzen befragt:

- Die Schmerzstärke war bei den Kindern, die mit dem Hund zusammen waren, um 34 % zurückgegangen.
- Bei den Kindern, die allein waren, hatte die Schmerzstärke lediglich um 6 % abgenommen.
- Die Atemfrequenz sank in Anwesenheit des Hundes; sie ging mit jeder Minute, die die Kinder mit dem Hund verbrachten, um mehr als zwei Atemzüge zurück.
- Bei den Kindern, die allein waren, veränderte sich die Atemfrequenz so gut wie nicht, d. h. es war keine beruhigende Wirkung zu verzeichnen.

Die Forscher stellten fest, dass der Hund in puncto Schmerzreduzierung dieselbe Wirkung hatte wie das Schmerzmittel Acetaminophen mit Codein.

In einer anderen Studie maßen Dr. Elisa Sobo und ihre Kollegen von der San Diego State University die Schmerzen bei Kindern nach einer

Operation und verglichen die Schmerzstärke vor und nach dem Besuch eines Therapiehundes (Sobo, Eng, Kassity-Krich, 2006). Der Besuch dauerte in den meisten Fälle 11 bis 12 Minuten. Ungefähr ¼ der Besuche dauerte 10 Minuten oder weniger, und einige Besuche dauerten 20 Minuten. Die Ergebnisse:

- Nach den kurzen Besuchen war die Schmerzstärke um mehr als die Hälfte zurückgegangen.
- Die körperlichen Schmerzen nahmen um 57 % ab.
- Die emotionalen Schmerzen verringerten sich um 68 %.

Das Ergebnis dieser Schmerzreduzierung ist besser als das, was die meisten anderen Schmerzmittel erzielen.

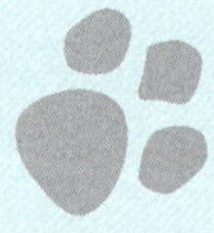

Tipp

In einer Studie (Sobo et al., 2006) gingen nach einem 10 bis 15-minütigen Besuch eines Therapiehundes die Schmerzen bei Kindern um mindestens ⅓, in einigen Fälle um bis zu ⅔ zurück.

10.2 Hunde lindern auch bei Erwachsenen Schmerzen

Therapiehunde können auch die Schmerzen von Erwachsenen lindern. Dr. Elaine Lust und ihre Mitarbeiter untersuchten den Medikamentenkonsum von Erwachsen zwischen 24 und 60 Jahren, die in einer Rehabilitationseinrichtung für Patienten mit Hirn- oder Rückenmarksverletzungen, degenerativen Erkrankungen oder schweren körperlichen Behinderungen lebten (Lust et al., 2007). Die Patienten hatten bemerkt, dass der Therapiehund der Einrichtung, der 18 Monate alte Blue Merle Collie Neil, sie gut von ihren Problemen und Sorgen ablenken konnte. Bei den von den Forschern aufgezeichneten Bemerkungen über Neil ging es zwar nicht explizit um Neils Einfluss auf die Schmerzen der Patienten, dennoch war der Schmerzmittelverbrauch seit Neils Anwesenheit in der Einrichtung um 48 % gesunken.

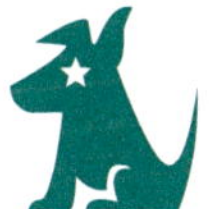

Die Bemerkungen der Patienten über Therapiehund Neil (Lust et al., 2007)

- «In seiner Anwesenheit fühle ich mich besser.»
- «Er gibt mir Trost.»
- «Er wärmt mein Herz.»
- «Er hilft mir, nicht an das Schlechte zu denken, das tagsüber passiert.»
- «Er versteht Tränen und Ängste.»

Auch bei den Patienten mit neurologischen Verletzungen, die mit Neil zusammen waren, ging der Medikamentenkonsum um etwa die Hälfte zurück.

10.3 Chronische Schmerzen

Jodi Tuckett hat am eigenen Leib erfahren, wie wirksam so ein pelziger Geselle mit wedelndem Schwanz chronische Schmerzen lindern kann.

Mein Leben geriet völlig aus den Fugen, als ich am 13. Juli 2005 von einem Kipper erfasst und platt gewalzt wurde. Sie sagten, ich hätte Glück, dass ich noch lebe – ich hatte eine Schädelfraktur und Hirnverletzungen, Genick, Schlüsselbein und ein Arm waren gebrochen. Die Karotis war durchtrennt und von meinem linken Arm war die Haut regelrecht abgezogen. Ich habe sehr viel Blut verloren und brauchte mehrere Bluttransfusionen. Ich lebte zwar, hatte aber so meine Zweifel, ob das mit dem «Glück» wirklich stimmte. Nach den ersten Behandlungen war ich zwei Monate im Krankenhaus zu einer intensiven Rehabilitation und dann lebte ich ein Jahr bei meinen Eltern. Wenn man 26 Jahre ist, will man nicht mehr mit seinen Eltern zusammen leben. Und um auszuprobieren, ob ich wirklich ohne ihre Hilfe auskommen konnte, entschloss ich mich spontan, bei ihnen auszuziehen. Ich wusste, dass es keine gute Idee war, weil ich immer noch die intensive Rehabilitation brauchte, aber ich hatte viele Verluste zu verkraften und das Zusammenleben mit meinen Eltern machte mir all diese Verluste tagtäglich bewusst. Ich hatte erst einen Monat allein gelebt, als ich merkte, wie schrecklich einsam man ist, wenn man immer nur an seine Verletzungen und Schmerzen denkt und an all die Dinge, die man nicht tun kann. Der ganze Tag dreht sich um die Therapie. Doch dann kam mir eine Idee – ich beschloss, bei einer Rettungsorganisation mitzuarbeiten und mir einen Welpen anzuschaffen. Wieder nahm mein Leben eine Wende – dieses Mal jedoch eine positive. Ich arbeitete ehrenamtlich für The Animal Rescue Foundation of Ontario, eine Organisation, die streunende Hunde und Katzen vor den lokalen First Nations Communities rettet. Und bei dieser Gelegenheit lernte ich die Cattle Dog-Mischlingshündin Suzy kennen, einen Welpen. Suzy war 4 Monate alt und hatte eine schlimme Hautkrankheit, die sehr viel Pflege brauchte. Ich hatte mir eine Menge vorgenommen, aber die Pflege des Hundes gab meinem Leben einen neuen Sinn. Zuerst befürchtete ich, ich hätte mir mehr zugemutet, als ich leisten konnte, aber die Pflege des kleinen, räudigen Hundes lenkte mich ab von mir, von meinen Eltern und von meinen Therapeuten.

Während aus Suzy eine schöne, starke und gesunde Hündin wurde, entwickelte sich eine Beziehung zwischen uns, die einfach unbeschreiblich ist. Suzy hilft mir, wenn ich Schmerzen habe. Wenn mein Nacken, mein Rücken und meine Hüften schmerzen (was fast immer der Fall ist), kann ich mit Suzy einen Spaziergang machen. Wenn ich mich bewege und meine Gelenke sich lockern, fühle ich mich besser. Ich gehe tagsüber viele Stunden mit ihr spazieren und in dieser Zeit geschieht etwas Besonderes mit uns. Ich sehe, dass sie die Zeit mit mir genießt, genauso wie ich die Zeit mit ihr genieße. Anstatt mich im Haus und in meinem Elend zu verkriechen gehe ich mit Suzy spazieren – sie holt mich heraus, raus aus dem Haus, raus aus mir und raus aus den Schmerzen.

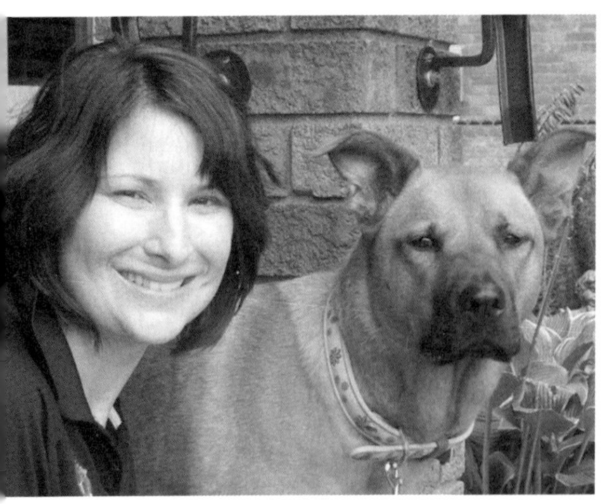

Abbildung 10.1
Jodi genießt die Gesellschaft ihrer Cattle Dog-Mischlingshündin Suzy, die Jodi ihre Schmerzen vergessen lässt.

Meine Hirnverletzung hat zur Folge, dass ich manchmal Probleme habe, meine Emotionen zu kontrollieren. Suzy spürt intuitiv, wenn Emotionen mich zu überschwemmen drohen. Manchmal ist es Wut, manchmal Trauer. Egal was es ist, sie spürt es, kommt zu mir und stößt mich an, um mir zu zeigen, dass sie da ist. Wenn ich sie streichle und kraule, werden meine Emotionen fast augenblicklich auf ein akzeptables Maß reduziert. Ohne ihre Zuneigung würden diese unkontrollierten Emotionen mein Elend und meine Schmerzen rapide ansteigen lassen. Suzy verhindert, dass dies geschieht. Suzy hat mein Leben verändert. Sie ist für mich die beste Reha-Therapie und das beste Schmerzmittel. Wir bei Animal Rescue wissen genau, dass nicht wir die Hunde und Katzen retten – sie retten uns. Und Suzy hat mich definitiv gerettet.

Ein Leben mit ständigen Schmerzen ist ein hartes Schicksal. Und wenn einem als Jugendliche gesagt wird, dass man eine schwere, degenerative Krankheit hat, fällt es schwer, Licht am Ende des Tunnels zu sehen. Judy Fridono brachte der Charme von ein paar beharrlichen Golden Retrievern zu der Erkenntnis, dass das Leben mehr zu bieten hat als die durch jahrzehntelang zermürbenden Schmerzen verursachten Einschränkungen.

Als Judy 16 war, wurde bei ihr rheumatoide Arthritis diagnostiziert, eine schwere, degenerative Autoimmunkrankheit. Die meisten Menschen glauben, rheumatoide Arthritis sei eine Knochenkrankheit, weil die Entzündung die Gelenke anschwellen lässt. Diese Schwellungen sind sehr schmerzhaft und zerstören die empfindlichen Gelenke. Menschen mit rheumatoider Arthritis haben oft deformierte Gelenke, die zu starken Bewegungseinschränkungen führen. Aufgrund dieser Zerstörung sind bei Judy einige Gelenke deformiert und andere dauerhaft luxiert. Sie hat auch schon mehrere Operationen hinter sich. Zu all diesen Problemen kommt noch hinzu, dass rheumatoide Arthritis mit Erschöpfung, starken Muskelschmerzen und Schwäche einhergeht. Zudem ist die Krankheit nicht heilbar. Heute gibt es neue Medikamente, die die Zerstörung der Gelenke begrenzen, aber die gab es noch nicht, als Judy jünger war. Die alten Medikamente waren nicht besonders wirksam und hatten ziemlich viele unangenehme Nebenwirkungen.

Mit 16 Jahren erfuhr Judy, dass ihr ein Leben mit ständigen Schmerzen bevorstand. Sie erfuhr auch, dass sie nicht die gleichen Dinge tun konnte wie ihre Freundinnen; ihre Ärzte sagten ihr beispielsweise, die meisten Sportarten oder andere körperliche Aktivitäten seien tabu für sie. Sie wusste auch, dass sie mit zunehmendem Alter wahrscheinlich immer weniger würde tun können. Eine solche Nachricht ist in jeder Lebensphase schlimm – aber noch schlimmer für jemanden, der die Welt erst noch entdecken möchte.

Als Judy 40 wurde, kamen Autoimmunprobleme hinzu, die ihre Schmerzen in den Muskeln und in den Weichteilen verschlimmerten und ihr die Energie raubten:

> Mir tut jede Zelle im Körper weh. Die Schmerzen sind immer da – sie begleiten mich tagtäglich den ganzen Tag lang. Ich glaube, ich habe seit meinem 18. Lebensjahr keinen Tag ohne Schmerzen erlebt. Ich kann nicht sagen, was schlimmer ist – die Schmerzen oder die Erschöpfung. Die Erschöpfung wird manchmal unerträglich. Ich wache jeden Tag auf und denke: «Bin ich müde.» Und es wird immer schlimmer. Die Schmerzen und die Erschöpfung hindern mich daran, Vollzeit zu arbeiten. Ich kann nur ein paar Stunden am Tag arbeiten, danach muss ich mich ausruhen. Das frustriert, ärgert und deprimiert mich.

Als Judys Zustand sich weiter verschlechterte, veränderten zwei Hunde ihr Leben – die Golden Retriever-Labrador-Mischlingshündin Rina und die Golden Retriever-Hündin Ricochet:

> Man kann nicht den ganzen Tag im Bett bleiben, wenn man sich um zwei Hunde kümmern muss. Egal wie schlecht man sich fühlt, die Hunde wollen trotzdem raus, fressen und spielen. Die Hunde zwingen mich, aufzustehen, nach draußen zu gehen und am Leben teilzunehmen. Rina und Ricochet treiben mich regelrecht aus dem Bett. Sie stellen sich neben mich und lecken mir das Gesicht, bis ich aufstehe.

Und durch die Gewohnheit der Hunde, Judy aus dem Bett und aus dem Haus zu treiben, haben sie ihr unerwartete Vorteile gebracht:

> Bevor ich Rina hatte, befand ich mich in einer Abwärtsspirale aus Schmerz, Verzweiflung und Isolation. Ich hatte keine Energie, aus dem Haus zu gehen und etwas zu unternehmen. Ich sagte ab, wenn Freunde mich zum Essen oder ins Kino einluden – es war einfach zu schwer, zu schmerzhaft und zu anstrengend. Aber ich konnte Rinas Spaziergänge nicht ausfallen lassen.

Abbildung 10.2
Auch wenn Judys Gelenke durch jahrelange, rheumatoide Arthritis deformiert sind, weiß sie, dass sie sich stets auf Ricochets tröstende Pfote verlassen kann. Abdruckgenehmigung für das Foto von Rob Ochoa von Pawmzing Pets.

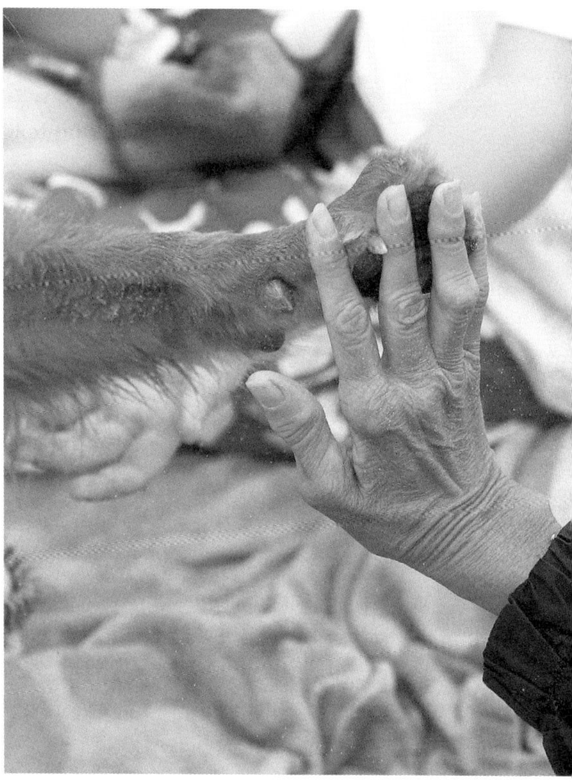

> Wenn ich mit Rina unterwegs war, traf ich andere Leute und unterhielt mich mit ihnen über die Hunde. Rina verschaffte mir ein Betätigungsfeld abseits von meinen Schmerzen. Die Spaziergänge bewahrten mich vor dem Gefühl der Isolation und bewirkten, dass ich aus mir herausging und mein Elend vergaß – Rina hat mich wieder mit der Welt in Kontakt gebracht und mich aus meiner Verzweiflung und Einsamkeit geholt.

Ricochet hat Judy noch weitere Erfahrungen ermöglicht. Rina ist jetzt 7 Jahre alt und ziemlich ruhig, während Ricochet mit ihren 2 ½ Jahren voller Energie ist. Ricochet hat auch eine unglaublich gute Balance und surft leidenschaftlich gern:

> Da ich schon früh eine chronische Krankheit entwickelte, konnte ich meine Freundinnen nie zu sportlichen oder anderen körperlichen Aktivitäten begleiten. Für sie gab es Spaß, für mich medizinische Behandlungen und Operationen. Dass ich kein «normaler Teenager» war, deprimierte mich und

> machte mich sehr negativ. Das Leben war ein einziges Elend. Ricochet hat das alles verändert. Ich kann immer noch keinen Sport treiben, aber durch sie und durch ihre Augen kann ich die Freude am Sport teilen. Ich kann jetzt Ricochets Sportbegeisterung teilen, auch wenn ich nie aktiv beteiligt sein konnte. Darum setze ich mich so dafür ein, dass sie weiter surfen kann – auch wenn ich es selbst nicht kann und jemanden brauche, der ihr an den Tagen, wenn sie surft, hilft. Wenn sie etwas gewinnt, dann ist das auch ein Gewinn für mein Leben. Die Erinnerungen an meine Kindheit und daran, dass ich nie etwas mitmachen konnte, verblassen und weichen dem Stolz auf Ricochets Erfolge. Ricochets Leben zu teilen hat mir so viele Freuden beschert, an die ich im Traum nicht gedacht hätte.

Darüber hinaus hat die heute 52-jährige Judy durch Ricochet eine neue Aufgabe und einen neuen Sinn in ihrem Leben gefunden. Ricochets Begeisterung für das Surfen und für Menschen hat Judy auf die Idee gebracht, sie zu trainieren, damit sie anderen helfen kann. Ricochet wird jetzt für therapeutische Spezialaufgaben eingesetzt; sie hilft Menschen mit Behinderungen und sammelt unermüdlich Spenden für wohltätige Zwecke. Und falls Sie sich fragen, ob ein Golden Retriever *tatsächlich* Spenden sammeln kann: Ricochet hat innerhalb von acht Monaten mehr als 30 000 Dollar gesammelt – das ist doch eine *überzeugende* Leistung. 2010 war Ricochet einer von fünf Hunden, die für ihre unermüdliche Wohltätigkeitsarbeit und für ihr vorbildliches Verhalten mit dem renommierten American Kennel Club Humane Fund Awards for Canine Excellence ausgezeichnet wurden.

Die Organisation von Ricochets Terminplan und Wohltätigkeitsarbeit gibt Judys Leben einen neuen Sinn:

> Ricochet hilft mir, den anderen etwas zurückzugeben – aktiv am Gemeindeleben teilzunehmen, anstatt nur Zuschauerin zu sein. Ricochet hat das Leben so vieler Menschen verändert, dass ich mich verpflichtet fühle, diese wichtige Arbeit fortzuführen. Anstatt im Bett zu liegen, stehe ich auf, beantworte ihre E-Mails, kümmere mich um ihre Webseite und ihre Facebook-Seite. Ricochet hat mir geholfen, meine negative Einstellung zu überwinden. Sie hat mir gezeigt, dass ich mein an Enttäuschungen reiches Leben hinter mir lassen und positive Dinge tun kann, die anderen helfen – und auch mir.
>
> Wenn man mit chronischen Schmerzen lebt, stellt sich schnell das Gefühl ein, nichts tun zu können! Dank Ricochet denke ich heute anders über

> meine Schmerzen und mein Leben. Heute sage ich: «Ich kann zwar nicht alles tun – aber es gibt sicher etwas, was ich tun kann!» Und das kann etwas durchaus Positives sein.

Haben Rina und Ricochet Judys Schmerzen geheilt? Nein. Haben sie dem Leid und der Verzweiflung, die mit ihrer Krankheit zusammenhängen, ein Ende gesetzt? Auf jeden Fall! Sie haben ihr geholfen, die Schmerzen in den Hintergrund zu drängen, wo sie weniger zerstörerisch wirken:

> Rina und Ricochet habe ich es zu verdanken, dass ich mich nicht mehr auf meine Schmerzen, meine Erschöpfung und mein Elend konzentriere. Seitdem ich mich mit Rina und Ricochet und mit anderen Menschen beschäftige, habe ich meine negative Einstellung abgelegt, die alles nur noch schlimmer gemacht hat. Ich leide immer noch unter Schmerzen und Erschöpfung – aber sie haben mich nicht mehr im Griff. Mag sein, dass ich Schmerzen habe, aber ich habe jetzt auch ein Leben. Und dank Rina und Ricochet ist es ein so produktives und erfüllendes Leben, wie ich es nie für möglich gehalten hätte.

Auch für Susan Ambridge standen die Aussichten auf ein leichtes Leben nicht gut – sie war unverheiratet und zog ihre beiden kleinen Söhne alleine groß. Ihr Leben wurde noch schwieriger, als sie vergaß, den Sicherheitsgurt anzulegen und in einen Verkehrsunfall verwickelt wurde. Sie prallte gegen das Armaturenbrett und die Windschutzscheibe. Sie lebte zwar, aber ihr ganzer Körper war übel zugerichtet. Seit dem Unfall hat sie keinen einzigen schmerzfreien Tag mehr erlebt. Die Ärzte versicherten ihr, alles sei in Ordnung, aber sie konnten nichts gegen ihre Schmerzen tun. Trotz der Schmerzen ging sie weiter ihre beiden Jobs nach und kümmerte sich um ihre heranwachsenden Söhne.

Vier Jahre später kam der nächste Schicksalsschlag. Ihre Schmerzen wurden unerträglich und bei einer Untersuchung mithilfe bildgebender Verfahren wurde ein Tumor an der Wirbelsäule festgestellt. Der Tumor konnte zwar operativ entfernt werden, aber dabei wurden die Nerven zerstört, die in ihr rechtes Bein und in ihren rechten Fuß führten. Jetzt hatte sie neben den Schmerzen auch noch Probleme beim Gehen und musste sich arbeitsunfähig melden. Nach Aussagen der Ärzte zeigten die neu durchgeführten Tests, dass ihr früherer Autounfall Probleme an den Bandscheiben verursacht hatte, die sich im Laufe der Zeit wahrscheinlich verschlimmern würden:

> Ich hatte jede Hoffnung aufgegeben. Was sollte ich nur tun? Ich konnte nicht mehr arbeiten und musste für meine beiden kleinen Söhne sorgen. Ich litt immer noch jeden Tag unter Schmerzen und konnte nicht lange sitzen oder stehen. Und jetzt auch noch die Probleme beim Gehen. Ich hinkte stark und die Menschen, denen ich begegnete, würden mich wahrscheinlich anstarren und Bemerkungen machen. Also ging ich nur selten aus dem Haus und machte damit alles nur noch schlimmer.

Susans Freund wusste nicht, wie er ihr helfen konnte und stellte ihr Binx vor, einen 8 Wochen alten Sheltie-Welpen.

> Da ich noch nie einen Hund hatte, mussten Binx und ich voneinander lernen. Ich wusste, dass Binx trainiert werden musste und dazu musste ich das Haus verlassen und laufen. Wenn ich mit Binx spazieren ging, starrten die Leute nicht mehr auf meinen unbeholfenen Gang, sondern achteten nur auf Binx und darauf, wie niedlich er war. Deshalb fühlte ich mich beim Gehen nicht mehr so beobachtet. Das war für mich der Durchbruch: mein Gang und meine Selbstwahrnehmung verbesserten sich.

Susan begann, sich mit den Leuten, denen sie unterwegs begegnete, über Hunde und Hundetraining zu unterhalten und so machte sie auch die Bekanntschaft von Menschen, die Assistenzhunde trainierten. Susan erkannte, dass Binx mehr konnte als sie zu motivieren, das Haus zu verlassen. Susan entschloss sich, Binx zu trainieren und meldete sich und ihn für einen Canine Good Citizen-Kurs an. Nach intensivem Training bekam Binx seine Zertifizierung:

> Binx und ich haben eine Menge in dem Kurs gelernt und sind zu einem Team zusammengewachsen. Er machte seine Sache so gut, dass ich überlegte, ob ich ihm nicht ein paar Dinge beibringen könnte, die für mich nützlich sind. Ich warf das Telefon auf den Boden und forderte ihn auf, es mir zu bringen. Er holte es sofort und da wusste ich, dass er mir helfen würde, die Unabhängigkeit, die ich eingebüßt hatte, weitgehend wiederzuerlangen.

Ein Telefon auf Befehl zu holen, ist vielleicht keine großartige Leistung, aber für Susan bedeutete es mehr Sicherheit. Sie war einmal, als niemand zu Hause war, der ihr helfen konnte, in die Badewanne gefallen und weil sie das Telefon nicht erreichen konnte, konnte sie auch keine Hilfe holen. «Jetzt muss ich bloß «Telefon» sagen und Binx bringt es mir. Ich habe jetzt keine Angst mehr, wenn ich allein zu Hause bin, denn ich weiß, dass er auf mich aufpasst.»

Binx unterstützt Susan bei vielen Dingen. Er hebt Sachen auf, die sie fallen lässt, schließt Türen und Schubladen und unterstützt sie beim Gehen mit einem Haltegriff:

> Binx hat mein Leben verändert! Ich habe keine Angst mehr, wenn ich das Haus verlasse oder allein zu Hause bin. Binx hat mir gezeigt, dass ich nicht zu Hause sitzen und Trübsal blasen muss. Ich schaue Binx an und sage: «Binx und ich werden es gemeinsam anpacken!»

Und Susan hat mit dieser Ankündigung ernst gemacht und sich an der Winter Park Technical School eingeschrieben. Dort wurde sie zum Mitglied der Ehrengesellschaft ernannt und machte ihren Abschluss in

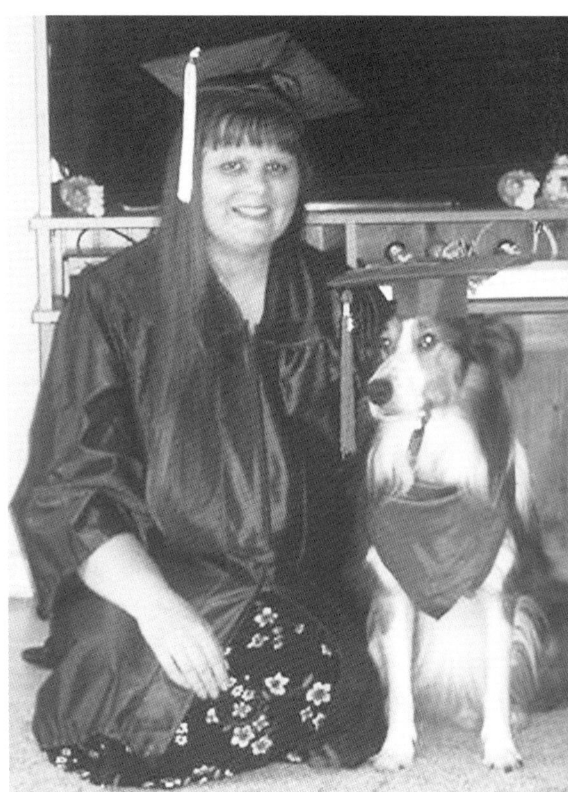

Abbildung 10.3
Nach Abschluss ihrer technischen Ausbildung machte Susan für Binx auch eine Universitätstracht: «Binx hat mich bei jedem Schritt meiner Ausbildung unterstützt. Ohne ihn hätte ich es nie geschafft. Mein Diplom war eine echte Gemeinschaftsleistung.»

medizinischer Transkription. Motiviert durch ihren Erfolg und zur Absicherung ihrer Zukunft studiert sie jetzt am College ihres Wohnortes, um ihren Abschluss in Betriebswirtschaft zu machen. Hat sie immer noch jeden Tag Schmerzen? Leider ja. Beherrschen die Schmerzen immer noch ihr Leben? Nein: «Wer mich vor Binx kannte und mich jetzt sieht, würde mich für eine andere Person halten.»

Susan ist in mehrfacher Hinsicht eine andere Person geworden. Binx hat ihr geholfen, das durch die chronischen Schmerzen verursachte Leid zu überwinden und ihren Blick auf das erfüllte Leben zu richten, das noch auf sie wartet.

10.4 Lernen Sie von Fido, mit chronischen Schmerzen umzugehen

Ich habe jahrzehntelang mit chronischen Schmerzpatienten gearbeitet und auf diesem Gebiet auch geforscht. In diesem Zusammenhang habe ich zwei Dinge gelernt. Erstens: Es gibt keine Möglichkeit, chronische Schmerzen schnell oder einfach zu bessern. Zweitens: Wie viele unangenehme Dinge im Leben, bessern sich chronische Schmerzen im Laufe der Zeit bei Menschen, die keine schleichende, degenerative Krankheit haben.

Für viele Menschen, die wie Jodi, Judy und Susan an chronischen Schmerzen leiden, gehört eine Überprüfung des Lebensstils mit zum therapeutischen Schmerzmanagement. Zum Glück können Sie viele schmerzlindernde, gesunde Verhaltensweisen lernen, wenn Sie Fido beobachten und sich ein Beispiel an ihm nehmen.

Haben Sie schon einmal darauf geachtet, wie Ihr Hund am Morgen aufsteht? Er macht eine Art Verbeugung, wobei er Vorderbeine und Kopf dicht am Boden hält und den Schwanz und das Hinterteil in die Luft reckt und anschließend seine Hinterbeine ausstreckt? Das macht er mehrmals tagsüber und abends auch. Fido weiß, wie wichtig die Dehnung der Muskeln ist. Wenn Sie Fido morgens streicheln, mit Ihren Fingern durch sein Fell fahren und ihn nach dem Frühstück bürsten, haben Sie viel für die Lockerung steifer Gelenke getan.

Wenn Sie zu den Menschen gehören, die unter chronischen Schmerzen leiden, hat Ihnen Ihr Arzt sicher geraten, sich täglich mehrmals 15 oder 20 Minuten zu dehnen. Sie haben Zweifel, dass Dehnübungen wirklich helfen? Im Rahmen einer Studie wurden 200 Patienten mit chronischen Schmerzen im unteren Rücken behandelt, die eine Gruppe mit einem Schmerzmittel, die andere Gruppe musste zweimal täglich Dehn- und Kraftübungen machen (Shirado et al., 2010). Nach einem Jahr wurden die Auswirkungen der täglichen Behandlung gemessen. Die Übungen schnitten besser ab, sowohl bei den Schmerzen als auch bei den Einschränkungen:

- Bei den Patienten, die die Übungen machten, war die Schmerzstärke um 44 % zurückgegangen und bei den Patienten, die Schmerzmittel bekamen, um 35 %.
- Bei den Patienten, die die Übungen machten, waren die Einschränkungen um 72 % zurückgegangen und bei den Patienten, die Schmerzmittel bekamen, um 47 %.

Wenn Sie das nächste Mal sehen, wie Ihr Hund sich streckt, machen Sie es ihm nach.

Tipp

Beginnen und beenden Sie Ihren Tag wie Fido: Mit Dehnübungen für den ganzen Körper. Untersuchungen haben gezeigt, dass regelmäßige sportliche Aktivitäten inklusive Dehnübungen die Schmerzen und Einschränkungen von Menschen mit chronischen Schmerzen besser bekämpfen können als Schmerzmittel.

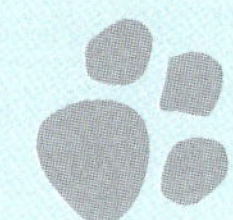

Übergewicht hat meistens eine einfache Ursache: Es werden mehr Kalorien aufgenommen als verbrannt, und das bedeutet überschüssiges Fett. Jeder gute Tierarzt wird Ihnen raten, Fido nicht zu viele Snacks zu geben. «Ihr Hund bekommt mit den Mahlzeiten genügend Nährstoffe. Belohnen Sie ihn beim Training nur hin und wieder mit kleinen Snacks.» Das Gleiche gilt auch für uns Menschen.

Übergewicht erhöht Ihr Risiko, chronische Schmerzen zu entwickeln, beispielsweise in der Schulter, im Rücken und in den Knien (Jakosson, 2010; Jinks, Jordan, Croft, 2002; Miranda et al., 2001; Webb et al., 2003).

- Eine in der Fachzeitschrift *Spine* veröffentlichte Studie hat ergeben, dass adipöse Menschen ein 70 % höheres Risiko haben, Rückenschmerzen und einschränkende Schmerzen zu entwickeln (Webb et al., 2003).

- Übergewicht erhöht außerdem die Wahrscheinlichkeit, dass Sie nach einem Arbeitsunfall unter chronischen Schmerzen leiden (Fransen et al., 2002): Das Risiko, nach einem Arbeitsunfall unter Schmerzen zu leiden, erhöht sich um 57 % bei leicht übergewichtigen Menschen und um 85 % bei adipösen.

Übergewicht kann auch den Erfolg von Schmerztherapien beeinflussen. Eine kürzlich durchgeführte Studie hat gezeigt, dass die gleiche Schmerztherapie bei adipösen Patienten weniger gut gewirkt hat als bei nicht adipösen Patienten (Sellinger/Clark/Shulman, 2010):

- Die Schmerzstärke verringerte sich bei adipösen Patienten, die behandelt wurden, um 4 % und um 14 % bei nicht adipösen Patienten.
- Im Vergleich zu den adipösen Patienten erzielte die Therapie bei den nicht adipösen Patienten signifikant mehr Verbesserungen in puncto Einschränkung, Lebensqualität und Emotionalität.

Tipp

Wenn Sie Probleme mit Schmerzen haben, gehen Sie mit Fido spazieren, um Ihr Gewicht unter Kontrolle zu halten. Übergewicht erhöht das Schmerzrisiko und die Schmerzempfindlichkeit. Zudem reduziert es die Wirkung von Schmerzbehandlungen.

Fido weiß auch, wie wichtig guter Schlaf ist. Die meisten Menschen schlafen zu wenig. Die National Sleep Foundation rät, jede Nacht 7 bis 9 Stunden zu schlafen. Leider haben nur zwei von fünf Erwachsenen einen überwiegend guten Schlaf.

Schlafprobleme erhöhen das Risiko, chronische Schmerzen zu entwickeln. Eine in der Fachzeitschrift *Sleep* erschienene Studie hat ergeben, dass beinahe die Hälfte der Teilnehmer mit Schlafproblemen über chronische Schmerzen klagte; von den Teilnehmern ohne Schlafprobleme waren es nur 17 % (Taylor et al., 2007).

Eine interessante Studie mit Ratten hat gezeigt, dass Schlafmangel die Ratten schmerzempfindlicher macht und ihre Reaktion auf die schmerzlindernde Wirkung von Morphium reduziert (Nascimento et al., 2007). Interessanterweise besserte sich ihre Reaktion auch dann nicht, wenn man ihnen 24 Stunden Zeit ließ, den entgangenen Schlaf «nachzuholen». Eine andere Studie hat gezeigt, dass gesunde Frauen, die am Schlafen gehindert wurden, ähnlich wie die Ratten schmerzempfindlicher waren und sogar über Schmerzen klagten (Smith et al., 2007).

Tipp

Nehmen Sie sich in puncto Schlaf ein Beispiel an Fido. Erwachsene brauchen jede Nacht 7 bis 9 Stunden Schlaf. Schlafmangel erhöht die Schmerzempfindlichkeit.

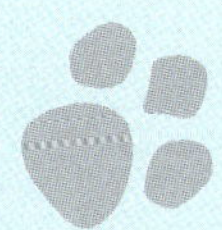

Alle Schmerzpatientinnen, die ihre Geschichte in diesem Buch erzählt haben, betonen, dass Bewegung und Spaziergänge mit ihrem Hund sie von ihrer widrigen Situation und von ihren Schmerzen abgelenkt haben. Bewegung, Austausch mit anderen und Auseinandersetzung mit der Außenwelt können helfen, Sie und Ihr Gehirn von den Schmerzen abzulenken. Um die Patienten von ihren Schmerzen abzulenken, verordnen die Ärzte ihnen so genannte *Ablenkungsstrategien*, die mittlerweile fester Bestandteil des Schmerzmanagements sind.

Ablenkungsstrategien werden häufig eingesetzt, um die Vielzahl der mit chronischen Schmerzen einhergehen Symptome zu lindern (van der Hulst et al., 2010). Die Idee dahinter ist die, dass das Gehirn sich nicht gleichzeitig auf verschiedene Dinge konzentrieren kann. Ein Beispiel: Wenn Sie Ihr Scheckheft kontrollieren wollen und gleichzeitig Ihr kleines Kind durchs Haus rennt, Ihr Teenager laut Musik hört und Ihr Hund die Katze des Nachbarn anbellt, dürften Sie Schwierigkeiten bekommen. Das Gleiche gilt für das Gehirn. Wenn es von verschiedenen Signalen bombardiert wird, hat es Probleme, Schmerzsignale zu registrieren. Die Geschichten von Jodi, Judy und Susan machen diesen Mechanismus deutlich. Keine der Frauen hat gesagt, ihr Hund habe ihre Schmerzen geheilt oder ihr geholfen, die Schmerzen loszuwerden. Alle Frauen haben sich mit anderen Dingen beschäftigt, um Geist und Körper fit zu halten und sie haben die Erfahrung gemacht, dass sie dann weniger unter ihren Schmerzen leiden. Die Schmerzen waren immer noch da, aber sie haben ihr Leben nicht mehr bestimmt. Spazieren gehen, mit Fido einen Kurs besuchen, sich mit Freunden treffen und in ein neues Buch über Hunde vertiefen – all diese Dinge sind bestens geeignet, sich von chronischen Schmerzen abzulenken.

Literatur

Braun, C., Stangler, T., Narveson, J., and Pettingell, S. (2009). Animalassisted therapy as a pain relief intervention for children. *Complementary Therapies in Clinical Practice* 15:105–9.

Breivik, H., Collett, B., Ventafridda, V., Cohen, R., and Gallacher, D. (2006). Survey of chronic pain in Europe: Prevalence, impact on daily life, and treatment. *European Journal of Pain* 10:287–333.

Fransen, M., Woodward, M., Norton, R., Coggan, C., et al. (2002). Risk factors associated with the transition from acute to chronic occupational back pain. *Spine* 27:92–8.

Jakosson, U. (2010). The epidemiology of chronic pain in a general population: Results of a survey in southern Sweden. *Scandinavian Journal of Rheumatology* 39:421–9.

Jinks, C., Jordan, K., and Croft, P. (2002). Measuring the population impact of knee pain and disability with the Western Ontario and McMaster Universities Osteoarthritis Index (WOMAC). *Pain* 100:55–64.

Lust, E., Ryan-Haddad, A., Coover, K., and Snell, J. (2007). Measuring clinical outcomes of animal-assisted therapy: impact on resident medication usage. *The Consultant Pharmacist* 22:580–5.

Miranda, H., Viikari-Juntura, E., Martikanien, R., Takala, E. P., and Riihimaki, H. (2001). A prospective study of work related factors and physical exercise as predictors of shoulder pain. *Occupational and Environmental Medicine* 58:528–34.

Nascimento, D. C., Andersen, M. L., Hipolide, D. C., Nobrega, J. N., and Tufi k, S. (2007). Pain hypersensitivity induced by paradoxical sleep deprivation is not due to altered binding to brain μ-opioid receptors. *Behavioural Brain Research* 178:216–20.

National Sleep Foundation. (2010). *National Sleep Foundation 2010 Sleep in America Poll*. http://www.sleepfoundation.org (accessed September 2010).

Sellinger, J. J., Clark, E. A., and Shulman M. (2010). The moderating effect of obesity on cognitive-behavioral pain treatment outcomes. *Pain Medicine* 11:1381–90.

Shirado, O., Doi, T., Akai, M., Hoshino, Y., Hayashi, K., et al. (2010). Multicenter randomized controlled trial to evaluate the effect of home-based exercise on patients with chronic low back pain: The Japan low back pain exercise therapy study. *Spine* 35:E811–9.

Smith, M. T., Edwards, R. R., McCann, U. D., and Haythronthwaite, J. A. (2007). The effects of sleep deprivation on pain inhibition and spontaneous pain in women. *Sleep* 30:494–505.

Sobo, E. J., Eng, B., and Kassity-Krich, N. (2006). Canine visitation (pet) therapy: Pilot data on decreases in child pain perception. *Journal of Holistic Nursing* 24:51–7.

Taylor, D. J., Mallory, L. J., Lichstein, K. L., Durrence, H. H., et al. (2007). Comorbidity of chronic insomnia with medical problems. *Sleep* 30:213–8.

Van der Hulst, M., Vollenbroek-Hutten, M. M., Schreurs, K. M., Rietman, J. S., and Hermens, H. J. (2010). Relationship between coping strategies and lumbar muscle activity in subjects with chronic low back pain. *European Journal of Pain* 14:640–7.

Webb, R., Brammah, T., Lunt, M., Urwin, M., et al. (2003). Prevalence and predictors of intense, chronic, and disabling neck and back pain in the UK general population. *Spine* 28:1195–1202.

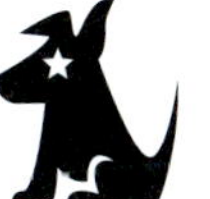

11. Mit Mollys Hilfe den Stoffwechsel regulieren: Diabetes und Übergewicht

11.1 Was bedeutet Stoffwechsel?

Unter *Stoffwechsel* versteht man die Produktion, Verwertung und Speicherung von Energie. Es geht um die Frage, was mit der Nahrung geschieht, die Sie zu sich nehmen – ob Ihr Körper sie effizient verwertet, oder ob er zu viel Energie in Form von unerwünschten Fettpolstern speichert? Sie haben wahrscheinlich schon häufiger den Ausdruck *metabolisches Syndrom* gehört. Patienten mit metabolischem Syndrom haben zu viele Fette und zu viel Cholesterin und Glukose im Blut. Sie leiden oft unter Bluthochdruck und sind übergewichtig. Patienten mit metabolischem Syndrom entwickeln häufiger gravierende gesundheitliche Probleme wie diese:

- Diabetes
- Herzerkrankungen
- Schilddrüsenprobleme
- Schlaganfall
- Brustkrebs
- Nierenerkrankungen
- Lebererkrankungen

Vom metabolischen Syndrom ist in den USA ca. einer von drei Erwachsenen (Ervin, 2009) und mehr als die Hälfte der Senioren über 65 betroffen (Kuk/Ardern, 2010). Bewegungsmangel und Übergewicht sind die Hauptrisikofaktoren für die Entwicklung eines metabolischen Syndroms.

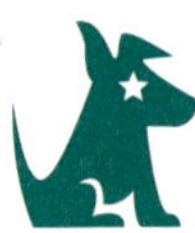

Das metabolische Syndrom tritt auf, wenn der Körper die zugeführte Energie nicht effizient verwertet. Menschen mit metabolischem Syndrom haben verschiedene Probleme: Übergewicht, Bluthochdruck, hohe Cholesterinwerte und Diabetes.

Die wichtigsten Maßnahmen zur Verhütung und Behandlung des metabolischen Syndroms sind Bewegung und Gewichtsreduzierung. Hier kommt Ihr Hund ins Spiel. Ernährungsexperten der Colorado State University haben herausgefunden, dass bei Senioren, die einen Hund haben, der Stoffwechsel besser funktioniert (Dembicki/Anderson, 1996):

- Die Senioren mit Hund gingen 83 % mehr spazieren als die Senioren ohne Hund.
- Zusätzliche Spaziergänge wirken sich positiv auf die Blutfette aus. Triglyzeride sind wichtige Blutfette, die mit einem erhöhten Risiko für Herzerkrankungen einhergehen. Die Triglyzeride waren bei Senioren, die einen Hund hatten, um 43 % niedriger.
- Die Triglyzeride waren bei den Senioren umso niedriger, je häufiger sie spazieren gingen.

Die gute Nachricht ist, dass selbst Spaziergänge von nur 10 Minuten einen großen Einfluss haben. Forscher der Harvard University und des MIT haben nachgewiesen, dass Laufen auf dem Laufband die Konzentrationen verschiedener, im Körper produzierter Verbindungen verändert, die für die Verbrennung von Kalorien und für die Regulierung des Blutzuckers wichtig sind (Lewis et al., 2010):

- Zehn Minuten Laufen auf dem Laufband führte zu signifikanten Veränderungen der für den Stoffwechsel relevanten Substanzen.
- Der Stoffwechsel funktionierte auch noch bis zu einer Stunde nach der Aktivität besser.

Das bedeutet, wenn Sie Ihren Hund drei oder vier Mal am Tag 10 Minuten spazieren führen, halten Sie Ihren Stoffwechsel den ganzen Tag «in Schwung».

Auch wenn Sie nicht abnehmen sollten, geben Sie Ihr Fitness-Programm nicht auf. Verzweifeln Sie nicht, wenn Sie Merkmale des metabolischen Syndroms haben und reagieren Sie nicht frustriert, wenn Sie

Ihr neues Fitness-Programm beginnen und trotz harter Arbeit nicht in dem gewünschten Maße abnehmen. Eine in der Fachzeitschrift *Mayo Clinic Proceedings* veröffentlichte Studie kommt zu dem Schluss, dass die kardiorespiratorische Fitness, und nicht das Gewicht allein, ein permanentes Sterberisiko darstellt (Lyerly et al., 2009). In die Studie aufgenommen wurden Frauen, die nie herzkrank waren oder Diabetes hatten, aber einen unnormalen, nüchternen Blutzucker, der darauf hindeutete, dass sie Stoffwechselprobleme entwickeln könnten. An der Studie nahmen mehr als 3 000 Frauen teil, deren kardiovaskuläre Fitness auf dem Laufband getestet wurde. Die Frauen wurden eingeteilt in die Gruppen geringe Fitness, mäßige Fitness und gute Fitness. Zu Beginn der Studie lag das Durchschnittsalter der Frauen bei 47 Jahren. Die Frauen wurden dann über einen Zeitraum von 16 Jahren begleitet:

- Anders als die Frauen mit geringer Fitness hatten die Frauen mit mäßiger und guter Fitness ein um 36 % geringeres Risiko, während der Dauer der Studie zu sterben.
- Das Ausgangsgewicht allein ließ *keine* Prognose darüber zu, wer während der Dauer der Studie sterben würde.
- Die Frauen, die übergewichtig oder adipös *und* nicht besonders fit waren, hatten ein mehr als doppelt so hohes Sterberisiko als die Frauen mit normalem Gewicht und mindestens mäßiger Fitness.

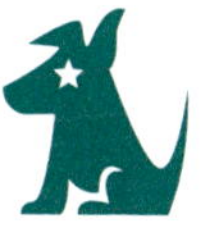

Aerobe Aktivitäten verbessern den Stoffwechsel und senken das Sterberisiko (Lyerly et al., 2009)

- Aerobe Fitness reduziert das Sterberisiko um mehr als 35 %.
- Aerobe Fitness ist ein besserer Prädiktor für ein langes Leben als das Gewicht allein.
- Couch-Potatoes – Übergewicht *und* keine aerobe Fitness – haben ein mehr als *doppelt* so hohes Sterberisiko.

Unterstützen Sie also Ihren Stoffwechsel durch tägliche, sportliche Aktivitäten.

11.2 Diabetes

Diabetes ist eine Stoffwechselkrankheit. Probleme mit dem Insulin spielen dabei eine Rolle und wirken sich darauf aus, wie gut die Betroffenen die mit der Nahrung aufgenommene Energie verwerten, und ob ihr Blutzuckerspiegel eine unnormale Konzentration erreicht. Menschen mit Diabetes produzieren entweder nicht genug Insulin, oder das produzierte Insulin wird von ihrem Körper nicht genutzt. Nach Angaben der American Diabetes Association (2010) haben fast 8 % der US-Amerikaner Diabetes:

- Bei 18 Millionen Menschen wurde Diabetes diagnostiziert.
- Etwa 6 Millionen haben Diabetes, wissen es aber nicht.
- Jedes Jahre werden mehr als 1 ½ Millionen neue Fälle von Diabetes bei Erwachsenen diagnostiziert.

Bei zu hohem oder zu niedrigem Blutzuckerspiegel fühlen sich die Betroffenen gereizt, verwirrt und krank. Stark abweichende Blutzuckerspiegel können dazu führen, dass die Betroffenen das Bewusstsein verlieren und manchmal sogar sterben. Zudem können abweichende Blutzuckerspiegel das Herz, die Nerven, die Nieren und die Augen schädigen. Um ihren Blutzuckerspiegel zu regulieren, müssen Menschen mit Diabetes auf ihre Ernährung achten, sich sportlich betätigen, ihre Diabetes-Medikamente einnehmen und ihre Blutzuckerwerte kontrollieren. Bei körperlicher Aktivität verbrennt der Körper Zucker. Wenn Sie jeden Tag die gleichen körperlichen Aktivitäten durchführen und die gleiche Menge an Nahrung zu sich nehmen, ist es einfacher, den Blutzuckerspiegel zu regulieren.

Diabetes ist eine Krankheit, die die ganze Familie beeinflussen kann. Als ich in der Junior High-School war, wurde bei meiner Mutter Diabetes diagnostiziert und danach veränderte sich vieles in der Familie. Wir mussten darauf achten, dass regelmäßig gegessen wurde, und was auf den Tisch kam. Zudem spielte regelmäßige körperliche Aktivität eine große Rolle. Die ganze Familie versuchte einige Wochen, auf meine Mutter Rücksicht zu nehmen – doch dann gewannen bei den meisten wieder die alten Gewohnheiten die Oberhand. Meine Mutter verhielt sich dagegen vorbildlich: Nachdem sie einige Wochen im Bett gelegen hatte, erfuhr sie, warum es ihr so schlecht ging. Daraufhin maß sie alles, was sie aß, peinlich genau ab, klebte Listen mit Übungsprogrammen auf ihre Schlafzimmertür und kontrollierte häufig ihren Blutzuckerspiegel. Auch wenn wir sie mit unseren Eiscreme-Bechern in Versuchung brachten, so blieb sie bei ihrem Snack, bestehend aus einem halben Graham-Cracker und einem kleinen Glas entrahmter Milch, und wenn wir uns auf das Sofa fläzten, um uns im Fernsehen eine Familien-Show anzusehen, setzte sie sich mit ihren Übungsprogrammen zu uns.

Ich weiß also aus eigener Erfahrung, wie schwierig es ist, die Motivation nicht zu verlieren und die vielen, zur Behandlung des Diabetes empfohlenen Verhaltensänderungen umzusetzen und konsequent zu befolgen. Manchen Patienten rät der Arzt, sich einen schwanzwedelnden, quirligen Hund anzuschaffen. Rose Mary Mulkerrin und ihr Mann Jim ahnten nicht, dass Jim Diabetes bekommen würde, als sie sich nach dem Verlust ihres kleinen Hundes im Tierheim einen neuen kleinen Hund aussuchen wollten. Sie wussten noch nicht, dass sie nicht nur einen Hund bekommen würden, sondern für Jim auch den besten «personal trainer» für seine Gesundheit. Meistens suchen wir uns den Hund aus, wir achten auf die Rasse, das Temperament und darauf, wie viel Pflege er braucht. Aber es kommt auch vor, dass wir von dem Hund auswählt werden. Selten und unter besonderen Umständen sucht ein Hund sich einen Menschen aus, weil er spürt, dass seine therapeutischen Fähigkeiten gebraucht werden. Dies war der Fall bei der Familie Mulkerrin. Sie wurde von dem 1-jährigen Border Collie-Mischling Lucky D ausgewählt.

Im Tierheim hielt Rose Mary in jedem Raum nach einem neuen niedlichen Schosshund Ausschau. Sie stand vor einem Raum, in dem sich vier Border Collie-Mischlinge aus dem gleichen Wurf befanden. Einer stand mit dem Rücken zum Fenster und als Rose Mary einen kurzen Blick in den Raum warf, dreht er sich um und schaute ihr tief in die Augen:

> Der Hund schaute mich auf eine Art an, die mich verblüffte. Aber ich wusste ja, was ich wollte: einen neuen Schoßhund. Ich ging also weiter zu den nächsten Fenstern, um «meinen Hund» zu finden. Außerdem wohnen wir in der Stadt, sodass ich keinen Gedanken daran verschwendete, eine Rasse auszusuchen, die so viel Auslauf braucht wie ein Border Collie. Einige Minuten später rief Jim: «Rose Mary! Den Hund musst du dir unbedingt ansehen.

Er hat mich durchdringend angeschaut!» Und natürlich war es derselbe Border Collie, der auch mich so intensiv angeschaut hatte.

Wir haben uns noch andere Hunde angesehen, konnten aber diesen intensiven Blick nicht vergessen, mit dem der Border Collie uns angeschaut hatte. Als wir den Raum betraten, ging der Hund ohne zu zögern auf Jim zu – er wollte wirklich zu uns! Die Mitarbeiter im Tierheim warnten uns: dieser Hund ist sehr scheu, hat viele gesundheitliche Probleme und großes Glück, dass er überhaupt noch lebt. Sie sagten: «Er ist ein Glückshund!» Wir nahmen ihn mit nach Hause und nannten ihn Lucky D.

Lucky D hätte den Zeitpunkt nicht besser wählen auswählen können, um mit den Mulkerrins nach Hause zu gehen. Jim hatte gerade erfahren, dass er Diabetes hat und sein Arzt hatte ihm dringend geraten, Sport zu treiben und abzunehmen:

Lucky D zuliebe ging Jim jeden Tag gut 3 Kilometer spazieren. Wenn es für einen Spaziergang später am Tag zu heiß war, ging Jim mit Lucky D sehr früh aus dem Haus, um bei angenehmeren Temperaturen laufen zu können anstatt den Spaziergang ausfallen zu lassen. Ich glaube, nichts und niemand außer Lucky D hätte Jim dazu bringen können, in aller Frühe aufzustehen und sich sportlich zu betätigen. Aber diese Spaziergänge haben sich gelohnt – Jim hat rund 18 kg abgenommen und konnte seine Diabetes-Medikamente absetzen.

Zweifellos hat sich Lucky D die Mulkerrins zu einem Zeitpunkt ausgesucht, als sie ihn brauchten. Sie wussten es damals noch nicht, als sie nach einem ruhigen, kleinen Schoßhund Ausschau hielten. Aber Lucky D wusste es. Und darüber waren die Mulkerrins sehr froh!

Die Kontrolle des Blutzuckerspiegels ist gelegentlich schwierig. Veränderungen im Tagesablauf oder andere Gesundheitsprobleme können ihn beeinflussen und aus dem Normbereich bringen. Sinkt der Blutzuckerspiegel, werden die Betroffenen hungrig, zittrig und nervös. Sie fangen an zu schwitzen oder fühlen sich leicht benommen. Das alles können Alarmzeichen sein, die dem Betroffenen anzeigen, dass er etwas essen muss, damit sich der Blutzuckerspiegel wieder normalisiert. Manche Menschen mit einem zu niedrigen Blutzuckerspiegel sind verwirrt, schwach und haben Kommunikationsprobleme. In diesem Zustand merken sie oft nicht, dass der Blutzuckerspiegel das Problem ist. Wenn

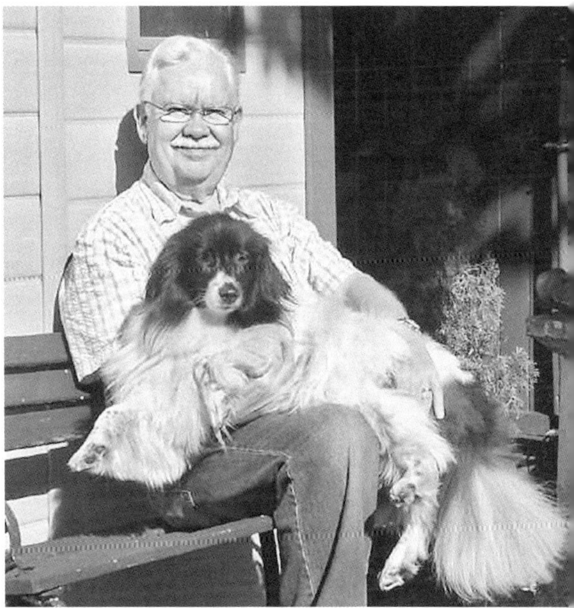

Abbildung 11.1
Jim wurde von Border Collie-Mischling Lucky D ausgewählt. Der Hund ist Jims «personal trainer» und hilft ihm, seinen Blutzuckerspiegel zu regulieren.

meine Mutter einen etwas zu niedrigen Blutzuckerspiegel hatte, wusste sie immer, woran es lag und aß eine Kleinigkeit, um sich wieder besser zu fühlen. War ihr Blutzuckerspiegel zu niedrig, war sie verwirrt und aggressiv und es kostete dann einige Mühe, sie zum Essen zu bewegen. Menschen mit Diabetes kann es auch passieren, dass ihr Blutzuckerspiegel im Schlaf zu stark absinkt.

Partner oder Angehörige können dem Betroffenen helfen und ihm sagen, dass er sich «komisch verhält» oder anfängt zu schwitzen und dass es Zeit ist, den Blutzuckerspiegel zu normalisieren. Hundebesitzer mit Diabetes stellen oft fest, dass ihr Hund in der Lage ist, sie aufmerksam zu machen, wenn ihr Blutzuckerspiegel zu sinken beginnt. Forscher der Queen's University in Belfast, Nordirland, haben 120 Hundebesitzer mit Diabetes befragt (Wells/Lawson/Siriwardena, 2008):

- Zwei von drei Hundebesitzern gaben an, dass ihr Hund sich auffallend anders verhält, wenn der Besitzer einen zu niedrigen Blutzuckerspiegel oder eine hypoglykämische Reaktion hat.
- Einer von drei Hundebesitzern sagte, ihr Hund habe etwa 12 Mal oder häufiger auf ihren niedrigen Blutzuckerspiegel reagiert.

- Einer von drei Hundebesitzern gab an, dass der Hund immer reagiert, wenn ihr Blutzuckerspiegel zu niedrig ist *und* dass diese Reaktion erfolgt, *bevor* der Betroffene selbst merkt, dass etwas nicht stimmt.

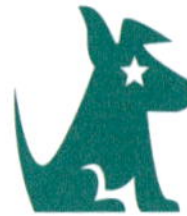

Wie Hunde ihren Besitzern zeigen, dass ihr Blutzuckerspiegel absinkt

- 62 % der Hunde bellen oder machen sich durch andere Laute bemerkbar.
- 49 % lecken ihre Besitzer ab.
- 41 % schmiegen sich an ihre Besitzer an.
- 41 % schauen ihre Besitzer intensiv an.
- 30 % springen ihre Besitzer an.

Die Hunde warnten ihre Besitzer, dass es Zeit ist, den Blutzuckerspiegel zu kontrollieren und Glukose zu sich zu nehmen. Die meisten Hunde haben versucht, die Aufmerksamkeit ihrer Besitzer auf sich zu lenken.

Dr. Mortimer O'Connor vom Victoria University Hospital in Cork, Irland, berichtet, dass der Hund eines seiner Patienten den Mann vor einer gefährlichen Unterzuckerung bewahrt hat (O'Connor/Walsh, 2008). Eines Nachts wurde die Frau des 72-jährigen Patienten aus dem Schlaf gerissen, weil ihr Cavalier King Charles Spaniel namens Beauty bellte, immer wieder ins Zimmer rein und wieder hinaus lief und sich eigenartig verhielt. Dank Beautys Warnung entdeckte die Frau, dass ihr Mann bewusstlos im Bett lag. Er kam ins Krankenhaus, wurde behandelt und wieder nach Hause geschickt. Sechs Monate später bekam der Mann Magenprobleme und wieder wurde Beauty unruhig und verhielt sich merkwürdig – so wie damals, als der Blutzuckerspiegel des Mannes auf ein gefährliches Niveau abgesunken war. Im Krankenhaus wurde Beautys Diagnose Unterzuckerung, oder *Hypoglykämie,* wie der medizinische Fachausdruck lautet, wieder einmal bestätigt. Dr. O'Connor nannte Beauty fortan seinen «Hypoglykämie-Detektor».

Der Bericht von Dr. Mortimer war für Cindy und David Etling keine Überraschung. Die Etlings lieben Hunde und besitzen drei große Hunde: einen deutschen Kurzhaar-Pointer, einen deutschen Schäferhund und einen Neufundländer. Cindy betätigt sich gerne als Hunderetterin. Sie nimmt die Hunde mit nach Hause, versorgt sie medizinisch, füttert sie, kümmert sich liebevoll um sie und versucht dann, eine endgültige Bleibe für sie zu finden. Für Cindy ist die Rettung der Hunde eine Herzensangelegenheit und um die Vermittlung in eine neue Familie zu erleichtern, bietet sie den neuen Familien sogar an, dass ihre Kinder sich gegebenenfalls als Hundesitter betätigen. Als Cindy einen ausgehungerten, verfilzten, von Flöhen befallenen kleinen Spitz namens Charlie mit nach Hause brachte, um ihn wie üblich zu pflegen, ahnte sie noch nicht, dass Charlie ihrem Mann David das Leben retten würde.

Im Jahre 2003 wurde bei David Diabetes diagnostiziert. Er brauchte Insulin-Spritzen, um seinen Blutzucker zu regulieren:

> Zuerst wollte ich für Charlie ein neues Zuhause suchen, aber inzwischen hatten wir uns so aneinander gewöhnt, dass wir ihn einfach nicht mehr hergeben konnten. Ich war erstaunt, dass Charlie zu David eine besonders enge Beziehung entwickelte. David ist sehr groß und hat immer große Hunde gehabt. Doch irgendwie hat es zwischen diesem großen Mann und dem winzigen Spitz «klick» gemacht und sie wurden unzertrennlich!

Später entdeckte Cindy, dass Charlies enge Beziehung zu David lebensrettend war:

> Eines Abends, als David friedlich zu schlafen schien, begann Charlie plötzlich, Davids Gesicht abzulecken und an seiner Nase und seinen Ohren zu knabbern. Ich war böse auf Charlie, aber dieser ignorierte mich, und so rief ich David zu: «Scheuch den verrückten Hund weg, sonst beißt er dir noch die Nase ab.» Aber David antwortete nicht und wurde auch nicht wach. Jetzt bemühte ich mich, David wach zu kriegen. Der Arzt sagte uns, Davids Blutzuckerspiegel sei auf ein gefährliches Niveau abgesunken und er habe eine Schlafapnoe entwickelt, d. h. seine Atmung hat temporär ausgesetzt. Ich möchte mir gar nicht ausmalen, was ohne Charlies Warnung mit David passiert wäre. Seit diesem Vorfall erzählt David allen, dass er Charlie sein Leben verdankt.

Inzwischen nehmen Cindy und David Charlies Verhalten ernst:

> Wenn wir sehen, dass Charlie sich eigenartig verhält und immer wieder Davids Nase küsst, wissen wir, dass irgendetwas mit David nicht in Ordnung ist. Charlie ist für uns eine Art Indikator: Wenn er sich auffällig verhält und Davids Nase nicht in Ruhe lässt, wissen wir, dass er sein Blut kontrollieren muss, um festzustellen, ob es Probleme gibt.

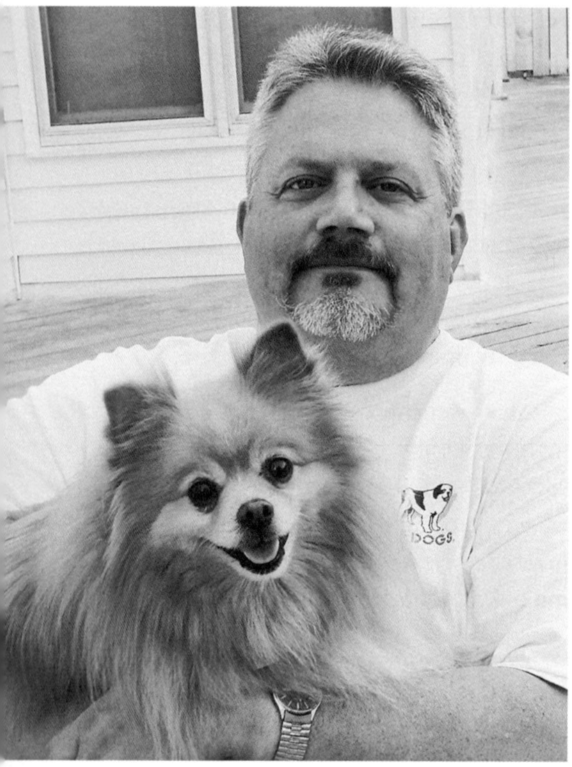

Abbildung 11.2
Der Spitz Charlie wurde zu Davids Beschützer und Bewacher.

Mit Charlie als Bewacher weiß Cindy Davids Gesundheit in guten Händen – in diesem Fall in den vier pelzigen Pfoten eines kleinen Spitzes.

Auch die 7½ Jahre alte Boston Terrier-Hündin Phoebe von Carol Estades hat sich dem Aufspüren niedriger Blutzuckerspiegel verschrieben:

> Ich bin seit 10 Jahren Diabetikerin. Vor fünf Jahren ließ ich mir den Magen durch einen operativ Eingriff verkleinern, um das Abnehmen zu erleichtern. Ich nahm zwar ab, hatte aber, wie manch andere Patienten auch, nach der Operation Probleme mit niedrigem Blutzucker oder Hypoglykämie.
> Als mein Gesundheitszustand sich veränderte, veränderte sich auch Phoebe. Sie fing plötzlich an, mein Gesicht zu berühren, starrte mich an, bellte und versuchte, mein Gesicht zu küssen. Ich mag das nicht und wehrte sie ab. Aber sie hörte nicht auf. Sie war schon immer sehr sensibel und hing sehr an mir, sodass ich zuerst dachte, sie hätte ein Verhaltensproblem. Nach einiger Zeit dämmerte es mir, dass mein Blutzuckerspiegel

jedes Mal nach Phoebes merkwürdigem Verhalten zu niedrig war. Also fing ich an, auf sie zu achten. Sie wurde mein Warnsignal für Probleme mit meinem Blutzuckerspiegel, ein Zeichen, dass es Zeit für eine Kontrolle war. Und ich konnte sicher sein, wenn Phoebe sich meldete, war mein Blutzuckerspiegel zu niedrig.

Eines Nachts bekam mein Mann Ruben einen großen Schreck. Als es ihm nicht gelang, mich aufzuwecken, rief er den ärztlichen Notdienst an. Es stellte sich heraus, dass mein Blutzuckerspiegel auf ein gefährlich niedriges Niveau abgesunken war, auf 29 – normal ist etwa 95 bis 105. Zu dieser Zeit schlief Phoebe noch nicht in unserem Bett, aber nach diesem Vorfall beschloss ich, Phoebe auf die Probe zu stellen, um zu sehen, ob sie mich warnen würde, wenn mein Blutzuckerspiegel im Schlaf wieder zu stark absinken würde. Wir machten Phoebe Platz in unserem Bett und ich fand schnell heraus, dass mein Blutzuckerspiegel jede Nacht zu stark absank!

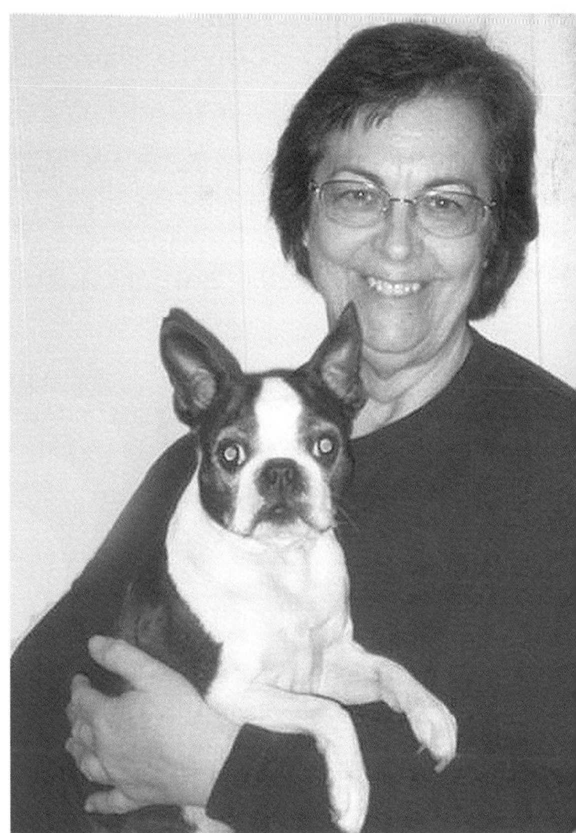

Abbildung 11.3
Die Boston Terrier-Hündin Phoebe hat die Fähigkeit, Carol vor einem zu niedrigen Blutzuckerspiegel zu warnen.

Während ich schlief, stand Phoebe auf, starrte mich an, blies mir ihren heißen Atem ins Gesicht und tippte mit ihrer Pfote so lange auf meinen Kopf, bis ich wach wurde. Gute Arbeit. Selbstverständlich schläft Phoebe jetzt jede Nacht bei mir. Dank Phoebe gibt es jetzt ein zuverlässiges Überwachungssystem für meinen Blutzuckerspiegel. Ich hatte großes Glück, dass diese Hündin mit ihrer außergewöhnlichen Fähigkeit zu einer Zeit bei mir war, als ich sie dringend brauchte.

Phoebe hat viele Preise gewonnen und hat eine ganze Reihe von Titeln hinter ihrem Namen. Ihr offizieller Name lautet: Champion Sunwood Cosmic Tyrant, TDI, CGC, RAE, CD. Sie hat die Zertifizierung als Therapiehund von Therapy Dogs International (TDI) und Canine Good Citizen (CGC) sowie den American Kennel Club Rally Advanced Excellent title (RAE) und den American Kennel Club Companion Dog Obedience degree (CD). Jetzt hat sie auch noch die Zertifizierung als Registered Medic Alert Dog. Seit nunmehr fünf Jahren kann Carol sich darauf verlassen, dass Phoebe ihren Blutzuckerspiegel überwacht.

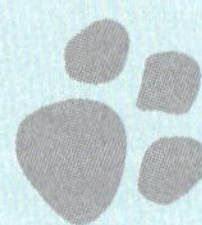

Tipp

Auch Hunde können Diabetes bekommen. Einer von zehn Hunden entwickelt die Krankheit, die meistens bei Hunden im Alter von 7 bis 9 Jahren auftritt. Folgende Rassen sind häufiger betroffen: Dachshunde, Pudel, Cairn Terrier, Beagle, Zwergschnauzer und Zwergpinscher.

Die Symptome:

- Trägheit
- viel Durst und häufiges Urinieren
- unerklärliche Gewichtsveränderung

Gehen Sie mit Ihrem Hund zum Tierarzt, wenn er eines dieser Probleme hat.

11.3 Adipositas

Adipositas hat sich weltweit zu einem gesundheitlichen Problem entwickeln. In einem kürzlich unter dem Titel «Are We Facing an Obesity Pandemic?» (Entwickelt sich Adipositas zu einer Pandemie?) erschienenen Artikel verweisen Dr. Jacobi, Dr. Buzelé und Dr.Couet (2010) auf wissenschaftliche Untersuchungen, die diese Frage mit einem klaren

«Ja» beantworten. Laut Weltgesundheitsorganisation (2006) waren 2005 weltweit mehr als 1 ½ Milliarden Erwachsene übergewichtig und mindestens 400 Millionen adipös. Adipositas ist eine globale Epidemie, von der etwa einer von drei bis vier Erwachsenen in den USA und Europa betroffen ist (Abubakari et al., 2008; Do Carmo et al., 2008; Donfrancesco et al., 2008; Haijan-Tilaki/Heidari, 2007; Hopman/Berger et al., 2007; Wang et al., 2008). Adipositas breitet sich auch in Asien aus. So ist in China etwa einer von vier bis fünf Erwachsenen übergewichtig oder adipös (Zhang et al., 2009).

Einer von drei bis vier Erwachsenen in den USA und Europa ist adipös.

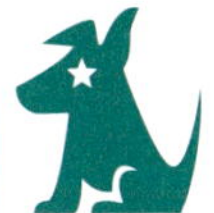

Die Zeitschrift *Obesity* hat für die USA schwindelerregende Prognosen veröffentlicht, was die Entwicklung des Gewichts anbelangt. Basierend auf den aktuellen Trends bei Adipositas stellen Forscher der Johns Hopkins School of Public Health folgende Prognosen: 2020 werden drei von vier Erwachsenen übergewichtig oder adipös sein; 2030 werden vier von fünf Erwachsenen übergewichtig oder adipös sein, die Hälfte davon wird adipös sein (Wang et al., 2008). Schätzungen zufolge wird im Jahre 2048 jeder Erwachsene um die 40 übergewichtig oder adipös sein – *jeder* Erwachsene (Wang et al., 2008).

Was genau *ist* Adipositas? Wer hier und da ein paar Pfunde zu viel hat, ist nicht adipös. Überschüssiges Gewicht bedeutet zusätzliche Belastung für Herz und Gelenke, aber wir sprechen hier nicht von ein paar Speckröllchen. Adipositas beginnt, wenn das Gewicht mehr als 20 % über dem Idealgewicht liegt.

Die meisten Ärzte definieren Übergewicht und Adipositas auf der Grundlage des Body Mass Index (BMI), der Gewicht und Körpergröße in Beziehung setzt. Ein Beispiel: Ein Mensch mit einer Größe von 1,75 m gilt als gesund, wenn er zwischen 57 und 76 kg wiegt, als übergewichtig, wenn er zwischen 77 und 92 kg wiegt und als adipös, wenn er mehr als 92 kg auf die Waage bringt. BMI-Rechentabellen finden Sie im Internet (z. B. unter http://www.nhlbisupport.com/bmi/).

Unerwünschte Gewichtszunahme wird mit zunehmendem Alter häufig zu einem Problem, von dem die meisten Menschen betroffen sind. Eine kanadische Studie begleitete eine nach dem Zufallsprinzip ausgewählte Gruppe von mehr als 8 500 Männern und Frauen über

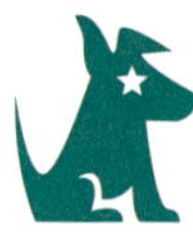

Der BMI gibt Aufschluss über Normalgewicht und Übergewicht

- Ein BMI von unter 25 kg/m^2 bedeutet Normalgewicht.
- Ein BMI von 25 bis 29,9 kg/m^2 bedeutet Übergewicht.
- Ein BMI von 30 kg/m^2 oder mehr bedeutet Adipositas.

einen Zeitraum von fünf Jahren (Hopman/LeRoux et al., 2007). Die Ergebnisse:

- Der Durchschnittsmann unter 45 und die Durchschnittsfrau unter 55 nahmen pro Jahr im Durchschnitt 0,45 kg zu.
- Dieses zusätzliche Gewicht blieb meistens bis in die mittleren Jahre erhalten.

Laut Dr. Mark Hyman, Autor des New York Times Bestsellers *Ultra-Metabolism* (2008: 85) «nimmt der Durchschnittsamerikaner im Alter zwischen 25 und 55 Jahren etwa 9 kg zu».

Übergewicht und Adipositas sind kein kosmetisches Problem. Übergewicht erhöht das Risiko für eine Vielzahl von gesundheitlichen Problemen. Gemäß einem kürzlich in *The Lancet* veröffentlichten Bericht müssen adipöse Kinder mit folgenden Komplikationen rechnen (Han/Lawlor/Kimm, 2010):

- Arthritis
- Asthma
- Gallensteine
- Herzerkrankungen
- Bluthochdruck
- Hohe Cholesterinwerte
- Insulinresistenz
- Nierenerkrankungen
- Lebererkrankungen
- Schlafapnoe

Dieselben Erkrankungen entstehen auch, wenn Adipositas erst im Erwachsenenalter auftritt.

Adipositas geht zudem mit einem erhöhten Krebsrisiko einher. Einer groß angelegten Studie zufolge, die sich in 30 europäischen Ländern mit Krebserkrankungen beschäftigt hat, lassen sich etwa 124 050 neue

Krebserkrankungen auf Übergewicht zurückführen (Renehan et al., 2010):

- 3 % der neuen Krebserkrankungen von Männern konnten auf Übergewicht zurückgeführt werden.
- Bei fast 9 % der Krebserkrankungen von Frauen spielte Adipositas eine Rolle.

Adipositas spielt bei den folgenden Krebsarten eine herausragende Rolle

- Gebärmutterkrebs
- postmenopausischer Brustkrebs!
- Dickdarmkrebs

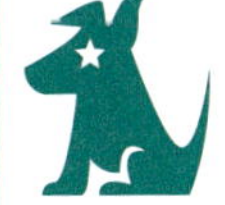

Die gute Nachricht ist, dass das Krebsrisiko sinkt, wenn das Gewicht reduziert wird. In einer Studie sank das Krebsrisiko bei Frauen, die sich zur Gewichtsreduzierung einer Operation unterzogen hatten, in den folgenden zehn Jahren um etwa 40 % (Sjöström et al., 2009). Erstaunlicherweise verringerte sich das Krebsrisiko bei Männern nicht, die sich der gleichen Operation unterzogen.

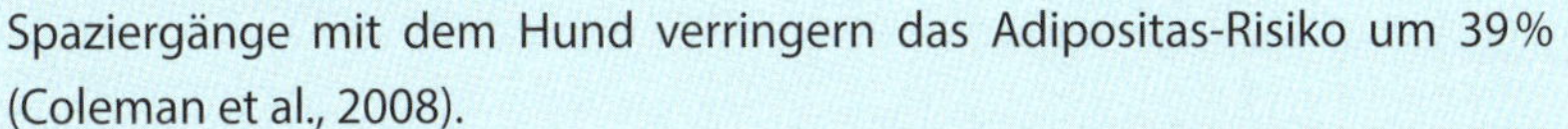

Tipp

Spaziergänge mit dem Hund verringern das Adipositas-Risiko um 39 % (Coleman et al., 2008).

Die meisten Menschen haben Schwierigkeiten, auf sich zu achten. Wir geben unseren Kindern Brote aus gesundem Getreide, Obst und Möhren mit in die Schule, greifen selbst mittags jedoch zu einem Hot Dog und Cola. Wir ermahnen unseren Partner und die Kinder, ausreichend zu schlafen und sich zu bewegen und sitzen selbst viel zu lange auf dem Sofa und schauen uns alte Filme an.

Brauchen Sie noch einen letzten Anstoß, um sich in Form zu bringen? Eine in der Fachzeitschrift *Public Health Nutrition* veröffentlichte Studie kam zu dem Schluss, dass adipöse Menschen auch adipöse Hunde haben (Nijland/Stam/Seidell, 2010). Die Forscher suchten nach einer Erklärung, doch weder das Geschlecht oder das Alter der Besitzer oder der Hunde, noch die Zeit, die Hund und Besitzer zusammenlebten, konnten diesen Zusammenhang erklären. Doch ein Faktor führte schließlich zur Lösung: Die Länge der Zeit, die der Hund täglich ausgeführt wurde.

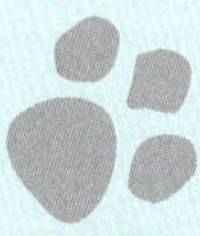

Tipp

Übergewicht ist auch für Hunde immer öfter ein Problem. Einer von drei erwachsenen Hunden ist übergewichtig oder adipös (Lund et al., 2006). Wissenschaftler haben festgestellt, dass Hunde mit Normalgewicht jeden Tag ausgeführt werden, übergewichtige Hunde nur etwa einmal pro Woche (Bland et al., 2009).

Denken Sie daran: Sie und Ihr Hund sind ein *Team*. Was gut für den einen ist, ist auch gut für den anderen. Und selbst wenn Sie glauben, dass der tägliche Spaziergang für Sie nicht wichtig ist, wissen Sie bestimmt, dass dies für Bailey nicht gilt. Wenn Sie also keinen übergewichtigen Hund wollen, gehen Sie jeden Tag mit ihm spazieren.

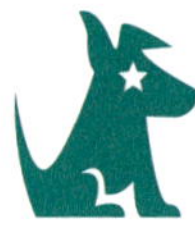

Bestimmte Hunderassen neigen zu Gewichtsproblemen (Lund et al., 2006)

- Cocker Spaniel
- Dachshunde
- Dalmatiner
- Golden Retriever
- Labrador Retriever
- Rottweiler
- Shetland-Schäferhunde

Schätzungen zufolge werden bei einem Spaziergang mit dem Hund ca. 150 bis 250 Kalorien pro Stunde verbrannt. Wenn Sie aber stattdessen eine Stunde vor dem Fernseher sitzen, verbrennen Sie nur etwa 85 Kalorien. Sie verbrennen demnach dreimal so viele Kalorien, wenn Sie sich von der Couch erheben und mit Fido einen Spaziergang machen.

Wenn Sie beginnen abzunehmen, denken Sie daran, dass Sie durch Steigerung der Intensität oder der Dauer Ihres Bewegungsprogramms weiter abnehmen können. Die folgenden Tipps verraten, wie Sie beim Spaziergang mit Ihrem Hund noch mehr Kalorien verbrennen können:

- Machen Sie einen zusätzlichen Spaziergang.
- Verlängern Sie Ihren Spaziergang um einige Minuten.
- Steigern Sie das Tempo: Gehen Sie schneller oder hüpfen und joggen Sie unterwegs.
- Bewegen Sie beim Gehen die Arme.
- Wählen Sie eine Strecke mit Steigungen aus.

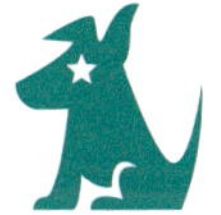

Ein einstündiger Spaziergang mit dem Hund verbraucht etwa 200 Kalorien

Welche Nahrungsmittel entsprechen 200 Kalorien? 200 Kalorien haben in etwa:

- 2 Bananen
- 2 Birnen
- 2 Tassen gekochtes Getreide oder gekochte Erbsen
- 1 Tasse gekochter Reis
- 2 Esslöffel Butter oder Mayonnaise
- 1 Tasse Hüttenkäse
- 2 Tassen Milch
- 1 Bagel
- 2 Muffins
- 1 Croissant
- 5 oder 6 Scheiben Speck
- 2 Frühstückswurstpastetchen
- 1 Hot Dog
- 1 Dose Cola
- 1 Hershey's Schokoriegel

Ein Milchshake hat fast 500 Kalorien, die mit einem zusätzlichen zweieinhalbstündigen Hundespaziergang ausgeglichen werden müssen. Und falls Sie einen Big Mac mit Käse von über 700 Kalorien vorziehen, müssen Sie drei Stunden mit dem Hund spazieren gehen!

Wählen Sie Ihre Mahlzeiten und Snacks mit Bedacht aus, damit Sie keine überflüssigen Kalorien zu sich nehmen. Und wenn Sie sich doch einmal etwas gönnen wollen, gleichen Sie es durch einen zusätzlichen Spaziergang mit Fido aus!

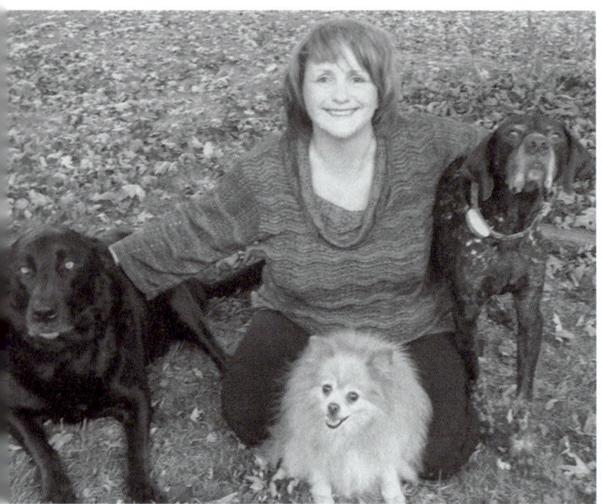

Abbildung 11.4
Cindy mit ihrer Neufundländer Labrador Retriever-Mischlingshündin Lady, dem Spitz Charlie und dem deutschen Kurzhaar-Pointer Winston. Cindy weiß, dass Hunde ideale Begleiter für sportliche Aktivitäten sind: «Ist ein Hund im Haus, gibt es keine Entschuldigung für Übergewicht.»

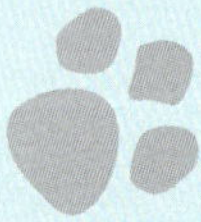

Tipp

- Bei einem Spaziergang mit Fido werden etwa 150 bis 250 Kalorien verbrannt.
- Bei einem Spaziergang mit Fido werden dreimal so viele Kalorien verbrannt wie beim Fernsehen.
- Wenn Sie beginnen abzunehmen, werden weniger Kalorien verbrannt. Um weiter abzunehmen, können Sie das Tempo steigern, eine Strecke mit Steigungen auswählen oder häufiger spazieren gehen.

Stimmt es, dass manche Menschen schneller zunehmen als andere? Ja. Allerdings ist eine Neigung zu Übergewicht keine Entschuldigung dafür, überflüssige und für die Gesundheit schädliche Pfunde mit sich herumzutragen. Das, was anderen zur Gewichtsreduzierung empfohlen wird – weniger Kalorien und mehr Bewegung – hilft auch Menschen mit einer genetisch bedingten Neigung zu Übergewicht beim Abnehmen.

Wie eine neuere, in *Archives of Pediatric and Adolescent Medicine* veröffentlichte Untersuchung belegt, kann tägliche Bewegung Adipositas verhindern, selbst bei Kindern mit genetisch bedingter Neigung zu Übergewicht (Ruiz et al., 2010). In der genannten Studie wurden über 750 Teenager mit entsprechender genetischer Disposition Teenagern ohne diese Disposition gegenübergestellt. Wenn die Teenager mit entsprechender genetischer Disposition sich weniger als eine Stunde pro

Tag bewegten, stieg die Wahrscheinlichkeit, Adipositas zu entwickeln, erwartungsgemäß an. Teenager mit dieser Disposition, die sich mindestens eine Stunde pro Tag bewegten, brachten dagegen nicht mehr Gewicht auf die Waage als die Teenager ohne Adipositas-Risiko.

Dies bedeutet: Gene spielen zwar eine wichtige Rolle, aber sie steuern *nicht* alles. Bloß weil die Eltern adipös sind, müssen ihre Kinder nicht das gleiche Schicksal erleiden, auch wenn aufgrund ihrer genetischen Ausstattung die Wahrscheinlichkeit gegeben ist, dass sie in die wuchtigen Fußstapfen ihrer Eltern treten. Das ist eine erfreuliche Nachricht, bedeutet sie doch, dass man sein Gewicht kontrollieren *kann*. Auch Menschen mit einem genetisch bedingt höheren Adipositas-Risiko profitieren von Bewegung und können die generellen Richtlinien für sportliche Aktivitäten nutzen, um auf ihr Gewicht zu achten.

11.4 Achten Sie auf Ihren Bauchumfang

Vielleicht hat Ihr Arzt schon einmal erwähnt, dass das «Bauchfett» eine gewisse Bedeutung hat – jene Rundung, die sich gern in der Mitte des Körpers ausprägt. Wissenschaftler glauben, dass es wichtiger ist, an dieser Stelle abzunehmen als das Gewicht insgesamt zu reduzieren und dass mehr Bauchumfang mit einem erhöhten Risiko für eine Reihe von ernst zu nehmenden gesundheitlichen Problemen einhergeht (Cameron et al., 2009; Seidell, 2010):

- Krebs
- Diabetes
- Herzerkrankungen
- Bluthochdruck
- hohe Cholesterinwerte

Sie bezweifeln, dass Ihr Bauchumfang eine so große Bedeutung haben soll? Eine Studie, die über ein Jahr in Italien durchgeführt wurde, hat ergeben, dass Messungen des Bauchumfangs und nicht das Gewicht allein das Sterberisiko von Patienten mit chronischer Herzinsuffizienz prognostizierten (Testa/Cacciatore/Galizia, 2010).

Auch Forscher der American Cancer Society haben in den USA bei mehr als 100 000 Erwachsenen von 50 Jahren oder älter einen engen Zusammenhang zwischen dem Gewicht des Bauchfetts und der Mortalität festgestellt (Jacobs et al., 2010). Das Bauchfett wurde durch Messung des Bauchumfangs ermittelt. Die Forscher kamen zu folgenden Ergebnissen:

- Menschen mit sehr großem Bauchumfang haben ein doppelt so hohes Risiko, in einem Zeitraum von 10 Jahren zu sterben – unabhängig von ihrem Körpergewicht.
- Mehr Bauchfett erhöht das Risiko, an einer Lungen- oder Herzerkrankungen, Krebs und anderen Krankheiten zu sterben.
- Menschen mit zehn Zentimetern mehr Bauchumfang hatten ein 15 bis 20 % höheres Sterberisiko.
- Frauen mit noch normalem Gewicht, aber zehn Zentimetern mehr Bauchumfang waren am meisten gefährdet: sie hatten ein 25 % höheres Sterberisiko.

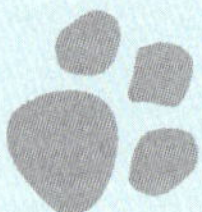

Tipp

Der Bauchumfang sollte bei Männern 102 cm oder weniger betragen und bei Frauen 88 cm oder weniger.

Eine in der Fachzeitschrift *Gastrointestinal Endoscopy* veröffentlichte Studie hat diesen entscheidenden Zusammenhang zwischen Bauchfett und Krebs bestätigt. In der Studie wurde festgestellt, dass ein großer Bauchumfang mit einem erhöhten Darmkrebsrisiko einhergeht (Hong et al., 2010):

- Teilnehmer mit einem Bauchumfang von mehr als 90 cm (Männer) bzw. 80 cm (Frauen) hatten ein 57 % höheres Darmkrebsrisiko, bei fortgeschrittenem Krebs war es doppelt so hoch.

Die Studie ist deshalb so wichtig, weil die Forscher jüngere Erwachsene im Alter von 40 bis 59 Jahren untersuchten, die kein hohes Darmkrebsrisiko hatten. Die Studie liefert somit wichtige Erkenntnisse für alle, die zu dieser Altersgruppe gehören.

Niemand würde die 47-jährige Cheryl Noethiger als dick bezeichnen. Doch die hübsche Mutter von vier lebhaften Söhnen merkte, dass der Hosenbund immer enger wurde:

> Zuerst machte ich mir keine Sorgen und dachte, wenn ich auf den Nachtisch verzichte, das reicht. Als ich jünger war, hat der Verzicht auf den Nach-

> tisch immer geholfen, mein Gewicht zu halten. Aber dieses Mal nicht. Als ich feststellte, dass ich nicht mehr in meine Jeans passte, wusste ich, dass ich etwas unternehmen musste.

Cheryl nahm die Hilfe ihres hauseigenen «personal trainers» in Anspruch: eine sechsjährige, gelbe Labrador Retriever-Hündin namens Honey Bear. Die beiden gehen jeden Abend, wenn die Kinder im Bett sind, 4 km spazieren – jeden Abend und bei jedem Wetter. Nach einigen Monaten stellte Cheryl erfreut fest, dass sie ihre Jeans wieder bequem zuknöpfen konnte. Als sie Honey Bear zur jährlichen Untersuchung beim Tierarzt vorstellte, teilt dieser Carol mit, Honey Bear habe einige Kilo abgenommen und mache einen besseren Eindruck als im Jahr zuvor. Angespornt durch diesen Erfolg gehen Cheryl und Honey Bear jeden Morgen auch noch vor der Schule bzw. vor der Arbeit spazieren:

> Dank Honey Bear verliere ich nicht meine Motivation, denn ich weiß, dass sie ihre Spaziergänge braucht. Wenn sie sieht, dass ich mich zur gewohnten Zeit für den Spaziergang fertig mache, stellt sie sich an die Tür und bellt. Sie achtet darauf, dass ich keinen Tag auslasse und das ist gut für uns beide!

Literatur

Abubakari, A.R., Lauder, W., Agyemang, C., Jones, M., et al. (2008). Prevalence and time trends in obesity among adult West African populations: A meta-analysis. *Obesity Reviews* 9:297–311.

American Diabetes Association. (2010). *Diabetes basics*. http://www.diabetes.org/diabetes-basics/ (accessed August 2010).

Bland, I.M., Guthrie-Jones, A., Taylor, R.D., and Hill, J. (2009). Dog obesity: Owner attitudes and behaviour. *Preventive Veterinary Medicine* 92:333–40.

Cameron, A.J., Dunstan, D.W., Owen, N., Zimmet, P.Z., et al. (2009). Health and mortality consequences of abdominal obesity: Evidence from the AusDiab study. *Medical Journal of Australia* 191:202–8.

Coleman, K.J., Rosenberg, D.E., Conway, T.L., Sallis, J.F., et al. (2008). Physical activity, weight status, and neighborhood characteristics of dog walkers. *Preventive Medicine* 47:309–12.

Dembicki, D., and Anderson, J. (1996). Pet ownership may be a factor in improved health of the elderly. *Journal of Nutrition for the Elderly* 15:15–31.

Do Carmo, I., dos Santos, O., Camolas, J., Vieira, J., et al. (2008). Overweight and obesity in Portugal: National prevalence in 2003–2005. *Obesity Reviews* 9:11–9.

Donfrancesco, C., LoNoce, C., Brignoli, O., Riccardi, G., et al. (2008). Italian network for obesity and cardiovascular disease surveillance: A pilot project. *BMC Family Practice* 9:53.

Ervin, R. B. (2009). Prevalence of metabolic syndrome among adults 20 years of age and over, by sex, age, race and ethnicity, and body mass index: United States, 2003–2006. *National Health Statistics Reports* 5:1–7.

Haijan-Tilaki, K. O., and Heidari, B. (2007). Prevalence of obesity, central obesity and the associated factors in urban population aged 20–70 years, in the north of Iran: A population-based study and regression approach. *Obesity Reviews* 8:3–10.

Han, J. C., Lawlor, D. A., and Kimm, S. Y. (2010). Childhood obestiy. *The Lancet* 375:1737–48.

Hong, S. N., Kim, J. H., Choe, W. H., Han, H. S., et al. (2010). Prevalence and risk of colorectal neoplasms in asymptomatic, average risk screenees 40 to 49 years of age. *Gastrointestinal Endoscopy* 72:480–9.

Hopman, W. M., Berger, C., Joseph,, L., et al. (2007). The association between body mass index and health-related quality of life: Data from CaMos, a stratified population study. *Quality of Life Research* 16:1595–1603.

Hopman, W. M., LeRoux, C., Berger, C., Joseph, L., et al. (2007). Changes in body mass index in Canadians over a five-year period: Results of a prospective, population-based study. *BMC Public Health* 7:150.

Hyman, M. (2008). *Ultra-metabolism*. New York: Atria Books. Jacobi, D., Buzele, R., and Couet, C. (2010). Are we facing an obesity pandemic? *Presse Médicale* 39:902–6.

Jacobs, E. J., Newton C. C., Wang, Y., Patel, A. V., et al. (2010). Waist circumference and all-cause mortality in a large US cohort. *Archives of Internal Medicine* 170:1293–1301.

Kuk, J. L., and Ardern, C. I. (2010). Age and sex differences the clustering of metabolic syndrome factors: Association with mortality risk. *Diabetes Care* 33:2457–61.

Lewis, G. D., Farrell, L., Wood, M. J., Martinovic, M., et al. (2010). Metabolic signatures of exercise in human plasma. *Science Translational Medicine* 2:33–7.

Lund, E. M., Armstrong, P. J., Kirk, C. A., and Klausner, J. S. (2006). Prevalence and risk factors for obesity in adult dogs from private US veterinary practices. *International Journal of Applied Research in Veterinary Medicine* 4:177–86.

Lyerly, G. W., Sui, X., Lavie, C. J., Church, T. S., et al. (2009). The association between cardiorespiratory fi tness and risk of all-cause mortality among women with impaired fasting glucose or undiagnosed diabetes mellitus. *Mayo Clinic Proceedings* 84:780–6.

Nijland, M. L., Stam, F., and Seidell, J. C. (2010). Overweight in dogs, but not in cats, is related to overweight in their owners. *Public Health Nutrition* 13:102–6.

O'Connor, M. B., O'Connor, C., and Walsh, C. H. (2008). A dog's detection of low blood sugar: A case report. *Irish Journal of Medical Science* 177:155–7.

Renehan, A. G., Soerjomataram, I., Tyson, M., Egger, M., et al. (2010). Incident cancer burden attributable to excess body mass index in 30 European countries. *International Journal of Cancer* 126:692–702.

Ruiz, J. R., Labayen, I., Ortega, F. B., Legry, V., et al. (2010). Attenuation of the effect of the FTO rs9939609 polymorphism on total and central body fat by physical activity in adolescents. *Archives of Pediatrics & Adolescent Medicine* 164:328–33.

Seidell, J. C. (2010). Waist circumference and waist/hip ratio in relation to all-cause mortality, cancer and sleep apnoea. *European Journal of Clinical Nutrition* 64:35–41.

Sjostrom, L., Gummesson, A., Sjostrom, C. D., Narbro, K., et al. (2009). Effects of bariatric surgery on cancer incidence in obese patients in Sweden (Swedish Obese Subjects Study): A prospective, controlled intervention trial. *The Lancet Oncology* 10:653–62.

Testa, G., Cacciatore, F., and Galizia, G. (2010). Waist circumference but not body mass index predicts long-term mortality in elderly subjects with chronic heart failure. *Journal of the American Geriatrics Society* 58:1433–40.

Wang, Y., Beydoun, M. A., Liang, L., Caballero, B., and Kumanyika, S. K. (2008). Will all Americans become overweight or obese? Estimating the progression and cost of the US obesity epidemic. *Obesity* 16:2323–30.

Wells, D. L., Lawson, S. W., and Siriwardena, A. N. (2008). Canine responses to hypoglycemia in patients with Type 1 diabetes. *Journal of Alternative and Complementary Medicine* 14:1235–41.

World Health Organization media centre fact sheets. (2006). http://www.who.int/mediacentre/factsheets/fs311/en/index.html (accessed June 2009).

Zhang, X., Sun, Z., Zheng, L., Liu, S., et al. (2009). Ethnic differences in overweight and obesity between Han and Mongolian rural Chinese. *Acta Cardiologica* 64:239–45.

12. Raus aus dem Haus! Nehmen Sie sich ein Beispiel an Ihrem Hund

Die meisten Leute glauben, in puncto sportliche Aktivitäten alles richtig zu machen. In der General Electric Better Health Study wurden die Amerikaner über ihre sportlichen Aktivitäten befragt (General Electric, 2010). 2000 Personen und deren Ärzte sollten beurteilen, ob sie ausreichend trainieren. Einer von drei Befragten bewertete sich mit «sehr gut», während mehr als neun von zehn Ärzten derselben Personen die Note «befriedigend» gaben.

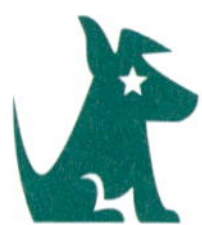

Laut U.S. Bureau of Labor Statistics (2010) hat der Durchschnittserwachsene im arbeitsfähigen Alter etwa fünf Stunden pro Tag zur freien Verfügung. Von diesen werden jedoch nur ca. 15 Minuten für Übungen, sportliche Aktivitäten oder zur Entspannung genutzt.

Warum fällt es uns so schwer, regelmäßig zu trainieren? Diese Frage wurde 100 Frauen gestellt, die an einen Forschungsprogramm teilnahmen, bei dem sie 90 Minuten pro Woche spazieren gehen sollten (Nies/Motyka, 2006). Die allermeisten Frauen sagten, sie fühlten sich durch die regelmäßige Bewegung fitter, gesünder und weniger gestresst. Aber sie hatten auch Probleme, das Programm durchzuhalten. Die meisten Frauen gaben an, sie hätten zu viel zu tun, um die Aktivität in ihren Tagesablauf zu integrieren. Doch wie die Daten des Bureau of Labor Statistics (2010) belegen, fehlt nur wenigen Leute wirklich die Zeit für sportliche Aktivitäten.

- Der Durchschnittserwachsene in der Altergruppe von 20 bis 55 Jahre sieht an Werktagen abends ca. zwei Stunden fern und am Wochenende drei Stunden.

- Die über 55-Jährigen sehen an Werktagen etwa drei bis vier Stunden und mehr fern und am Wochenende vier Stunden und mehr.

Wenn wir den Fernseher täglich nur für kurze Zeit abschalten würden, hätten wir deutlich mehr Zeit für sportliche Aktivitäten.

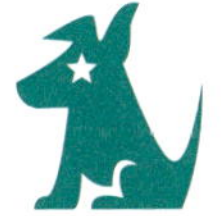

Welches sind die häufigsten Irrtümer zum Thema sportliche Aktivitäten?

Prüfen Sie jede Aussage auf ihren Wahrheitsgehalt:
Wenn man in die mittleren Jahre kommt, ist tägliches Training nicht mehr so wichtig.

- Man muss täglich mindestens 30 Minuten trainieren.
- Weniger als 30 Minuten Training am Stück bringt nichts für die Gesundheit.
- Wer nicht schwitzt, trainiert nicht hart genug.
- Spazierengehen ist kein richtiger Sport.
- Man sollte den Hund nicht mit zum Training nehmen, sonst wird man zu langsam und stört das kardiovaskuläre Training.

Wenn Sie alle Aussagen für falsch halten, dann liegen Sie richtig! (Besonders was die letzte Aussage betrifft – jeden Tag trainieren ohne den Liebling? Undenkbar.)

12.1 Warum regelmäßiges Training unverzichtbar ist

Durch regelmäßiges Training lässt sich das Risiko, eine Vielzahl gravierender Gesundheitsprobleme zu entwickeln, reduzieren (Kruk, 2007).

- Regelmäßiges Training verringert das Brustkrebsrisiko um 75 %.
- Das Risiko, eine Herzerkrankung zu entwickeln, wird um 49 % reduziert.
- Das Diabetesrisiko sinkt um 35 %.
- Das Darmkrebsrisiko sinkt um 22 %.

Eine kürzlich durchgeführte Studie, die mehr als 2 400 Senioren durchschnittlich 8 ½ Jahre begleitete, hat ergeben, dass Senioren, die in ihrer Freizeit häufiger sportlich aktiv sind, ein geringeres Sterberisiko hatten (Gillum/Obisesan, 2010b).

Viele Menschen wissen nicht, dass sportliche Aktivitäten helfen, einer Vielzahl von gravierenden Gesundheitsproblemen vorzubeugen (Sanderson et al., 2009):

- Nur die Hälfte aller Erwachsenen weiß, dass Inaktivität ein Risikofaktor für Herzerkrankungen ist.
- Nur 7 % der Erwachsenen wissen, dass Inaktivität das Krebsrisiko erhöht.

12.2 Wie viel Training ist ausreichend?

Laut Weltgesundheitsorganisation (2010) sollten Erwachsene insgesamt 150 Minuten pro Woche trainieren. Die Verbindung von täglichem Trainingsprogramm und regelmäßigen Hundespaziergängen ist ratsam, weil Sie sich so am besten motivieren können, ein neues Trainingsprogramm zu beginnen und durchzuhalten.

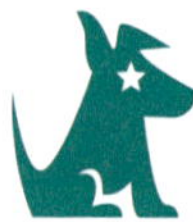

Weltgesundheitsorganisation (2010): Übungen zur Förderung der Gesundheit

- Kinder im Alter von 5 bis 7 Jahren sollten täglich 60 Minuten mäßig bis intensiv trainieren.
- Erwachsene im Alter von 18 bis 65 Jahren sollten 5 Tage pro Woche 30 Minuten mäßig bis intensiv trainieren und an 2 Tagen pro Woche zusätzlich ein Krafttraining absolvieren.
- Senioren über 65 sollten fünf Tage pro Woche 30 Minuten mäßig bis intensiv trainieren und zusätzlich Flexibilitäts- und ihr Gleichgewichtsübungen machen. Das Training kann an individuelle Bedürfnisse angepasst werden.

Im Rahmen einer im *Journal of Physical Activity and Health* publizierten Studie wurden Erwachsene zu ihren sportlichen Aktivitäten in der Freizeit befragt (Merom/Bowles/Bauman, 2009). Interessanterweise vergaßen die Teilnehmer oft, Spaziergänge (auch Hundespaziergänge) anzugeben. Spaziergänge wurden meistens nur dann angegeben, wenn sie von den Forschern als Beispiel für Freizeitaktivitäten benannt wurden. Offenbar galten Spaziergänge bzw. Hundespaziergänge nicht als sportliche Aktivitäten.

Dabei sind regelmäßige Hundespaziergänge als sportliche Aktivität ideal. Forschungsstudien zeigen, dass es sinnvoller ist, die Aktivität in mehrere kleine Zeiteinheiten zu unterteilen, als sie in einem Stück zu absolvieren. Forscher der University of Pittsburgh verteilten übergewichtige Erwachsene nach dem Zufallsprinzip auf zwei Trainingsgruppen (Jakicic et al., 1995). Die Teilnehmer beider Gruppen sollten an fünf Tagen in der Woche etwa 20 bis 40 Minuten trainieren. Eine Gruppe sollte mehrmals etwa 10 Minuten trainieren. Die andere Gruppe sollte ohne Unterbrechung trainieren. Die Ergebnisse:

- Nach 5 Monaten zeigte sich, dass die Teilnehmer, die ihre Aktivitäten aufgeteilt hatten, etwa 25 % mehr Tage trainierten als die anderen Teilnehmer.
- Die Teilnehmer, die ihre Aktivität aufgeteilt hatten, trainierten insgesamt fast 20 % mehr als die anderen Teilnehmer.
- Die Teilnehmer, die ihre Aktivität aufgeteilt hatten, verloren außerdem etwa 40 % mehr Gewicht als die anderen Teilnehmer.

Wenn Sie zwei bis vier Mal täglich mit Ihrem Hund spazieren gehen, erzielen Sie demnach bessere Trainingsergebnisse und verlieren mehr Gewicht, als wenn Sie ohne Unterbrechung nach einem Video trainieren.

Es gibt noch eine gute Nachricht: Sie müssen sich nicht abrackern, um abzunehmen. Ein Forscher in Texas hat den Gewichtsverlust bei übergewichtigen Frauen mit sitzender Lebensweise untersucht. Die Frauen nahmen ein Jahr lang an einem von vier Trainingsprogrammen teil (Chambliss, 2005). Alle Frauen gingen zunächst 100 Minuten pro Woche in gemäßigtem Tempo spazieren. Dies entspricht einem zügigen Spaziergang, bei dem man sich noch gut unterhalten kann. Kann man beim Gehen singen, muss das Tempo gesteigert werden. Die Trainingsdauer wurde dann auf 150 bis 300 Minuten pro Woche erhöht und das Tempo war nicht mehr gemäßigt, sondern wurde intensiver, d. h. dass keine Unterhaltung mehr möglich war. Die Ergebnisse:

- Nach einem Jahr waren der Gewichtsverlust und die positiven Auswirkungen auf das Herz in allen Gruppen gleich.
- Mindestens 150 Minuten pro Woche spazieren gehen war entscheidender als ein höheres Tempo.

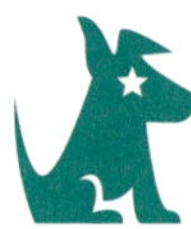

Tipps für Spaziergänge mit Hunden

- Gehen Sie mit Ihrem Hund mindestens zwei Mal täglich spazieren.
- Jeder Spaziergang sollte mindestens 10 Minuten dauern.
- Versuchen Sie, insgesamt mindestens 150 Minuten pro Woche spazieren zu gehen.
- Gehen Sie zügig – achten Sie darauf, dass Sie sich beim Gehen mühelos unterhalten, aber nicht singen können.

Ein Spaziergang mit dem Hund bietet Motivation und soziale Unterstützung. Hundebesitzer werden so animiert, die mit einem Spaziergang verbundenen gesundheitlichen Vorteile für sich zu nutzen (Cutt et al., 2007). Die Forschung belegt, dass Menschen, die mit ihrem Hund spazieren gehen, regelmäßiger trainieren und fitter werden als Menschen, die nur in menschlicher Begleitung spazieren gehen (Cangelosi, Sorrell, 2010; Christian nee Cutt, Giles-Corti, Knuiman, 2010). Hier die Ergebnisse einer Studie mit 480 Teilnehmern (Christian nee Cutt et al., 2010):

- Teilnehmer, die ihren Hund regelmäßig in der näheren Umgebung spazieren führten, gingen im Durchschnitt mehr als fünf Mal pro Woche und im Durchschnitt fast 200 Minuten pro Woche spazieren.
- Teilnehmer, die nicht regelmäßig mit ihrem Hunde spazieren gingen, führten den Hund nur etwa zwei Mal pro Woche aus und kam auf nur etwa 45 Minuten Training pro Woche.
- Zwei von drei Teilnehmern, die regelmäßig mit ihrem Hund spazieren gingen, erreichten das empfohlene, wöchentliche Ziel; bei den Hundebesitzern, die nicht regelmäßig spazieren gingen, war es einer von vier.

Auch japanische Forscher haben festgestellt, dass Hundebesitzer, die mit ihren Hunden spazieren gingen, längere Zeit mäßig bis intensiver trainierten und spazieren gingen als Menschen ohne Hund (Oka/Shibata, 2009):

- Die Hundebesitzer, die mit ihren Hunden spazieren gingen, verbrannten pro Woche insgesamt fast 20 % mehr Kalorien als die Teilnehmer ohne Hund.

- Hundebesitzer, die mit ihren Hunden spazieren gingen, übten neben den Hundespaziergängen meistens noch andere mäßige bis intensivere sportliche Aktivitäten aus.
- Der durch mäßiges bis intensiveres Training erzielte, wöchentliche Gesamtkalorienverbrauch (einschließlich Hundespaziergänge und andere sportliche Aktivitäten) war bei den Hundebesitzern 56 % höher als bei den Teilnehmern ohne Hund.

Insgesamt gesehen war bei den Hundebesitzern die Wahrscheinlichkeit, die empfohlenen Trainingsziele zu erreichen, 1 ½ Mal größer. Das ist die gute Nachricht. Die schlechte Nachricht lautet: Obwohl die Hundebesitzer mehr trainierten, waren es nur 30 % von ihnen, die den täglichen Trainingsempfehlungen gerecht wurden.

Hundespaziergänge bewirken, dass Sie länger ein gesundes Leben führen. Eine groß angelegte, von Forschern der Howard University durchgeführte Studie hat die Mortalität von Menschen mit und ohne Hund untersucht. In der Studie wurden mehr als 11 000 Amerikaner aus der Altersgruppe 40 Jahre und älter durchschnittlich 8 ½ Jahre begleitet (Gillum/Obisesam, 2010a):

- Hundebesitzern hatten ein 25 % geringeres Sterberisiko.
- Wurden bei dem Vergleich von Hundebesitzern mit Teilnehmern ohne Hund auch gesundheitliche Faktoren berücksichtigt – wie z. B. Trainingsumfang, Gewicht, Blutdruck und Cholesterinwerte –, sank das Sterberisiko der Hundebesitzer um 19 %. Diese geringere Prozentzahl war statistisch nicht signifikant. Das bedeutet, das Ergebnis kam einem Zufallsergebnis gleich.

Was sagt uns diese Studie? Ist der Besitz eines Hundes geeignet, das Leben zu verlängern? Auf jeden Fall. Allerdings ist der Grund für die längere Lebensdauer nicht allein die Tatsache, dass der Hund Ihnen Gesellschaft leistet, sondern dass er Sie fit hält.

Hunde können ihre Besitzer motivieren, ihr Trainingsprogramm langfristig durchzuhalten. Eine an der University of Western Australia durchgeführte und in der Fachzeitschrift *Health Promotion Journal of Australia* veröffentlichte Untersuchung hat ergeben, dass Hunde ihre Besitzer aus mehreren Gründen zum Spazierengehen motivieren (Cutt et al., 2008):

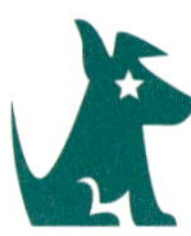

Hundebesitzer bewegen sich mehr

- Hundebesitzer laufen in der Woche 19 Minuten länger als Menschen ohne Hund (Yabroff/Troiano/Berrigan, 2008).
- Menschen, die mit ihrem Hund spazieren gehen, haben eine 15% höhere Wahrscheinlichkeit, das empfohlene Trainingsziel zu erreichen als Menschen ohne Hund (Coleman et al., 2008).
- Senioren mit Hund bewegen sich mehr; sie gehen beispielsweise mit ihrem Hund spazieren, einkaufen und in die Kirche (Thorpe/Kreisle et al., 2006).
- Ältere Senioren (71–82 Jahre), die mit ihrem Hund spazieren gehen, werden aller Wahrscheinlichkeit nach auch drei Jahre später noch über eine gute Mobilität verfügen (Thorpe/Simonsick et al., 2006).

- Hunde sind für ihre Besitzer eine starke Motivation, ihr Trainingsprogramm durchzuhalten.
- Hunde sind gute Begleiter für Spaziergänge.
- Hunde bieten gute soziale Unterstützung bei sportlichen Aktivitäten.

Wenn Sie also einen verlässlichen Trainingspartner wollen, machen Sie Toby zu Ihrem Begleiter.

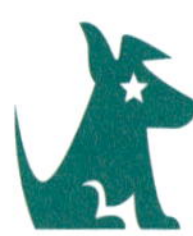

Gute Vorsätze geraten allzu leicht in Vergessenheit. Daher sollten Sie Vorbereitungen treffen, wenn Ihr Trainingsprogramm erfolgreich sein soll.

- Stellen Sie einen Trainingsplan auf: 30 Minuten am Tag Spazierengehen: z.B. 10 Minuten morgens spazieren gehen in der näheren Umgebung und nach der Arbeit 20 Minuten auf der Hundewiese toben; vielleicht lassen sich drei Spaziergänge von 10 Minuten oder ein Spaziergang von 30 Minuten besser in Ihren Tagesablauf integrieren.
  - Wenn Hundespaziergänge fest in den Tagesablauf eingeplant werden, fühlt man sich eher zur Einhaltung des Plans verpflichtet. Und auch Fluffy wird sich an den Plan gewöhnen und sich «zur rechten Zeit» melden.
- Notieren Sie Ihre Fortschritte
  - Hängen Sie einen Plan an den Kühlschrank und fügen Sie für jeden 10-minütigen Spaziergang am Tag einen Sticker hinzu. So verstärken

Sie Ihr positives Verhalten und überlegen einen Moment, bevor Sie die Tür öffnen und sich einen kalorienreichen Snack genehmigen.
  - Laden Sie von (http://www.fitasfido.com) einen Kalender herunter, in den Sie Ihre Fortschritte eintragen.
- Stellen Sie neben die Tür einen Korb mit Dingen, die Sie für den Spaziergang brauchen.
  - Leine
  - eine Flasche Wasser für Sie und eine zusammenfaltbare Schüssel für Duke – damit Sie beide ausreichend Wasser trinken können.
  - Snacks für das Training – trainieren Sie mit Ihrem Hund während des Spaziergangs, um positives Verhalten und neue Tricks zu verstärken. Ihr Hund wird begeistert und die Spaziergänge weniger langweilig sein.
  - Kotbeutel
  - Regenschutz
  - gute Wanderschuhe und -stiefel
  - Utensilien, mit denen Schmutz, Matsch und Zweige entfernt werden können, bevor Daisy das Haus betritt.

Nehmen Sie die Leine, pfeifen Sie nach Fido und gehen Sie spazieren – heute und an allen anderen Tagen. Hundespaziergänge sind eine ideale Gelegenheit, ein gesundheitsförderndes Trainingsprogramm zu starten.

Wenn Sie oder Ihr Hund Gesundheitsprobleme haben oder im Seniorenalter sind, fragen Sie Ihren Arzt und Ihren Tierarzt um Rat, bevor Sie mit dem Training beginnen. Anschließend beachten Sie folgende Ratschläge, damit Ihr Trainingsprogramm ein Erfolg wird:

- Planen Sie jeden Tag Hundespaziergänge ein. So fühlen Sie sich eher zur Einhaltung des Trainingsprogramms verpflichtet und auch Fluffy wird sich an den Plan gewöhnen und sich «zur rechten Zeit» melden.
- Führen Sie ein Trainingstagebuch, z. B. ein Fit As Fido-Tagebuch (http://www.fitasfido.com), in das Sie Ihre Fortschritte eintragen.
- Kaufen Sie sich alle 300 Meilen oder mindestens zwei Mal im Jahr neue Sportschuhe. Wandern in alten Sportschuhen erhöht das Verletzungsrisiko.

Sonntag	Montag	Dienstag	Mittwoch	Donnerstag	Freitag	Samstag	Gesamt/ Woche
☐ Fit wie Fido	☐ Fit wie Fido	☐ Fit wie Fido	☐ Fit wie Fido	☐ Fit wie Fido	☐ Fit wie Fido	☐ Fit wie Fido	
☐ Fit wie Fido	☐ Fit wie Fido	☐ Fit wie Fido	☐ Fit wie Fido	☐ Fit wie Fido	☐ Fit wie Fido	☐ Fit wie Fido	
☐ Fit wie Fido	☐ Fit wie Fido	☐ Fit wie Fido	☐ Fit wie Fido	☐ Fit wie Fido	☐ Fit wie Fido	☐ Fit wie Fido	
☐ Fit wie Fido	☐ Fit wie Fido	☐ Fit wie Fido	☐ Fit wie Fido	☐ Fit wie Fido	☐ Fit wie Fido	☐ Fit wie Fido	
☐ Fit wie Fido	☐ Fit wie Fido	☐ Fit wie Fido	☐ Fit wie Fido	☐ Fit wie Fido	☐ Fit wie Fido	☐ Fit wie Fido	
☐ Fit wie Fido	☐ Fit wie Fido	☐ Fit wie Fido	☐ Fit wie Fido	☐ Fit wie Fido	☐ Fit wie Fido	☐ Fit wie Fido	
☐ Fit wie Fido	☐ Fit wie Fido	☐ Fit wie Fido	☐ Fit wie Fido	☐ Fit wie Fido	☐ Fit wie Fido	☐ Fit wie Fido	
☐ Fit wie Fido	☐ Fit wie Fido	☐ Fit wie Fido	☐ Fit wie Fido	☐ Fit wie Fido	☐ Fit wie Fido	☐ Fit wie Fido	
☐ Fit wie Fido	☐ Fit wie Fido	☐ Fit wie Fido	☐ Fit wie Fido	☐ Fit wie Fido	☐ Fit wie Fido	☐ Fit wie Fido	
☐ Fit wie Fido	☐ Fit wie Fido	☐ Fit wie Fido	☐ Fit wie Fido	☐ Fit wie Fido	☐ Fit wie Fido	☐ Fit wie Fido	
☐ Fit wie Fido	☐ Fit wie Fido	☐ Fit wie Fido	☐ Fit wie Fido	☐ Fit wie Fido	☐ Fit wie Fido	☐ Fit wie Fido	
☐ Fit wie Fido	☐ Fit wie Fido	☐ Fit wie Fido	☐ Fit wie Fido	☐ Fit wie Fido	☐ Fit wie Fido	☐ Fit wie Fido	

Abbildung 12.1: Fit As Fido-Monatsplan. Machen Sie jedes Mal ein Kreuz in ein Kästchen, wenn Sie 10 Minuten spazieren gegangen sind. Ihre Zielvorgabe: mindestens 150 Minuten pro Woche, d. h. es sollten 15 oder mehr Kästchen pro Woche angekreuzt sein. Notieren Sie die Gesamtzahl der 10-minütigen Spaziergänge in der Spalte Gesamt/Woche. Sind es 15 oder mehr, machen Sie einen Kreis um Fido.
Quelle: Marcus, D. A. (2008). *Fit As Fido: Follow Your Dog to Better Health.* Bloomington, IN: Universe.

- Achten Sie darauf, dass Sie und Lucky vor und nach jedem Spaziergang Wasser trinken, damit dem Körper stets genug Wasser zur Verfügung steht.
- Wenn Sie keinen Hund haben, gehen Sie mit dem Hund Ihrer Nachbarn spazieren oder bieten Sie dem Tierheim in Ihrer Nähe an, die Hunde auszuführen.

12.3 Lockern Sie Ihr Trainingsprogramm auf

Damit Ihr tägliches Trainingsprogramm Spaß macht, sollten Sie für Abwechslung sorgen. Probieren Sie neue Strecken aus oder gehen Sie die alte Strecke in umgekehrter Richtung. Beherzigen Sie die Vorschläge der Expertinnen Dawn Celapino und Janet Atutes weiter hinten in diesem Kapitel, damit bei Ihren täglichen Spaziergängen mit dem Hund Ihr ganzer Körper trainiert wird. Kurze, intensive Trainingsintervalle –

Abbildung 12.2
Machen Sie es wie Therapiehund Lexi: Verbessern Sie Ihre Kondition und hüpfen, springen und joggen Sie auf Ihrem täglichen Spaziergang.

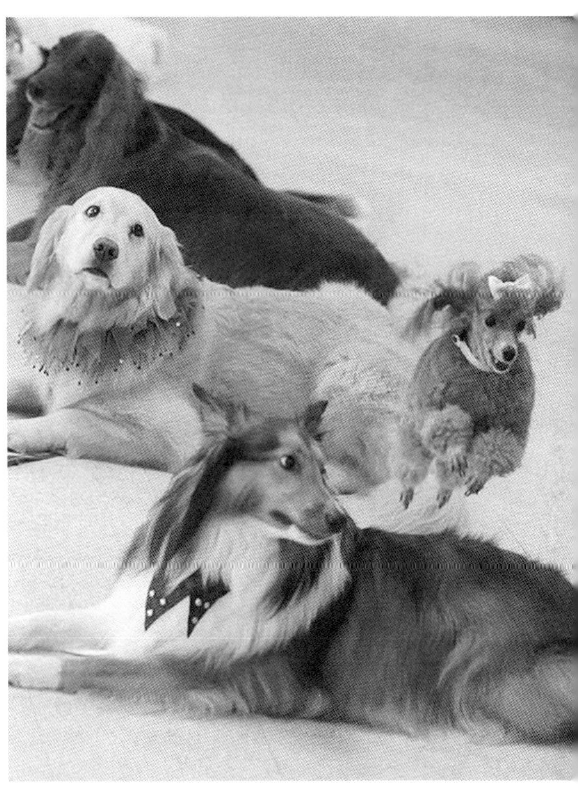

Sprints, Fido hinterherjagen und schnelles Apportieren – fördern die Fitness von Herz und Atmung.

Haben Sie schon einmal die Ausrede benutzt «Ich habe keine Zeit für ein effizientes Training»? Forschern der Universität of Glasgow ist es zu verdanken, dass diese Ausrede nicht mehr gilt. Sie haben die Fitness von 10 übergewichtigen Männern mit sitzender Lebensweise getestet (Whyte/Gill/Cathcart, 2010). Anschließend nahmen die Männer an einem zweiwöchigen Sprint-Intervalltraining teil. Sie absolvierten sechs Einheiten mit vier bis sechs Sprints von je 30 Sekunden. Zwischen den Sprints gab es Pausen von ca. fünf Minuten. Klingt nicht gerade nach intensivem Training. Dennoch hatten die Männern nach diesen zwei Wochen nicht nur ihr Risiko für Herzerkrankungen verringert, sondern ihr Bauch- und Hüftumfang hatte ebenfalls signifikant abgenommen.

Falls Sie geglaubt haben, mit Lucky im Hof herumrennen, ein paar Minuten für Ihren begeisterten Goldie kraftvoll einen Ball wegschleudern oder mit Tip ein paar Sprints auf der Straße hinlegen, sei eher für Ihren Hund ein Vergnügen, aber nicht unbedingt gut für Sie, denken Sie noch einmal darüber nach. Und wenn Sie dann die Ausrede benutzen «Ich kann keine 30 Sekunden für einen kurzen Sprint erübrigen», wird sie so wenig überzeugend klingen, dass Sie diese schlechte Rechtfertigung für ungesunde Gewohnheiten nicht länger aufrechterhalten können, und dies wird der erste Schritt auf Ihrem Weg zu einer besseren Gesundheit sein.

Also: Lockern Sie Ihr tägliches Trainingsprogramm durch kurze intensive Trainingsintervalle auf. Vergessen Sie auch die täglichen Hundespaziergänge nicht! Kurze, intensive Trainingsintervalle können die Fitness Ihres Herzens enorm verbessern. Ein Ausdauertraining ist dagegen eher zur Regulierung des Gewichts und der Blutfette geeignet (Nybo et al., 2010). Wenn Sie Ihre täglichen Hundespaziergänge durch kurze intensive Trainingsintervalle auflockern, kommen Sie in den Genuss von beidem.

12.4 Dawn Celapino zeigt Ihnen, wie Sie Ihre Fitness optimieren können

Dawn Celapino ist eine zertifizierte Personal-Trainerin in San Diego, Kalifornien. Sie arbeitet seit 18 Jahren in diesem Beruf und hat in dieser Zeit vielen Menschen bei der Realisierung ihrer Fitness-Ziele geholfen. Sie machte an der San Diego State University ihren Bachelor-Abschluss in Kinesiologie mit den Schwerpunkten auf Ernährung und Gesundheit. Dawn hat eine ideale Möglichkeit gefunden, Fitness zu einem Vergnügen zu machen: sie gründete «Leash Your Fitness», ein Unternehmen, das darauf spezialisiert ist, Fido in Ihr Trainingsprogramm einzubinden. Ihr Motto lautet: *Mit Hundespaziergängen die Fitness verbessern!*

Hunde spielen eine wichtige Rolle in Dawns Trainingskursen:

> Ich wollte meine Hunde nicht zu Hause lassen, wenn ich trainierte, also begann ich, draußen zu trainieren, damit ich sie bei mir haben konnte. Das hat mir so viel Spaß gemacht, dass ich auf die Idee kam, die Hunde meiner Klienten in deren Trainingsprogramm zu integrieren. Dies lenkte die Klienten von ihrem Training ab und die Übungen machten ihnen mehr Spaß.

> Ihren Hund in Ihr Trainingsprogramm einzubeziehen ist genauso leicht zu bewerkstelligen wie Ihre regelmäßigen Hundespaziergänge durch kleine Übungen zu erweitern, wie z. B. diesen: Sprints, Hocke, Sprünge, Liegestütze, Gleichgewichtsübungen, Core-Training etc.
> Wenn wir trainieren, erweitern wir das individuelle Trainingsprogramm durch Sprünge, Sprints, Hocke, Liegestütze und Bandübungen. Während des Trainings findet parallel ein Gehorsamstraining für die Hunde statt, damit sie mental angeregt werden und aufmerksam bleiben müssen. Auf diese Art und Weise werden die Hunde mehr gefordert als durch ein einfaches Training.
> Eine Übung, die auch Spaß macht, ist Doga Yoga. Das ist im Grunde nichts anderes als Yoga mit Ihrem Hund. Während der Durchführung der Übungen bleibt der Hund die meiste Zeit bei seinem Besitzer, aber manchmal ergibt sich auch die Möglichkeit, den Hund an einer Übung zu beteiligen. Die Klienten finden es sehr angenehm, während der Yoga-Übungen ihren Hund bei sich zu haben. Ihr Hund spürt, in welcher Verfassung Sie sind, d. h. wenn Sie ausgeglichen sind – ist es Ihr Hund auch. Ihr Hund fungiert gewissermaßen als Indikator, an dem Sie ablesen können, ob Sie das Beste aus Ihren Yoga-Übungen herausholen.

Dawn hat die Erfahrung gemacht, dass die Einbeziehung der Hunde in das Training die Bindung zwischen Hund und Besitzer stärkt und die tägliche Plackerei zum Vergnügen macht:

> Die Einbeziehung Ihres Hundes in das Training führt oft dazu, dass Ihr Hund elementare Befehle wie «Sitz», «Bleib», «Platz» und «Fuß» besser befolgt. Die Verknüpfung von Training und Gehorsamstraining verbessert die Bindung und die Zusammenarbeit zwischen Hund und Besitzer.
> Die Teilnehmer LIEBEN es, ihre Hunde bei sich zu haben. Durch die Einbeziehung ihrer besten Kameraden in das Training werden die Übungen für die Teilnehmer zum Vergnügen und sorgen für so viel Ablenkung, dass sie ihre Motivation während des Trainings nicht verlieren. Wenn das Trainings sie ermüdet, schauen sie zu, was ihr Hund gerade macht und das lässt sie die Unannehmlichkeiten des Trainings vergessen und sorgt weiter für Spaß!

Dawn rät ihren Klienten, ihre Hundespaziergänge durch Übungen zu erweitern, die sie von ihr lernen:

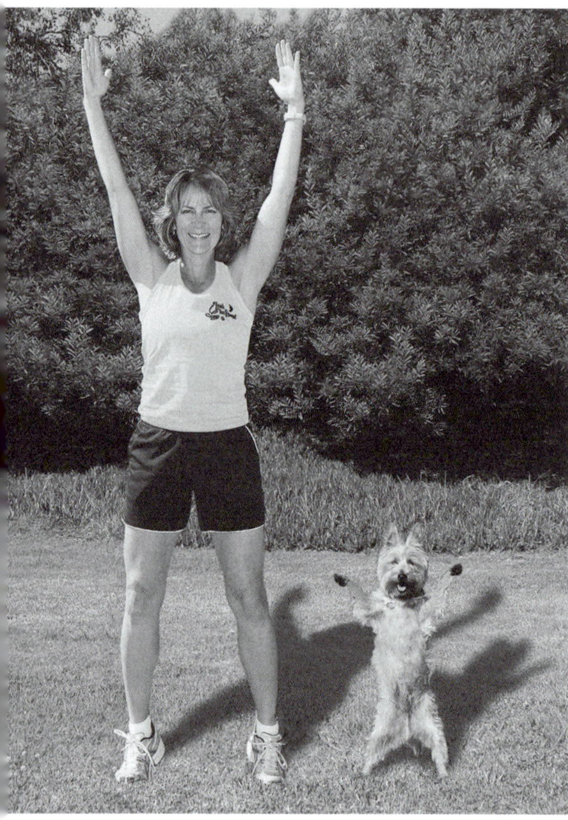

Abbildung 12.3
Dawn und Cairn Terrier Jack, ihr Trainingspartner.

Hundebesitzer können die Übungen ganz einfach in ihren täglichen Hundespaziergang einbauen. Ein Spaziergang ist eine wunderbare Sache, aber die zusätzlichen Übungen sind ein gutes Training für den ganzen Körper. Sie können während des Spaziergangs Ihr Gleichgewicht, Ihren Rumpf und die großen Muskelgruppen trainieren. Sie können beispielsweise Sprünge machen oder eine Parkbank nutzen, um Ihren Oberkörper zu kräftigen und mit Liegestützen Ihren Bizeps oder Trizeps zu stärken.

12.5 Das Fit As Fido-Trainingsprogramm

Auf der anderen Seite des Landes haben die Aerobic-Trainerin Janet Atutes und ich gemeinsam das Fit As Fido-Programm entwickelt, das auf meinem Buch *Fit As Fido: Follow Your Dog to Better Health* (Marcus, 2008) basiert.1978 hat Janet begonnen, Aerobic zu unterrichten.

> Als Kind war ich nicht besonders sportlich. Tanzstunden und Cheerleading waren meine einzigen sportlichen Aktivitäten. Zu meiner College-Zeit war Laufen generell sehr wenig populär, dass ich meine Sportsachen immer mit zur Startbahn nahm, mich dort umzog, ein paar Runden lief und dann zurück ins Studentenwohnheim ging. Als ich mein Studium abgeschlossen und mir einen Hund angeschafft hatte, lief ich des Hundes wegen mehr. Später entdeckte ich, dass Aerobic für mich die ideale Möglichkeit war, notwendige sportliche Aktivitäten mit meiner Liebe zum Tanz zu verbinden.

Janet stellte fest, dass der Hund ihr half, das Trainingsprogramm konsequent durchzuführen:

> Ich kann sagen, dass ich seit 1974 insgesamt nur ein paar Wochen weder spazieren gegangen noch gelaufen bin, weil ich mich immer verpflichtet fühlte, meinen Hund auszuführen. Egal ob es dunkel war, regnete, schneite oder gluhend heiß war, ich musste irgendwie versuchen, mit meinem Hund nach draußen zu kommen. Manchmal war es nur ein Spaziergang von 20 Minuten vor der Arbeit, aber ich sah es als meine Pflicht an. Mein erster Hund Jack wurde über 16 Jahre alt und mein zweiter Hund Bailey starb im 16. Lebensjahr. Beide Hunde hatten in ihren mittleren Jahren große gesundheitliche Probleme – Jack verschluckte einen Kiefernzapfen und musste operiert werden, und Bailey wurde von einem Auto angefahren und schwer verletzt. Als es Bailey besser ging, trug ich sie jeden Tag in den Park zu unserem Lieblingsweg. Der Tierarzt sagte, das sei für sie eine Motivation, gesund zu werden. Nach einigen Tagen konnte Bailey stehen, dann ein paar Schritte gehen und schließlich joggen. Der Vorschlag des Tierarztes war als Motivation für Bailey gedacht – aber es war auch eine für mich. Sie hat mein Leben verändert. Bailey lebte danach noch 12 Jahre. Truly, mein jetziger Hund, ist im Rentenalter und wir gehen jeden Tag in den Park.

Janet unterrichtet nicht mehr in staatlichen Schulen, gibt aber immer noch Unterricht in Aerobic, Tanz und Dehngymnastik. Janet und ich haben eine unterhaltsame Methode entwickelt, mit Fido zu trainieren.

> Ich wollte einen normalen Aerobic-Kurs anbieten, zu dem die Teilnehmer ihre Hunde mitbringen konnten. Aber den meisten Teilnehmern war es zu anstrengend, Aerobic zu machen und gleichzeitig auf ihren Hund zu achten. Inzwischen ist es so, dass die Leute, die regelmäßig Aerobic machen, klagen, sie hätten kaum Zeit für regelmäßige Aktivitäten. Die Kombination

von Aktivitäten, die verschiedene Muskeln gezielt trainieren, mit einem elementaren Gehorsamstraining für die Hunde, bietet den Kursteilnehmern die Möglichkeit, zu trainieren, Spaß mit ihren Hunden zu haben und deren erlernte Fähigkeiten zu verstärken.
Unser Fit As Fido-Kurs ist anders als herkömmliche Trainingskurse. Das Fit As Fido-Training ist unterhaltsam und sehr effizient. Zudem können die Teilnehmer das Training an ihre Bedürfnisse anpassen. Im Kurs werden unterhaltsame Übungen mit Trainingseinheiten kombiniert. Die Kursteilnehmer sollen das Erlernte nutzen, um sich für die Zeit zwischen den Kursen ein eigenes Fit As Fido-Programm zusammenzustellen.

Für das Fit As Fido-Programm braucht man einen äußeren Kreis für längere Strecken und einen Weg mitten durch den Kreis, auf dem Sie mit Fido trainieren können. Sie können das Ganze entsprechend dem Muster in Abbildung 12.5 hinter Ihrem Haus nachbauen. Wenn eine

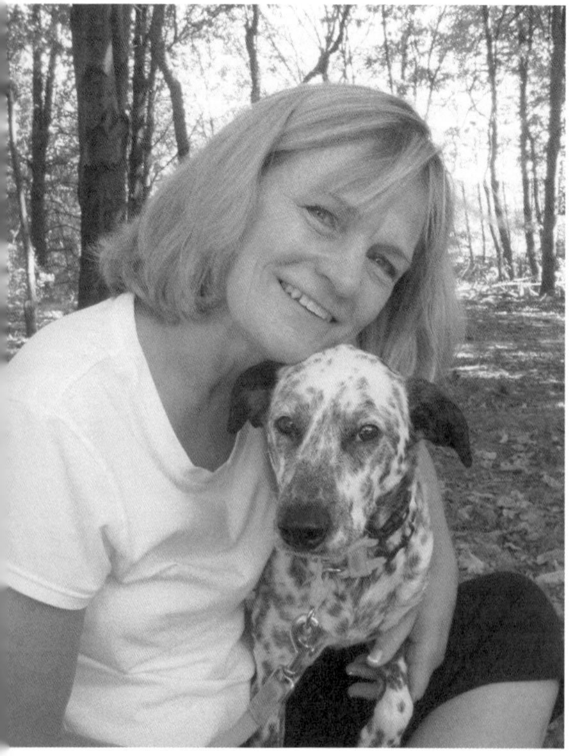

Abbildung 12.4
Janet und ihr gelehriger Aerobic-Schüler Truly.

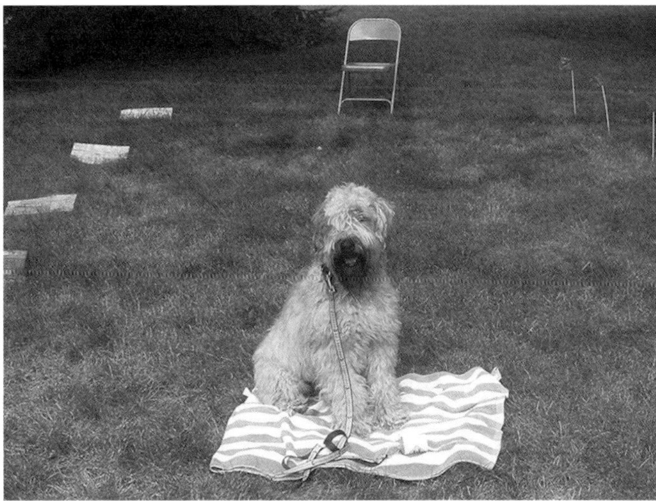

Abbildung 12.5: Der Trainingskreis aus dem Fit As Fido-Programm. Ein Stuhl für den Hundebesitzer und ein Handtuch oder eine Matte für den Hund bilden einen Weg mitten durch den Kreis. Auf diesem Weg können Sie sich zwischen Stuhl und Handtuch hin und her bewegen. Der äußere Kreis wird auf der linken Seite durch Holzscheite markiert, die auch für kleine Sprünge genutzt werden können, und auf der rechten Seite durch Flaggen, die für einen Zickzack-Parcours geeignet sind. Je nach individuellen Bedürfnissen und räumlichen Gegebenheiten kann der Kreis vergrößert oder verkleinert werden.

oder mehrere Freundinnen mitmachen wollen, erweitern Sie einfach den Kreis und schaffen mithilfe von Stühlen und Decken zusätzliche Wege. Lässt Ihr Hund sich leicht von anderen Hunden ablenken, vergrößern Sie einfach den Abstand zwischen den Wegen. Die meisten Hunde, die ein elementares Gehorsamstraining absolviert haben, brauchen nur etwa 90 cm Platz zwischen den Wegen, weil die Aktivitäten sie veranlassen, ihre Aufmerksamkeit mehr auf Sie als auf potenzielle Spielkameraden zu richten.

Tabelle 12.1 beschreibt ein komplettes, einstündiges Fit As Fido-Trainingsprogramm. Jede Übung basiert auf dem in **Abb. 12.6** dargestellten Schema.

- Runde 1: Führen Sie Ihren Hund vom Stuhl zur Matte.
- Runde 2: Geben Sie Ihrem Hund den Befehl «Bleib» und gehen Sie zurück zu Ihrem Stuhl.
- Runde 3: Gehen Sie wieder zu Ihrem Hund.
- Runde 4: Nehmen Sie seine Leine und führen ihn zum Stuhl zurück.

Wiederholen Sie diese Schritte bis zum Ende eines jeden Trainingsintervalls.

Tabelle 12.1: Beispiele für Dehnübungen

Dehnübungen	Anleitung
Unterschenkel	• Schritt 1: Halten Sie sich an der Rücklehne des Stuhls fest, setzen Sie einen Fuß nach hinten und beugen sich vor (s. Abb. 12.7). Beide Fersen auf dem Boden halten, um eine effiziente Dehnung zu erzielen. 10 Sekunden halten. • Schritt 2: Lehnen Sie sich zurück und beugen Sie Ihr Knie (s. Abb. 12.8). 10 Sekunden halten. • Wechseln Sie die Seite und wiederholen Sie die Schritte 1 und 2 insgesamt 5 Mal.
Unterer Rücken	• Halten Sie sich an der Rückenlehne des Stuhls fest. • Gehen Sie einen Schritt zurück und beugen Sie den Oberkörper vor, sodass der Blick nach unten gerichtet ist. • Beugen Sie die Knie und strecken Sie den Rücken (s. Abb. 12.9). 10 Sekunden halten. Entspannen. • 5 Mal wiederholen.
Oberschenkel	• Stellen Sie sich seitlich neben die Rückenlehne des Stuhls und halten Sie sich mit einer Hand daran fest. • Setzen Sie einen Fuß möglichst weit nach hinten und beugen Sie das Knie in Richtung Boden (s. Abb. 12.10). 10 Sekunden halten. • Das Bein wechseln. Das Ganze 5 Mal wiederholen.
Rücken	• Entfernen Sie sich vom Stuhl und stellen Sie Ihre Füße im Abstand von etwa 60 cm nebeneinander. • Schritt 1: Legen Sie die Hände auf die Schenkel, machen Sie Ihren Rücken langsam rund und ziehen gleichzeitig die Muskeln um den Magen nach innen (s. Abb. 12.11). • Schritt 2: Strecken Sie Ihren Rücken (s. Abb. 12.12). Entspannen. • 5 Mal wiederholen.
Oberkörper	• Schritt 3: Neigen Sie die linke Schulter zum Boden. 10 Sekunden halten (s. Abb. 12.3). Jetzt die rechte Schulter neigen und 10 Sekunden halten. • 4 Mal wiederholen. • Verschränken Sie die Finger vor dem Körper. • Machen Sie den Rücken rund und «drücken Sie Ihre Sorgen weg!» (s. Abb. 12.14). 10 Sekunden halten. Entspannen. • 5 Mal wiederholen.

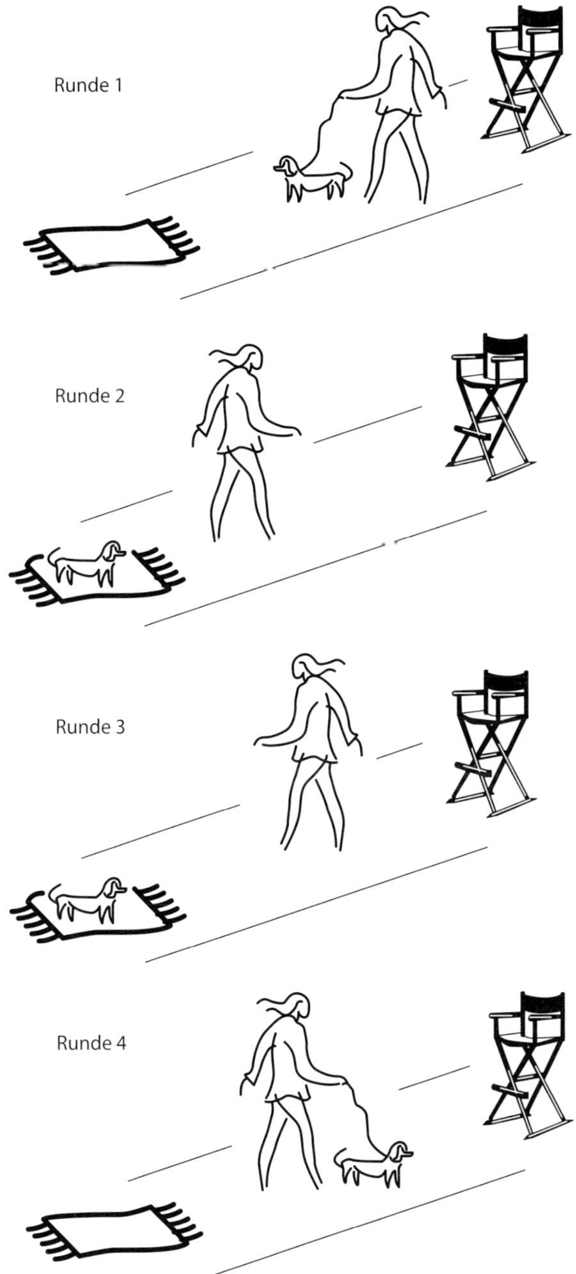

Abbildung 12.6
Der Weg zwischen Stuhl und Hundedecke wird für das Training genutzt.
Die Zeichnungen zeigen das Schema der Fit As Fido-Übungen.

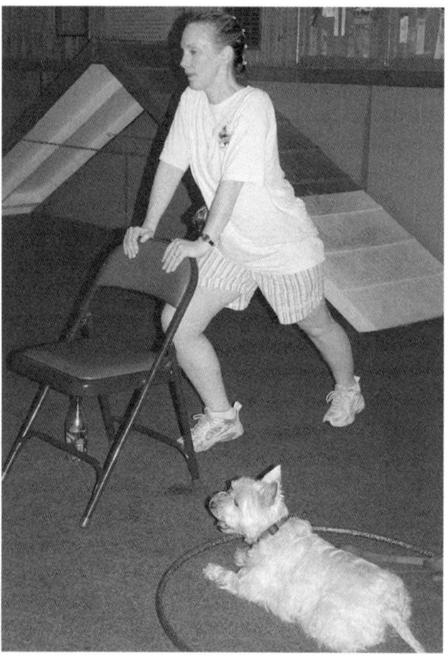

Abbildung 12.7
Unterschenkeldehnung, Schritt 1. Rosebud begutachtet Glorias Haltung bei Schritt 1.

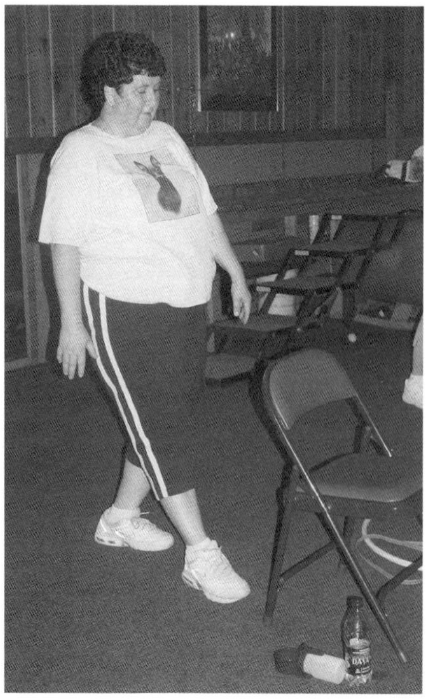

Abbildung 12.8
Unterschenkeldehnung, Schritt 2. Janet dehnt ihr Bein korrekt.

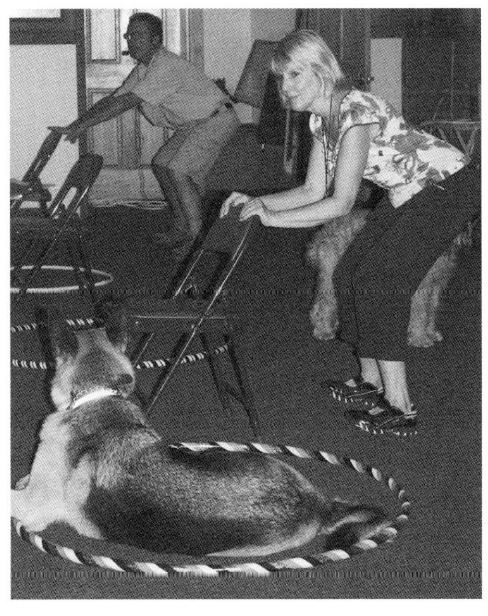

Abbildung 12.9
Dehnung des unteren Rückens. Lannie beobachtet, ob Marleens Haltung korrekt ist.

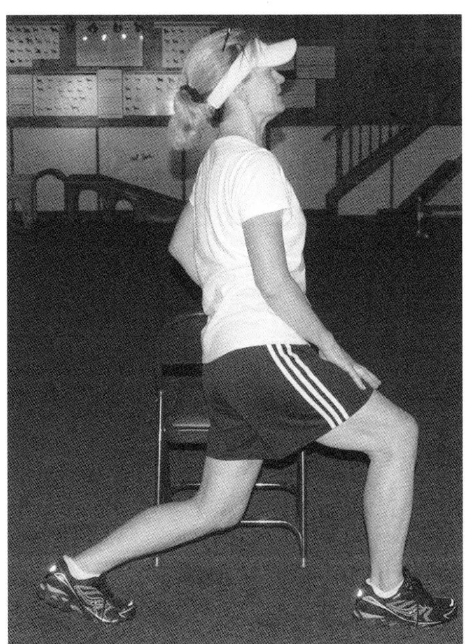

Abbildung 12.10
Oberschenkeldehnung. Janet demonstriert die korrekte Dehnung des Quadrizeps.

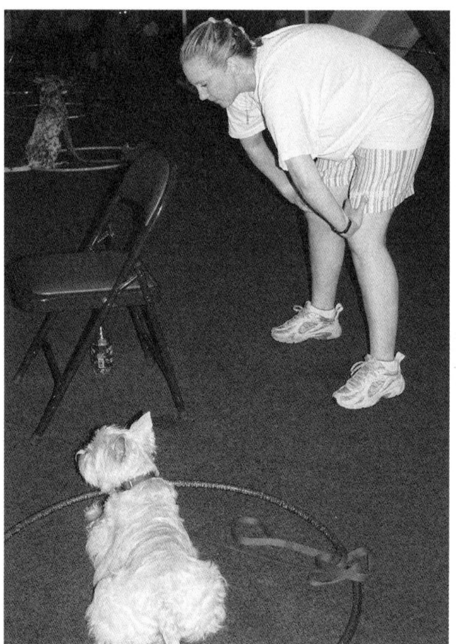

Abbildung 12.11
Dehnung des Rückens, Schritt 1. Rosebud bleibt gehorsam sitzen, während Gloria ihren Rücken rund macht (Schritt 1) und streckt (Schritt 2).

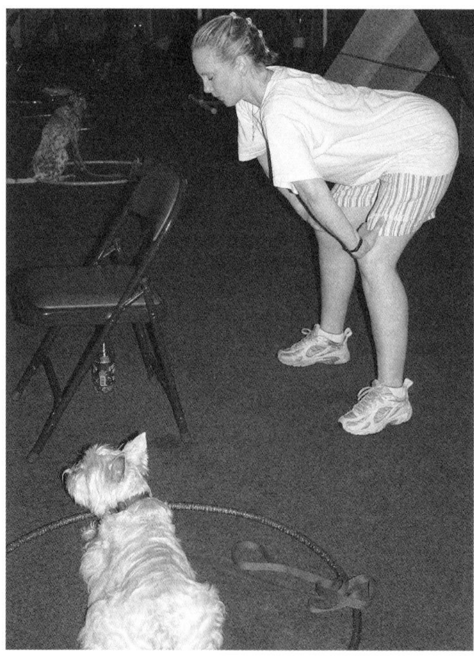

Abbildung 12.12
Dehnung des Rückens, Schritt 2. Gloria streckt ihren Rücken und Rosebud bleibt weiterhin gehorsam sitzen.

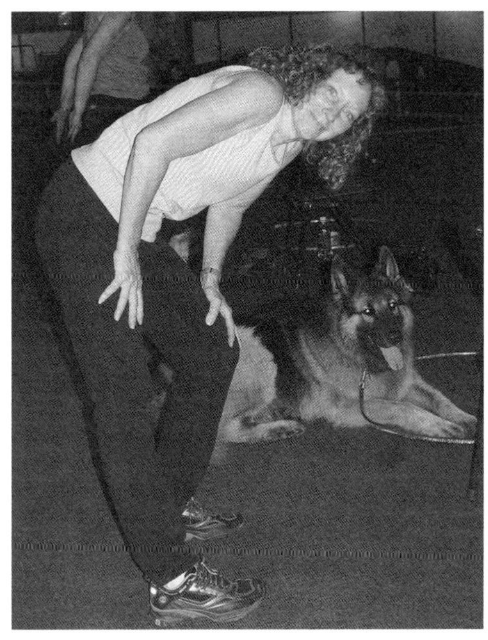

Abbildung 12.13
Dehnung des Rückens, Schritt 3. Miki neigt die Schulter unter Spinners wachsamem Blick.

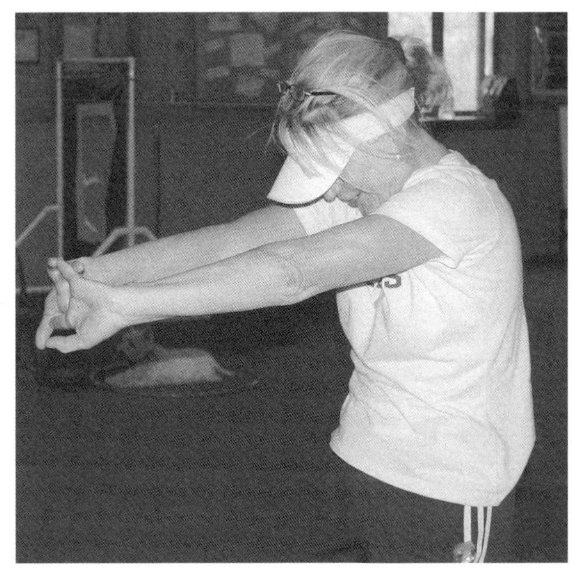

Abbildung 12.14
Dehnung des Oberkörpers. Zum Abschluss der Dehnübungen drückt Janet ihre Sorgen weg.

Das einstündige Fit As Fido-Trainingsprogramm von Janet und Dawn

- **Vorbereitung**
  Utensilien, die Sie brauchen:
  - Ein stabiler Stuhl, z. B. ein Klappstuhl. Der Stuhl wird für bestimmte Übungen und gegebenenfalls zum Ausruhen gebraucht.
  - Eine Matte, eine Decke oder ein Handtuch für Fido.
  - Hindernisse für Sprünge und den Zick-Zack-Parcours. Geeignet sind Holzscheite und Flaggen (wie in Abb. 12.5) oder was Sie gerade zur Hand haben – z. B. Verkehrs-Leitkegel, 2 Liter-Wasserflaschen oder Bücherstapel.
  - Eine Flasche Wasser für Sie
  - Schale mit Wasser, Leine und Snacks für Fido.
- **Aufbau**
  - Bauen Sie das, was Sie für das Training brauchen, draußen oder in einem eingezäunten Garten auf.
  - Platzieren Sie Ihren Stuhl und Fidos Decke im Abstand von 10 bis 15 Schritten auf ebenem Untergrund. Dies ist der Weg für Ihre Übungen.
- **Flüssigkeitszufuhr**
  - Stellen Sie eine Flasche Wasser für sich und eine Schale mit Wasser für Fido hinter den Stuhl.
  - Trinken Sie ausreichend, bevor Sie mit dem Training beginnen.
  - Machen Sie nach jedem Trainingsintervall eine Pause, um Atem zu schöpfen und zu trinken.
  - Achten Sie darauf, dass Sie bis zum Ende des Trainings mindestens eine Flasche Wasser getrunken haben.
- **Tempo**
  - Trainieren Sie so, dass Sie die Übungen bequem absolvieren und ohne Schwierigkeiten mit Fido sprechen können.
  - Macht das Sprechen Mühe, verringern Sie das Tempo.
  - Können Sie Fido etwas vorsingen, steigern Sie das Tempo.
- **Elementare Befehle**
  - Ihr Hund sollte in der Lage sein, elementare Befehle zu befolgen.
  - Belohnen Sie Fido während der Übungen notfalls mit kleinen Snacks, um das Erlernte zu verstärken.

  - Bleibt der Hund nicht auf seinem Platz, reagieren Sie gelassen. Korrigieren Sie ihn, indem Sie ihn an seinen Platz zurückbringen. Und denken Sie daran: Immer wenn Sie sich bewegen, tun Sie etwas für Ihre Fitness
  - Ihr Fitness-Programm ist kein Wettkampf. Es macht nichts, wenn Sie nicht perfekt sind.
- **Das Training**
  - Das Programm besteht aus 10 Intervallen.
  - Das Trainingsprogramm dauert mit Aufbauen und Aufräumen ca. 60 Minuten.
  - Aufwärm- und Cool down-Phase sind obligatorisch. Die Intervalle können Sie jedoch auswählen, wenn Sie keine ganze Stunde Zeit haben. Ein Beispiel: Machen Sie die Dehnübungen aus Tab. 12.1 und wählen Sie die Übungen Nr. 1, 2 bis 5 und 10 aus Tab. 12.2 für ein dreißigminütiges Training an einem Tag und die Nr. 1, 6 bis 9 und 10 für das Training an einem anderen Tag aus.
- **Spaß**
  - Das Training sollte Ihnen *und* Fido Spaß machen.
  - Amüsieren Sie sich, lächeln Sie und freuen Sie sich darauf, so Fit wie Fido zu werden!

Beginnen Sie Ihr Training mit Dehnübungen. Die sind wichtig, um Ihre Muskeln auf das Training vorzubereiten. Ohne Dehnübungen vor dem Training steigt das Verletzungsrisiko. Darüber hinaus sind Dehnübungen vor dem täglichen Spaziergang und abends als Vorbereitung auf die Nacht zu empfehlen.

Auf die Dehnübungen folgt das Trainingsprogramm mit den in Tabelle 12.2 beschriebenen Übungen. Die Abbildungen 12.15 bis 12.26 zeigen die korrekte Durchführung.

Tabelle 12.2: Das Fit wie Fido-Trainingsprogramm

Intervalle	Beschreibungen
1. Dehnübungen zum Aufwärmen	• Gehen Sie mit Ihrem Hund bei Fuß 2 Minuten um den großen Kreis. • Kehren Sie zu Ihrem Stuhl zurück und befehlen Sie Fido «sitz und bleib». • Machen Sie Ihre 5 Dehnübungen.
2. Gehen: sitz und bleib	• Teil 1: Nehmen Sie die Leine und gehen Sie mit Fido zügig vom Stuhl zu seiner Decke. • Teil 2: Dort angekommen, befehlen Sie Ihrem Hund «sitz und bleib». Gehen Sie zügig zurück zu Ihrem Stuhl. • Machen Sie vor dem Stuhl kehrt, gehen zu Ihrem Hund zurück und nehmen seine Leine. • Teil 4: Führen Sie Ihren Hund um den Stuhl herum, gehen mit ihm zurück zur Decke und befehlen ihm «sitz und bleib». • Wiederholen Sie das Ganze 4 Minuten lang. Bleibt Ihr Hund nicht auf der Decke, lassen Sie ihn neben der Decke Sitz machen, dann nehmen Sie die Leine und führen ihn wieder zum Stuhl. Setzen Sie das Ganze fort mit dem Befehl «sitz» anstatt «sitz und bleib». • Nach 4 Minuten machen Sie 1 Minute Pause, in der Sie den großen Kreis umrunden.
3. Trizeps-Beugestütze: platz und bleib	• Teil 1: Führen Sie Ihren Hund zur Decke und befehlen Sie ihm «platz und bleib». • Teil 2: Gehen Sie zügig zum Stuhl zurück und machen Sie 8 bis 12 Trizeps-Beugestütze (s. Abb. 12.15 und 12.16) • Teil 3: Gehen Sie zu Ihrem Hund und nehmen Sie seine Leine. • Teil 4: Führen Sie ihn um den Stuhl und zurück zur Decke. Befehlen Sie ihm erneut «platz und bleib» und Sie machen weitere Trizeps-Beugestütze. • Wenn Ihr Hund nicht bleibt, befehlen Sie ihm wie oben «platz» anstatt «platz und bleib» und halten ihn bei sich. • Machen Sie das Ganze 4 Minuten lang. Dann folgt eine Pause, in der Sie 1 Minute den großen Kreis umrunden.
4. Sprünge: sitz und bleib	• Teil 1: Nehmen Sie die Leine und gehen zur Decke. • Teil 2: Dort angekommen, befehlen Sie Ihrem Hund «sitz und bleib» und kehren zum Stuhl zurück. • Teil 3: Kehren Sie vor dem Stuhl um, gehen zurück zu Ihrem Hund und nehmen seine Leine. • Teil 4: Führen Sie Ihren Hund um den Stuhl herum und zurück zur Decke. Dort befehlen Sie ihm erneut «sitz und bleib». • Beim Gehen mit und ohne Hund gehen Sie langsam und machen Sprünge (s. Abb. 12.17). Wenn Sie dies nicht können, machen Sie langsame, große Schritte. Wollen Sie Ihr Training intensivieren, springen Sie langsamer und kraftvoller. • Machen Sie dies 4 Minuten lang und dann 1 Minute Pause, in der Sie den großen Kreis umrunden.

Intervalle	Beschreibungen
Denken Sie daran, dass Sie und Fido Wasser trinken müssen.	
5. Oberkörper-Schultern: platz und bleib	• Teil 1: Führen Sie Ihren Hund zur Decke und befehlen Sie ihm «platz und bleib». • Teil 2: Während Sie ohne Ihren Hund zum Stuhl zurückgehen, trainieren Sie Ihren Oberkörper, indem Sie die Arme nach oben strecken und an einem imaginären Seil ziehen (s. Abb. 12.18 und 12.19). Dann strecken Sie die Arme nach vorne aus und ziehen sie zurück (s. Abb. 12.20 und 12.21). Fahren Sie damit fort, bis Sie wieder bei Ihrem Hund sind. • Teil 3: Gehen Sie wieder zu Fido. • Gehen Sie den Weg mit Fido und wiederholen das Ganze. • Machen Sie dies 4 Minuten lang und dann 1 Minute Pause, in der Sie den großen Kreis umrunden.
6. Zick-Zack-Parcours und Sprünge	• Umrunden Sie weiter den großen Kreis. • Dabei nutzen Sie die Hindernisse einmal als Zick-Zack-Parcours und einmal springen Sie darüber bzw. daneben. • Machen Sie dies 4 Minuten lang.
Trinken Sie Wasser und geben Sie Fido Zeit, sich zu erholen oder zu schnuppern, während Sie noch einmal Wasser trinken.	
7. Oberkörper-Liegestütze: sitz und bleib	• Teil 1: Führen Sie Ihren Hund zur Decke und befehlen Sie ihm «platz und bleib». • Teil 2: Gehen Sie zügig zur Rückseite des Stuhls und machen Sie 8 bis 12 Liegestütze (s. Abb. 12.23). • Teil 3: Kehren Sie zu Fido zurück und nehmen seine Leine. • Teil 4: Führen Sie ihn um den Stuhl herum und zurück zur Decke. Befehlen Sie ihm erneut «platz und bleib». Sie gehen zum Stuhl und machen weitere Liegestützen. • Bleibt Ihr Hund nicht dort, befehlen Sie ihm wie oben «platz» und halten ihn bei sich. • Machen Sie dies 4 Minuten lang und dann eine Pause von 1 Minute, in der Sie den großen Kreis umrunden.
8. Freistil: Rufen	• Teil 1: Führen Sie Ihren Hund zur Decke und befehlen Sie ihm «sitz und bleib». • Teil 2: Gehen Sie zum Stuhl zurück. Dabei können Sie zügig gehen, springen, joggen, hüpfen, tanzen – was immer Sie wollen (s. Abb. 12.24 und 12.25). Machen Sie lauter verrückte Sachen und amüsieren Sie sich! Am Stuhl angekommen, rufen Sie Fido zu sich und streicheln ihn. • Teil 3: Führen Sie Fido wieder zur Decke und befehlen Sie ihm «sitz und bleib». Wiederholen Sie das Ganze. • Machen Sie dies 4 Minuten lang und danach eine Pause von 1 Minute, in der Sie den großen Kreis umrunden.
9. Hocke: Rufen	• Teil 1: Führen Sie Ihren Hund zur Decke und befehlen Sie ihm «sitz und bleib». • Teil 2: Kehren Sie langsam zum Stuhl zurück und gehen bei jedem oder jedem zweiten Schritt in die Hocke (s. Abb. 12.26), und zwar so tief, wie Sie es als angenehm empfinden. Am Stuhl angekommen, rufen Sie Fido zu sich und streicheln ihn.

Intervalle	Beschreibungen
	• Teil 3: Führen Sie Fido zur Decke und befehlen Sie ihm nochmals «sitz und bleib» und wiederholen das Ganze. • Machen Sie dies 4 Minuten lang und danach eine Pause von 1 Minute, in der Sie den großen Kreis umrunden.
10. Cool down	• Umrunden Sie den Kreis 4 Minuten in lockerem Tempo. • Laufen Sie im Zick-Zack-Kurs um die Hindernisse und sagen Sie Fido, dass Sie stolz auf ihn sind, weil er so ein guter Trainingspartner ist. • Versprechen Sie Fido, regelmäßig mit ihm zu trainieren.

In den Abbildungen 12.18, 12.19, 12.20 und 12.21 führt Janet die vier Bewegungen dieser Oberkörper-Schulter-Übung vor: Arme nach oben strecken, heranziehen, nach vorne strecken, heranziehen.

Versuchen Sie, eine oder mehrere Freundinnen mit ihren Hunden für das Trainingsprogramm zu gewinnen. Dann haben Sie mehr Spaß und Fido mehr Abwechslung, während er an der Verbesserung seiner Fähigkeiten arbeitet. Stellen Sie einfach einen zweiten Stuhl oder so viele wie Sie brauchen neben Ihren und legen Sie eine Decke oder mehrere neben die von Fido.

So können Sie Ihr Fit As Fido-Trainingsprogramm abkürzen oder erweitern:

- Die Zeit der einzelnen Intervalle verändern.
- Einige der mittleren Intervalle weglassen.
- Die Intervalle mehr als einmal wiederholen.

Außerdem können Sie Ihre täglichen Hundespaziergänge mit Übungen aus dem Fit As Fido-Trainingsprogramm erweitern, um die Spaziergänge aufzulockern und den Trainingseffekt zu steigern:

- Gehen Sie in die Hocke oder machen Sie Sprünge, wenn ein neuer Häuserblock beginnt.
- Springen Sie über Risse im Gehweg.
- Nutzen Sie die Bäume, Zeichen oder andere Hindernisse auf weniger frequentierten Gehwegen für einen Zick-Zack-Parcours.
- Machen Sie Liegestütze oder Trizeps-Beugestütze, wenn Sie an einer Bank vorbeikommen.

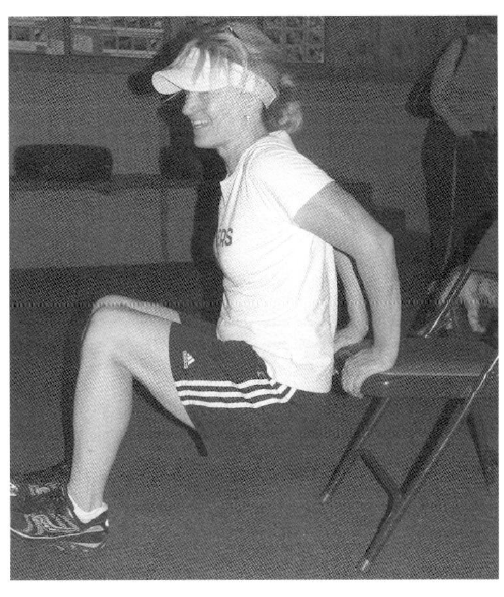

Abbildung 12.15
Trizeps-Beugestütze. Janet zeigt die Ausgangsposition.

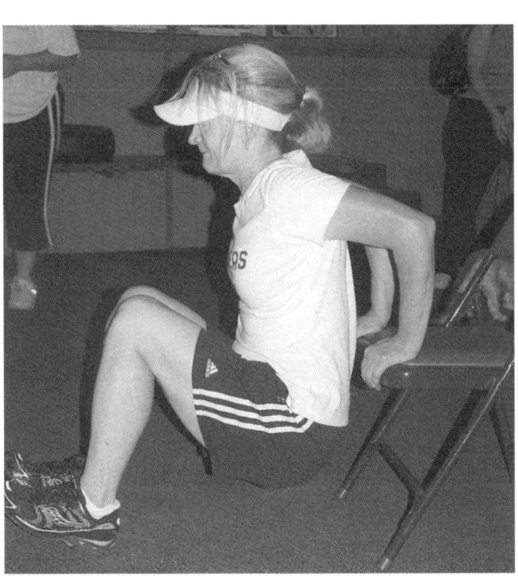

Abbildung 12.16
Trizeps-Beugestütze. Janet zeigt die Endposition.

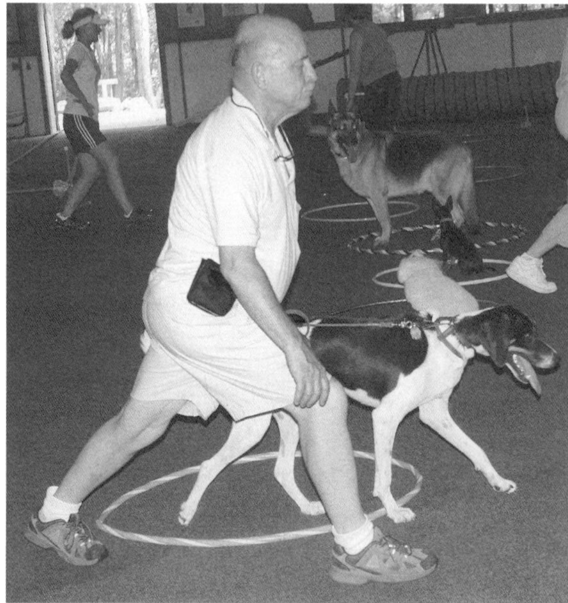

Abbildung 12.17
Sprünge.
Große Schritte und Sprünge beim Gehen sind ein hervorragendes Training und wecken das Interesse eines neugierigen Coonhound.

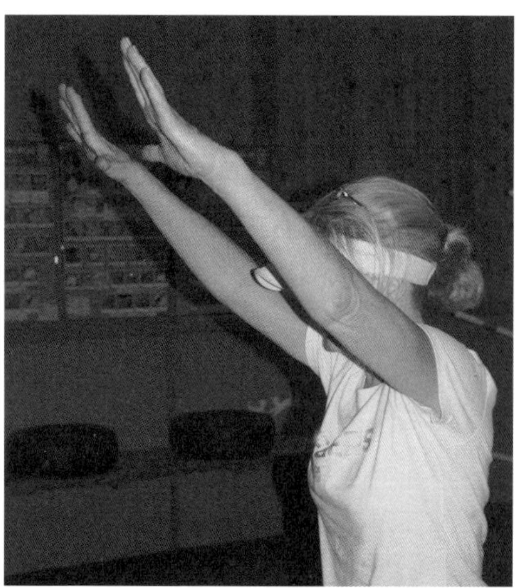

Abbildung 12.18
Zuerst die Arme nach oben strecken.

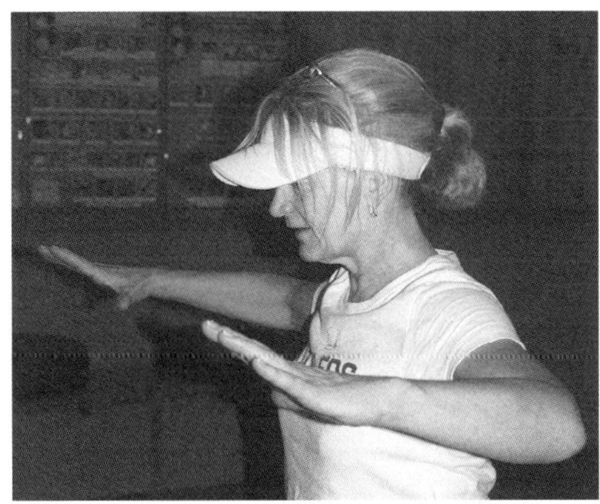

Abbildung 12.19
Dann in Richtung Schultern ziehen.

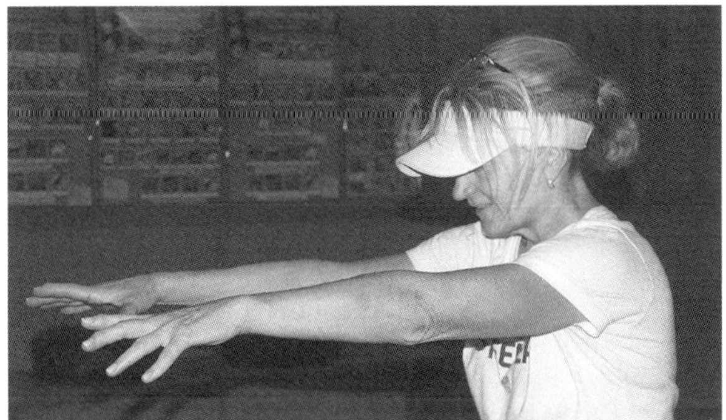

Abbildung 12.20
Die Arme nach vorne strecken.

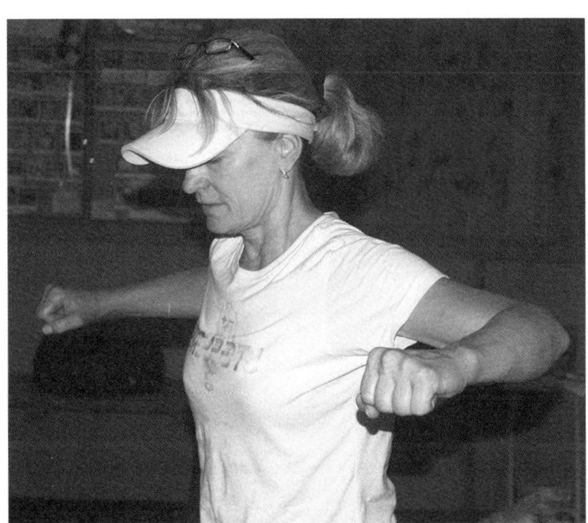

Abbildung 12.21
Dann heranziehen und die Schulterblätter zusammenführen.

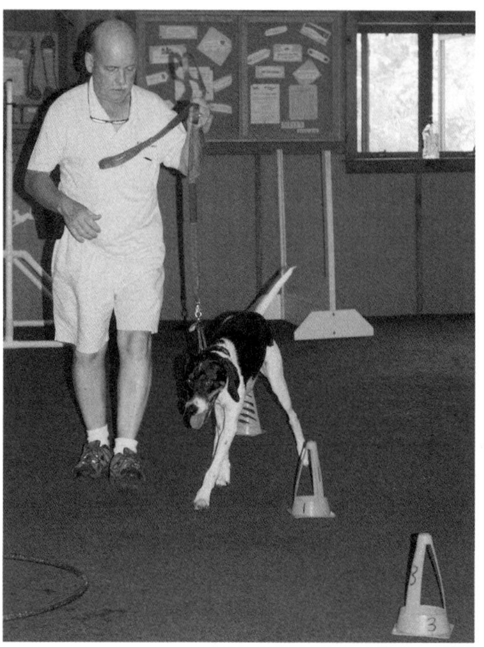

Abbildung 12.22
Gehen Sie mit Ihrem Hund im Zick-Zack-Kurs um die Hindernisse. Hier wurden Leitkegel benutzt.

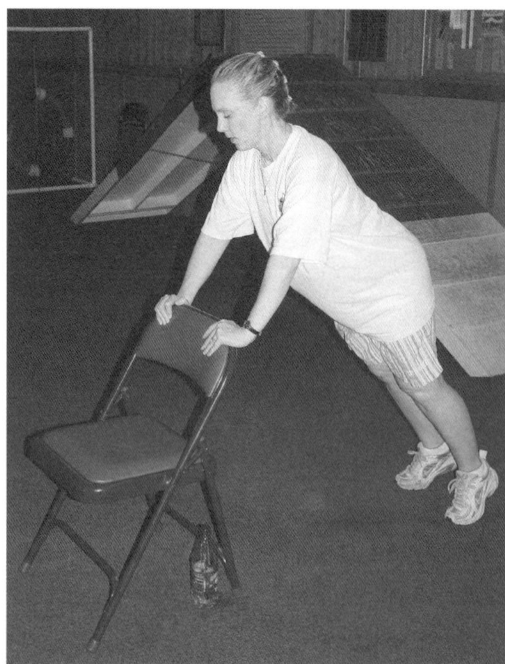

Abbildung 12.23
Liegestütze.
Zwischen den Übungen mit Rosebud trainiert Glorie ihren Oberkörper.

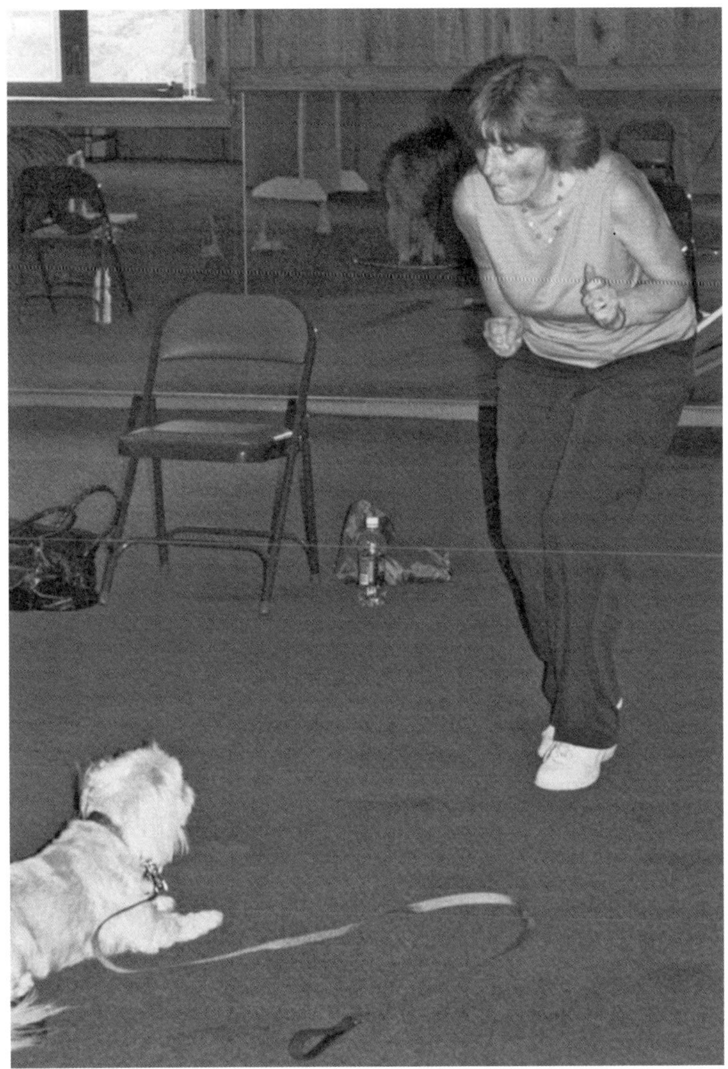

Abbildung 12.24
Mary Ann (May) zieht mit ihrer Freistil-Übung die Aufmerksamkeit von Lhasa Apso Latte auf sich. Eine gelungene Aerobic-Übung mit selbst ausgedachten Tanzschritten.

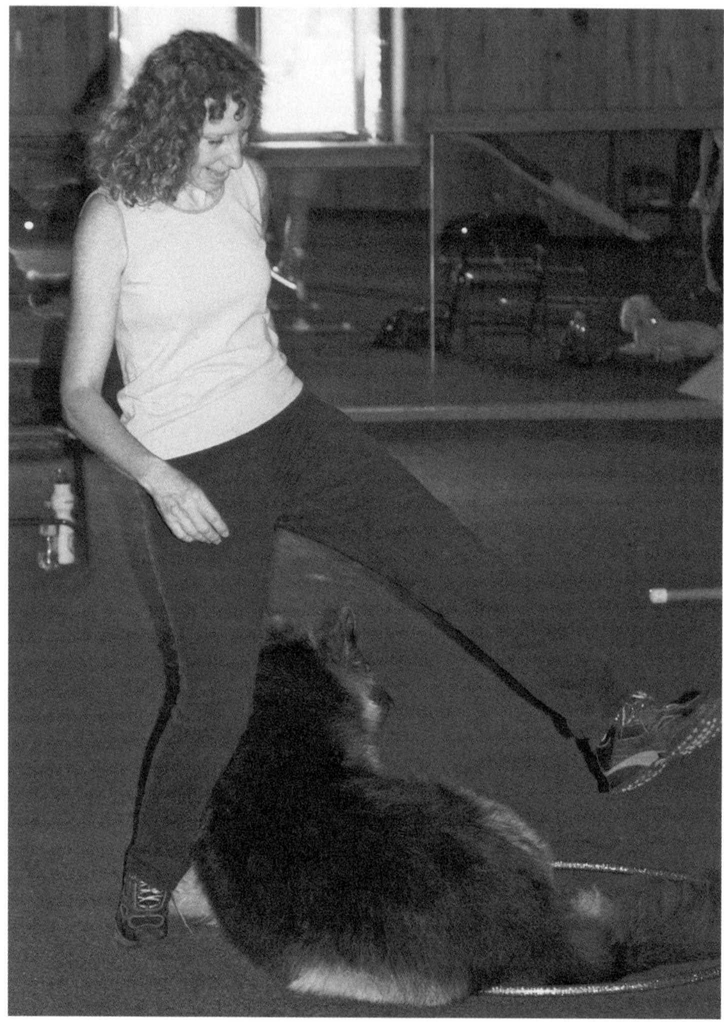

Abbildung 12.25
Miki intensiviert ihre Aerobic-Übung und steigt über ihren langhaarigen deutschen Schäferhund Spinner. Der befolgt gerade den Befehl «platz und bleib» und kommt durch diese Freistil-Übung in den Genuss eines zusätzlichen Vergnügens.

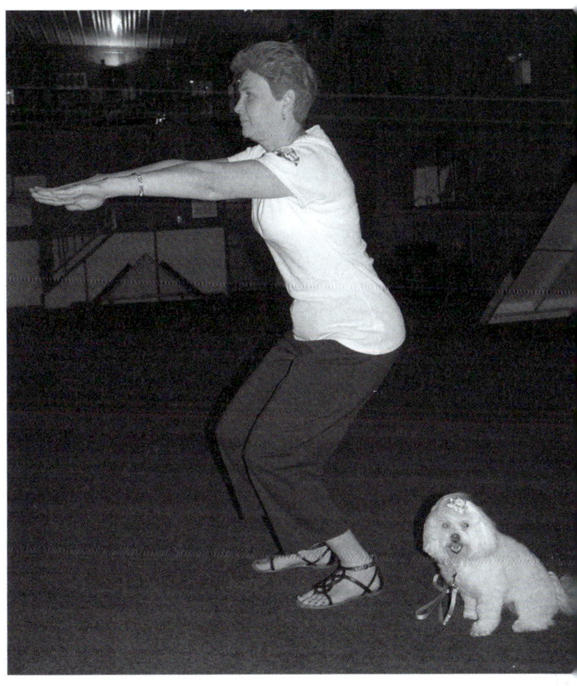

Abbildung 12.26
Barbara geht beim Laufen in die Hocke und trainiert dabei ihre Oberschenkel. Malteser-Hündin Sadie ist an ihrer Seite.

Literatur

Cangelosi, P.R., and Sorrell, J.M. (2010). Walking for therapy with man's best friend. *Journal of Psychosocial Nursing and Mental Health Services* 48:19–22.

Chambliss, H.O. (2005). Exercise duration and intensity in a weightloss program. *Clinical Journal of Sport Medicine* 15:113–5.

Christian nee Cutt, H., Giles-Corti, B., and Knuiman, M. (2010). «I'm just a'walking the dog» correlates of regular dog walking. *Family & Community Health* 33:44–52.

Coleman, K.J., Rosenberg, D.E., Conway, T.L., Sallis, J.F., et al. (2008). Physical activity, weight status, and neighborhood characteristics of dog walkers. *Preventive Medicine* 47:309–12.

Cutt, H., Giles-Corti, B., Knuiman, M., and Burke, V. (2007). Dog ownership, health and physical activity: A critical review of the literature. *Health Place* 13:261–72.

Cutt, H., Giles-Corti, B., Knuiman, M., Timperior, A., and Bull, F. (2008). Understanding dog owners' increased levels of physical activity: Results from RESIDE. *American Journal of Public Health* 98:66–9.

General Electric. (2010, February 16). *Study reveals doctor–patient disconnect on healthy living.* http://www.genewscenter.com/Press-Releases/Study-Reveals-Patient-Doctor-Disconnect-on-Healthy-Living-25f7.aspx (accessed August 2010).

Gillum, R.F., and Obisesan, T.O. (2010a). Living with companion animals, physical activity and mortality in a U.S. national cohort. *International Journal of Environmental Research and Public Health* 7:2452–9.

Gillum, R.F., and Obisesan, T.O. (2010b). Physical activity, cognitive function, and mortality in a US national cohort. *Annals of Epidemiology* 20:251–7.

Jakicic, J.M., Wing, R.R., Butler, B.A., and Robertson, R.J. (1995). Prescribing exercise in multiple short bouts versus one continuous bout: Effects on adherence, cardiorespiratory fitness, and weight loss in overweight women. *International Journal of Obesity and Related Metabolic Disorders* 19:893–901.

Kruk, J. (2007). Physical activity in the prevention of the most frequent chronic diseases: An analysis of the recent evidence. *Asian Pacific Journal of Cancer Prevention* 8:325–38.

Marcus, D.A. (2008). *Fit as Fido: Follow your dog to better health.* Bloomington, IN: Universe.

Merom, D., Bowles, H., and Bauman, A. (2009). Measuring walking for physical activity surveillance—The effect of prompts and respondents' interpretation of walking in a leisure-time survey. *Journal of Physical Activity & Health* 6(Suppl. 1): S81–8.

Nies, M.A., and Motyka, C.L. (2006). Factors contributing to women's ability to maintain a walking program. *Journal of Holistic Nursing* 24:7–14.

Nybo, L., Sundstrup, E., Jakobsen, M.D., Mohr, M., et al. (2010). High-intensity training versus traditional exercise intervention for promoting health. *Medicine and Science in Sports and Exercise* 42:1951–8.

Oka, K., and Shibata, A. (2009). Dog ownership and health-related physical activity among Japanese adults. *Journal of Physical Activity & Health* 6:412–8.

Sanderson, S.C., Waller, J., Jarvis, M.J., Humphries, S.E., and Wardle, J. (2009). Awareness of lifestyle risk factors for cancer and heart disease among adults in the UK. *Patient Education and Counseling* 74:221–7.

Thorpe, R.J., Kreisle, R.A., Glickman, L.T., Simonsick, E.M., et al. (2006). Physical activity and pet ownership in year 3 of the Health ABC study. *Journal of Aging and Physical Activity* 14:154–68.

Thorpe, R.J., Simonsick, E.M., Brach, J.S., Ayonayon, H., et al. (2006). Dog ownership, walking behavior, and maintained mobility in late life. *Journal of the American Geriatrics Society* 54:1419–24.

U.S. Bureau of Labor Statistics. (2010, June 22). *Table 11: Time spent in leisure and sports activities for the civilian population by selected characteristics, 2009 annual averages.* http://www.bls.gov/news.release/atus.t11.htm (accessed August 2010).

Whyte, L.J., Gill, J.M., and Cathcart, A.J. (2010). Effect of 2 weeks of sprint interval training on health-related outcomes in sedentary overweight/obese men. *Metabolism* 59:1421–8.

World Health Organization. (2010). *Global recommendations on physical activity for health.* http://www.who.int (accessed January 2011).

Yabroff, K.R., Troiano, R.P., and Berrigan, D. (2008). Walking the dog: Is pet ownership associated with physical activity in California? *Journal of Physical Activity & Health* 5:216–28.

13. Danke für die Erinnerungen: Senioren den Zugang zu ihrer Vergangenheit und Gegenwart ermöglichen

Besuche von Therapiehunden sind für Senioren oft sehr wichtig, insbesondere für die, die allein oder in Pflegeheimen leben. Senioren, die zudem noch Gedächtnisprobleme haben, sind besonders oft isoliert. Wenn die Gedächtnisprobleme zunehmen, wächst die Beunruhigung und Agitiertheit der Betroffenen. Sie wollen immer weniger mit den Menschen in ihrer Umgebung zu tun haben und rauben sich damit wichtiger Gedächtnisstimuli und der Chance, sich an den täglichen Aktivitäten zu beteiligen. Es ist medizinisch erwiesen, dass Besuche von Therapiehunden die Agitiertheit von Senioren mit auffälligen Gedächtnisproblemen signifikant reduzieren und ihre sozialen Interaktionen mit anderen verbessern (Richeson, 2003). Therapiehunde finden oft einen Zugang zu Menschen, die aufgrund ihrer Gedächtnisprobleme für das medizinischen Personal und ihre Angehörigen nicht mehr erreichbar sind.

In dem Maße wie die Gedächtnisprobleme zunehmen, können die Betroffenen eine *Demenz* entwickeln, die gekennzeichnet ist durch den Verlust des Gedächtnisses sowie anderer geistiger Funktionen, etwa der Fähigkeit, Sprache zu verstehen, alltägliche Gegenstände zu erkennen, Ziele zu setzen und zu realisieren oder abstrakt zu denken. Die Alzheimer-Krankheit ist die am häufigsten vorkommende Demenzart, aber Demenz kann auch als Folge von anderen Krankheiten und Schlaganfällen auftreten. Menschen mit Demenz sind oft desorientiert, agitiert und in sich gekehrt. Laut einem kürzlich von der Alzheimer's Association herausgegebenen Bericht (2010) leiden in den USA mehr als fünf

Millionen Senioren an der Alzheimer-Krankheit oder einer anderen Demenzart. Das ist einer von acht Menschen aus der Altersgruppe 65 und darüber

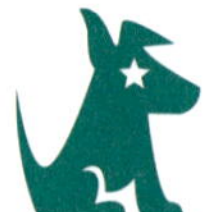

Nach Schätzungen der Alzheimer's Association entwickelt in den USA alle 70 Sekunden ein Mensch die Alzheimer-Krankheit.

13.1 Besuche von Therapiehunden können den Patienten helfen, Anschluss an ihre Vergangenheit und Gegenwart zu finden

Die Besuche von Therapiehunden sind für Senioren oft ein wichtiges Ereignis in ihrem Tagesablauf. Der wöchentliche Besuch von Hund und Halter wird von den Senioren meist sehnlich erwartet – er gibt ihnen etwas, worauf sie sich freuen können, ein Ohr, das begierig ist, Geschichten aus früheren Zeiten zu hören sowie eine Verbindung zu den Geschehnissen in der Außenwelt. Die Forschung liefert überzeugende Beweise dafür, dass Therapiehundebesuche in einem Pflegeheim die Sozialisierung der Bewohner signifikant verbessern (Fick, 1993).

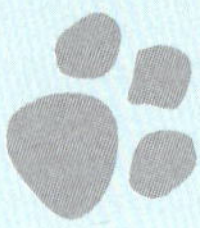

Tipp

Die Hundehalterin Barbara Pohodich bekommt von den Menschen, die sie besucht, oft zu hören: «Ich hatte auch so einen Hund», wenn sie mit Ihren Therapiehunden, einem Pudel und einem Malteser, Besuche in Pflegeheimen macht. Wenn die Bewohner meine Hunde sehen, fallen ihnen Geschichten aus ihrer Vergangenheit ein, gute Geschichten von ihnen und ihren Hunden.

Die Abteilung Öffentliche Gesundheit der Hamamatsu University in Japan hat eine kleine Studie durchgeführt, in der über einen Zeitraum von drei Monaten jede zweite Woche die Auswirkungen von Therapiehundbesuchen auf Senioren mit Demenz in einer Tagespflegeeinrichtung ermittelt wurden (Kanamori et al., 2001):

- Nach drei Monaten hatte sich das Gedächtnis der Senioren, die von Therapiehunden besucht wurden, tatsächlich leicht verbessert, nämlich um 8 %. Bei den Senioren, die sich nicht mit dem Therapiehund beschäftigten, wurde dagegen eine *Verschlechterung* des Gedächtnisses um 7 % festgestellt.

- Auch die Verhaltensprobleme waren bei den Senioren, die von dem Therapiehund besucht wurden, signifikant zurückgegangen, nämlich um 35 %, bei den Senioren ohne Therapiehundebesuche hatten sie sich um 4 % verschlechtert.

Zudem bestimmten die Forscher den Chromogranin A-Spiegel in der Speichelflüssigkeit. Chromogranin A ist ein von den Nebennieren produziertes Protein, das freigesetzt wird, wenn das Nervensystem unter Stress gerät. Für die Forscher war der Chromogranin A-Spiegel ein Stress-Indikator. Nach Abschluss der Therapiehundbesuche war der Chromogranin-Spiegel bei den Senioren, die sich mit dem Therapiehund beschäftigt hatten, um 57 % gesunken, während er bei den Senioren ohne Therapiehundbesuche um 19 % gestiegen war.

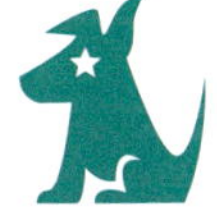

Bei Senioren mit schweren Gedächtnisproblemen, die wöchentlich von Therapiehunden besucht wurden, konnten folgende Verbesserungen festgestellt werden (Tribet et al., 2008):

- Die Senioren waren ruhiger.
- Sie kommunizierten zwischen den Hundebesuchen häufiger mit anderen.
- Sie interagierten häufiger.
- Sie hatten mehr Selbstwertgefühl.

Wenn Mary Ann (May) Seman mit ihrer sechsjährigen Therapiehündin Latte, einem Lhasa Apso, Besuche im Pflegeheim macht, weckt sie bei den Bewohner Erinnerungen an deren Heimatland:

> In einem der Pflegeheime, die Latte und ich besuchen, leben viele Bewohner slowakischer und polnischer Herkunft, von denen einige auch Mitglieder meiner Kirchengemeinde sind. Einmal als ich mich mit einem Mitglied meiner Kirchengemeinde unterhielt, war Latte offenbar der Meinung, es wäre an der Zeit zu gehen. Sie wurde unruhig und wollte weg. Die Frau, die ich besuchte, schaute Latte an und sagte «Sediet seba», was auf Slowakisch «sitz» heißt. Zu meiner Überraschung setzte Latte sich hin. Daraufhin brachte ich ihr ein paar einfache Befehle auf Slowakisch bei (komm, sitz,

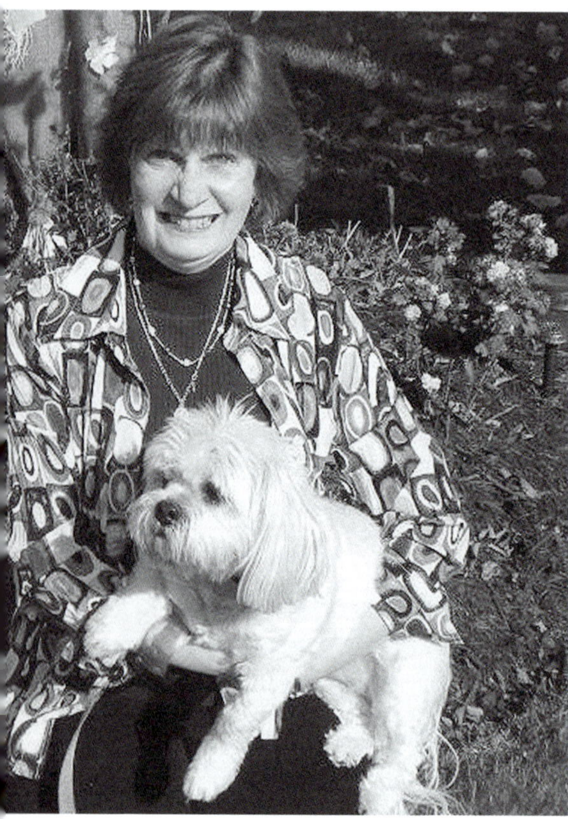

Abbildung 13.1
May unterhält mit ihrer Therapiehündin Latte, einem Lhasa Apso, die Bewohner eines Pflegeheims und ruft Erinnerungen an die Kultur ihres Heimatlandes wach.

platz, warte und dreh dich um). Mittlerweile ist das im Pflegeheim eine unserer beliebtesten Darbietungen. Latte reagiert natürlich auf die Handzeichen, aber die Bewohner freuen sich riesig. Eine Bewohnerin meinte sogar, Latte verstehe slowakisch besser als ihre Enkel!

13.2 Therapiehunde sind besonders wichtig für Menschen mit gravierendem Gedächtnisverlust

Laut einer neueren Untersuchung hat die tiergestützte Therapie bei Patienten mit Demenz zu folgenden Verbesserungen geführt (Filan/Llewellyn-Jones, 2006):

- Patienten mit Demenz sind nach der Interaktion mit einem Therapiehund weniger agitiert.

- Therapiehundebesuche reduzieren das aggressive Verhalten der Senioren mit Demenz.
- Nach dem Besuch des Therapiehundes verbesserte sich das soziale Verhalten der Patienten mit Demenz: sie lächelten öfter, hatten häufiger Blickkontakt, beugten sich vor, berührten einander und redeten miteinander.

Interessanterweise wurden diese Verbesserungen unabhängig vom Schweregrad der Demenz festgestellt.

Um zu überprüfen, ob Therapiehundebesuche bei Patienten mit Demenz tatsächlich etwas bewirken, untersuchte Dr. Richeson von der University of Southern Maine die Agitiertheit von Pflegeheimbewohnern mit Demenz drei Wochen vor den Therapiehundebesuchen, drei Wochen, in denen die Bewohner regelmäßig von Therapiehunden besucht wurden und schließlich drei Wochen nach den Besuchen (Richeson, 2003). Im Vergleich zu der Zeit vor den Therapiehundebesuchen sank die Agitiertheit der Patienten in den drei Wochen, in denen sie von Therapiehunden besucht wurden, um 23 %. Nach den Besuchen stieg die Agitiertheit innerhalb von drei Wochen um 9 % an. Was das Thema Therapiehundebesuche für Patienten mit schweren Gedächtnisproblemen anbelangt, lernen wir aus dieser Studie:

1. Regelmäßige Therapiehundebesuche beruhigen die Patienten und reduzieren ihre Agitiertheit.
2. Die beobachteten Verbesserungen halten nach den Therapiehundebesuchen weiter an.
3. Um eine langfristige Verbesserung zu erreichen, wäre eine Fortsetzung der Therapiehundebesuche angezeigt.

Die Studie zeigt, dass Therapiehundebesuche tatsächlich etwas bewirken. Sollten Sie also jemals Zweifel haben, ob Sie einen geplanter Besuch einhalten sollen oder nicht, dann ist die Antwort ein klares «Ja».

Mary, eine ältere Frau mit Demenz, lebte im Pflegeheim. Sie war desorientiert und hatte keinen Kontakt zu ihrer Umgebung. Mary saß meistens im Rollstuhl, hielt den Kopf gesenkt und umklammerte mit einer Hand das Geländer auf dem Flur. Sie benutzte es, um sich über den Flur zu bewegen. Das machte sie den ganzen Tag, wobei sie die Mitarbeiter und die anderen Menschen in ihrer Umgebung überhaupt nicht wahrzunehmen schien. Die Mitarbeiter konnten sich noch so viel Mühe geben, sie fanden einfach keinen Zugang zu Mary. Als Reverend Danielle Di Bona eines Tages das Pflegeheim besuchte, entdeckte sie in Marys Zimmer das Foto eines Golden Retrievers und beschloss, Mary mit ihrer Therapiehündin Naomi einen Besuch abzustatten:

> Als ich mit Naomi ankam, setzte ich sie Mary, die sich wie üblich den Flur entlang hangelte, mitten in den Weg. Ich war ein wenig in Sorge, denn wenn Mary sich erst einmal in Bewegung gesetzt hatte, hielt sie oft nicht mehr an, auch nicht, wenn ihr jemand im Weg stand. Als Mary bei Naomi ankam, blieb sie stehen. Mary hatte den Kopf zwar gesenkt, streckte jedoch ihre Hand aus und fing an, Naomi zu streicheln. Fünf Minuten später saß Mary aufrecht im Rollstuhl, schaute mir in die Augen und sagte klar und deutlich: «Sie haben den schönsten Hund!» Naomi ist ein wunderschöner Wheaten Terrier und deshalb verstand ich nicht gleich, weshalb die Pflegenden völlig perplex waren. Doch dann erfuhr ich von ihnen, dass Mary seit über drei Jahren zum ersten Mal gesprochen hatte.

Therapiehunde können Zugang zu Patienten mit Demenz finden, auch wenn anderen dies nicht gelingt. Als Hospizgeistliche kennt Danielle sich sehr gut mit Patienten aus, die an schweren Gedächtnisproblemen und Demenz leiden:

> Einmal sah ich eine Gruppe von Patienten mit Demenz, die im Kreis in ihren Rollstühlen saßen. Die Übungsleiterin wollte sie motivieren und forderte sie auf, sich gegenseitigen einen Wasserball zuzuwerfen. Obwohl sich die Leiterin große Mühe gab, schienen einige Patienten den Ball überhaupt nicht wahrzunehmen und nur wenige beteiligten sich. Als ich die Situation beobachtete, war meine Therapiehündin Naomi bei mir. Wir legten den Ball beiseite und ließen stattdessen Naomi in die Mitte des Kreises. Naomi machte langsam die Runde, blieb vor jedem stehen und die Patienten beschäftigten sich mit ihr. Manche streichelten sie, andere beugten sich nur vor. Doch die größte Veränderung war das Strahlen, das auf ihren Gesichtern erschien; Menschen, die noch kurz zuvor in ihrer wirren Welt versunken waren, schauten meinen kleinen Terrier an und lächelten.

Naomi hat Patienten mit Demenz auch einzeln therapiert. Der späte Nachmittag ist für Alzheimer-Patienten und ihre Betreuungspersonen oft eine schwierige Zeit. Die Verschlechterung des Allgemeinzustands der Patienten wird als *Sundowning* bezeichnet und kann zu einem echten Problem werden, besonders in Pflegeheimen, weil der Schichtwechsel am Nachmittag häufig genau in die Zeit fällt, in der die Agitiertheit, Aggression und Desorientiertheit der Patienten zunimmt. Ein Besuch von Naomi um 14:00 Uhr hatte zur Folge, dass Rachels nachmittägliches Verhalten sich besserte.

> Das Pflegepersonal sagte Rachel immer, dass Naomi kommt. Dies half Rachel, ihr Verhalten zu kontrollieren, bis wir da waren. Naomi und Rachel verbrachten stets eine schöne Zeit miteinander und die Pflegenden erzählten, dass Rachel sich nach dem Besuch von Naomi für den Rest des Tages gut benahm.

13.3 Therapiehunde können Türen öffnen für Menschen, die keine Demenz haben

Mit fortschreitender Demenz ziehen sich die Betroffenen oft von ihrer Außenwelt zurück an einen Ort, zu dem ihre Angehörigen und Betreuungspersonen keinen Zugang haben. Die Patienten sind nicht mehr erreichbar für die Menschen in ihrem Umfeld – sie interagieren nicht, sprechen nicht und beteiligen sich nicht an den Geschehnissen in ihrem Umfeld. Für diejenigen, die zusehen müssen, wie die geliebte Mutter oder der geliebte Vater abdriftet, ist dies sehr schwer zu ertragen.

Die Ärzte am Research Institute on Aging haben untersucht, ob Hunde Patienten mit Demenz aus ihrer Isolation holen und den Kontakt zur Außenwelt und den Menschen in ihrem Umfeld wieder herstellen können. Die Ärzte ließen Senioren mit Demenz, die in einem Pflegeheim lebten, drei Minuten an Aktivitäten teilnehmen, die etwas mit Hunden zu tun hatten: sie zeigten ihnen ein Welpen-Video, gaben ihnen ein Malbuch mit Hunden zum Ausmalen, legten ihnen einen Stoffhund in den Arm, ließen sie mit einem Roboter-Hund spielen oder ermöglichten ihnen, von einem echten Therapiehund besucht zu werden (Marx et al., 2010). Sie ahnen sicher schon, dass die Patienten den echten Hund allem anderen vorzogen. Jede Aktivität führte zwar dazu, dass sie mehr sprachen, aber am meisten sprachen sie nach der Interaktion mit dem echten Hund. Die Senioren sprachen im Durchschnitt 23 Mal während der drei Minuten mit dem echten Hund, 15 Mal während sie mit dem Roboter-Hund spielten oder das Welpen-Video anschauten, 5 Mal beim Ausmalen und nur 3 Mal, während sie den Stoffhund im Arm hielten.

Dies deckt sich mit den Befunden japanischer Wissenschaftler, die den positiven Einfluss von Therapiehundebesuche auf ältere Frauen mit Demenz nachweisen konnten (Kawamura, Niiyama, Niiyama, 2009). Die Ergebnisse:

- Die Senioren mit Demenz freuten sich über die Besuche der Therapiehunde.
- Die Therapiehunde wurden als Stressdämpfer empfunden.
- Die Therapiehunde waren eine willkommene Ablenkung von der Einsamkeit und dem tagtäglichen Frust, den das Leben im Pflegeheim mit sich bringt.
- Für die Pflegeheimbewohner war der Hundebesuch «wie das Einatmen frischer Luft».
- Die Hundebesuche erfüllten das Leben der Bewohner mit Sinn – die Bewohner beschäftigten sich mit dem Hund auf und fühlten sich verantwortlich dafür, dass der Hund sich während des Besuchs wohl fühlte.
- Die Hundebesuche verbesserten die Interaktion und Kommunikation der Bewohner mit den Mitarbeitern und Mitbewohnern.

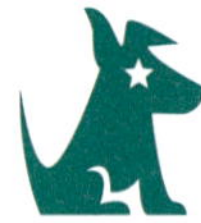

Wie Therapiehunde Menschen mit Demenz helfen (Filan, Llewellyn-Jones, 2006; Kawamura et al., 2009)

- Sie dämpfen die Agitiertheit.
- Reduzieren die Aggression.
- Animieren zu gesundem sozialem Verhalten.
- Sind eine Ablenkung von der Einsamkeit und dem täglichen Stress.
- Wecken Erinnerungen an schöne Momente mit dem eigenen Hund.
- Stärken das Selbstvertrauen.

Die positiven Auswirkungen machen sich auch bei Menschen mit fortgeschrittener Demenz bemerkbar.

Die Ergebnisse dieser Studien versetzen Marleen Ashton nicht in Erstaunen. Sie macht Besuche mit ihrem vierjährigen Therapiehund Lannie, einem gutmütigen, freundlichen Deutschen Schäferhund.

> Lannie kam schon immer gut an. Er setzt sich gern in Szene. Wenn er zum ersten Mal einen Raum betritt, gibt er allen die Pfote, und wer sich zu ihm hinunterbeugt, bekommt auch noch einen dicken feuchten Kuss. Einmal besuchten wir eine Frau in einer Einrichtung für begleitetes Wohnen. Sie wollte unbedingt, dass Lannie zu ihr ins Bett kommt. Ich befürchtete, das Bett sei nicht stabil genug für beide. Aber mein 39 kg schwerer Lannie kuschelte sich ganz behutsam an die kleine Frau in ihrem winzigen Bett. Sie drückte Lannie an sich und schloss ihn mit einem breiten zufriedenen Lächeln fest in ihre Arme.

Zu Lannies unvergesslichsten Besuchen zählt jener in einer angesehenen Pflegeeinrichtung:

> Die Pflegeperson, die mich und Lannie in das Zimmer führte, rief: «Ray, Besuch für Sie!» Aber der griesgrämig wirkende Ray antwortete nicht und so fragte ich ihn: «Möchten Sie meinen Hund streicheln?» Wieder keine Antwort. Lannie stellte sich vor Ray hin und schaute ihn an, während die Pflegeperson und ich uns dem Mann im anderen Bett zuwandten, der sich sofort nach Lannie erkundigte. Während wir uns mit Rays Zimmergenossen unterhielten, streckte Ray die Hand aus und streichelte Lannie. Kurze Zeit später fing Ray an, leise mit ihm zu sprechen. Als wir das Zimmer verließen, hatten Ray und mein Lannie sich gut unterhalten. Sobald wir draußen waren, nahm die Pflegeperson mich beiseite und sagte: «Sie werden es nicht glauben, aber Ray hat schon seit Monaten mit niemandem gesprochen. Es ist uns nicht gelungen, die Mauern um ihn herum einzureißen. Ich kann kaum glauben, dass ich ihn endlich sprechen gehört habe.» In den folgenden Wochen besuchten wir Ray regelmäßig und Ray begann auch, sich mit mir zu unterhalten. Der griesgrämige abweisende Mann, den wir von unserem ersten Besuch kannten, begrüßte uns jetzt jede Woche mit einem Lächeln. Die Supervisorin staunte über die bemerkenswerte Veränderung, die seit dem ersten Besuch von Lannie in Ray vorgegangen war – Ray begann zu lächeln, sich zu öffnen, sich für andere zu interessieren und sein Leben zu genießen.

Wer weiß, wie oft schon eine scheinbar einfache Begegnung wie die zwischen Lannie und Ray das Leben von Menschen verändert hat. Was Lannie Ray gegeben hat, hat Rays Leben und das aller Menschen, denen er begegnet, verändert. Wenn Ray seine Pflegeperson morgen anlächelt, dann ist das zum Teil auch Lannies Verdienst.

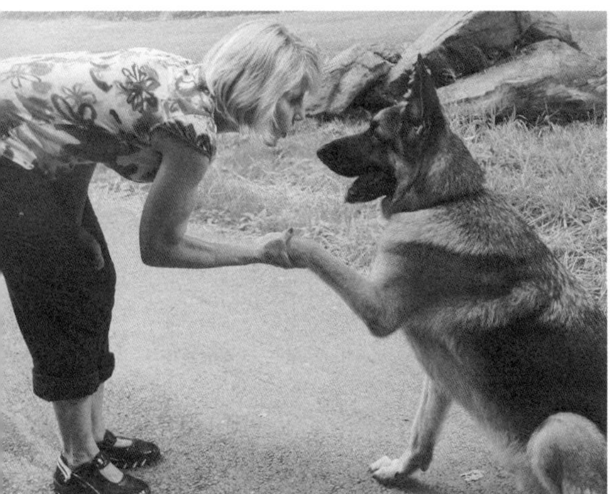

Abbildung 13.2
Marlene lobt Therapiehund Lannie für seine gute Arbeit. Man glaubt fast zu hören, wie Lannie antwortet: «Das ist doch mein Job als Therapiehund, Ma'am. Nichts als mein Job.»

Wolfsspitze sind sehr schöne Hunde mit flauschiger Mähne und geringeltem Schwanz, die bekannt sind für ihren unbedingten Gehorsam und ihre Agilität. Diese schönen, lebhaften und intelligenten Hunde verfügen über Eigenschaften, die sie zu hervorragenden Therapiehunden machen: sie sind kontaktfreudig, liebevoll, gutmütig und freundlich. Man muss nur Marlene Miller fragen, die mit drei wunderbaren Wolfsspitzen für St. John Ambulance Therapy Dogs gearbeitet hat.

Marlenes Wolfsspitze haben mit Menschen jeden Alters gearbeitet, angefangen von Kindern, die Hilfe beim Lesen brauchten, bis hin zu einsamen älteren Pflegeheimbewohnern. Nie wird Marlene den Besuch vergessen, den sie und Mitsu, einer ihrer Hunde, einem älteren Mann mit Alzheimer-Krankheit abgestattet haben:

> Seit nunmehr fünf Jahren machen mein treuer Hund Mitsu und ich Besuche in einem kleinen Pflegeheim. Das heißt, eigentlich macht Mitsu die Besuche – ich fahre sie bloß, halte die Leine und öffne die Türen. Wir besuchten das Pflegeheim seit ungefähr drei Monaten regelmäßig und Mitsu hatte inzwischen ihre Gewohnheiten entwickelt: Zuerst ging sie zu Bill, der nicht sprechen konnte, aber immer mit den Armen winkte, um Mitsu auf sich aufmerksam zu machen. Dann besuchte sie Sarah, eine nette Frau, deren ausdruckslose Augen zum Leben erwachten, sobald ich den Hund auf ihr Bett hob und eine Pflegeperson Sarahs Hand führte, damit sie Mitsus wuscheliges Fell streicheln konnte.

Eines Tages, Mitsu hatte ihre Runde beendet und wir wollten gerade gehen, streckte ein junger Mann seine Hand aus, um Mitsu zu streicheln. Es ist schon ungewöhnlich, einen jungen Menschen in einem Haus zu sehen, in dem Alter und Gebrechen das Bild prägen. Der junge Mann hatte Tränen in den Augen, als er mit Mitsu sprach und wehmütig sagte: «Ich wünschte mein Vater könnte dich sehen. Wir hatten auch einen Wolfsspitz, als ich klein war. Sie hieß Sheba, aber sie ist schon lange tot.» Ohne zu zögern gingen Mitsu und ich mit dem Mann in das Zimmer seines Vaters. Mitsu ging geradewegs auf dessen Bett zu, ohne die anderen Menschen im Raum zu beachten. Mitsu hat sich bei ihren Besuchen immer stets korrekt verhalten und es würde ihr nicht im Traum einfallen, auch nur ihre Pfote auf ein Möbelstück zu setzen. Daher war ich einigermaßen verblüfft, als Mitsu begann, eine Pfote vor die andere setzend, auf das Bett des Mannes zu klettern. Langsam arbeitete sie sich bis zum Gesicht des alten Mannes vor und schmiegte ihre Nase an seinen Hals. Der Mann öffnete die Augen und rich-

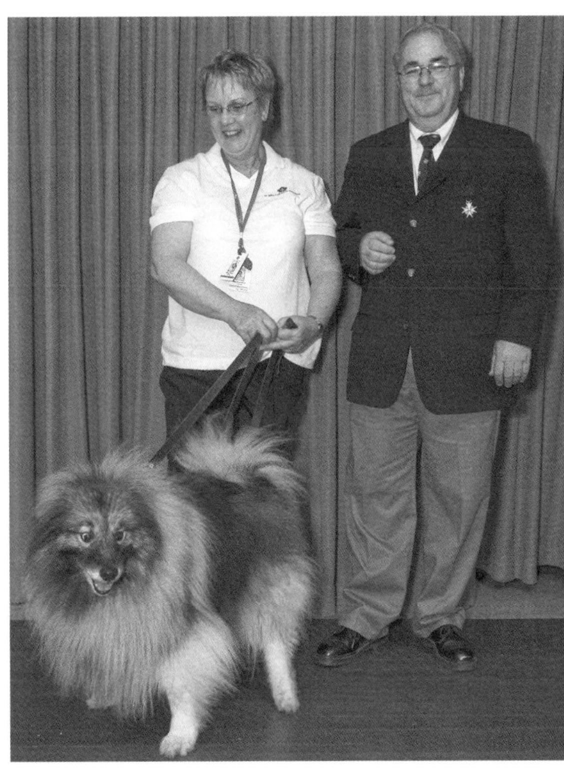

Abbildung 13.3
Die stolze Marlene und Wolfsspitz Mitsu arbeiten als zertifiziertes Therapiehund-Halter-Team für St. John Ambulance Therapy Dogs.

tete einen letzten Blick auf meinen schönen Wolfsspitz, auf sie ganz allein. «Sheba, meine schöne Sheba», murmelte er, nahm sie fest in die Arme und küsste ihr Gesicht.

Nach etwa fünf Minuten nahm ich Mitsu vorsichtig herunter. Der junge Mann begleitete uns nach draußen, um uns zu danken (Uns danken!? Wofür!? Mitsu hat nur getan, wofür sie geboren wurde und ich bewunderte sie unendlich dafür.) Ein paar Stunden später starb der alte Mann. Und wir hatten keinen Zweifel, dass er im Jenseits seiner geliebten Sheba begegnen würde.

Aber für Marlene war die Geschichte noch nicht zu Ende:

Drei Jahre später nahm ich an einer Kreuzfahrt nach Alaska teil. Da ich mir nichts aus Partys mache, zog ich mich jeden Abend aufs Oberdeck zurück, um eine Tasse Tee zu trinken und mich mit gleichgesinnten Mitreisenden zu unterhalten. Wenn man einen Hund hat, fängt man irgendwann an, von ihm zu erzählen.

Eines Abends erzählte ich meinem Gesprächspartner von Mitsu und ihrer Arbeit als Therapiehund in einem Pflegeheim in Newmarket. Plötzlich ergriff eine ältere Frau meinen Arm und schüttelte ihn. «Welches Heim, welches Heim?» fragte sie. Als ich es ihr sagte, umarmte sie mich und weinte und schluchzte. «Sie haben diesen Wolfsspitz!» weinte sie in meinen Armen. «Und Sie müssen die Besitzerin von Sheba sein», folgerte ich und musste auch weinen.

Die Frau erzählte mir, ihr Mann habe während Mitsus Besuch zum ersten Mal nach fast vier Jahren gesprochen. Sie habe uns immer danken wollen, dass ich ihm am Ende seines Lebens noch so viel Freude bereitet habe, aber sie sei nie dazu gekommen. Ihre Söhne hätten sie auf die Kreuzfahrt geschickt, um sie aufzuheitern, aber eigentlich habe sie gar keine Lust. Jetzt aber wisse sie endlich, warum sie hier sei. Manche würden diese Begegnung als Zufall abtun. Ich nicht – und Mitsu auch nicht.

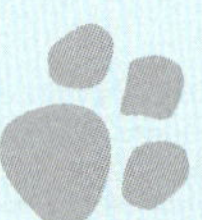

Tipp

«Wenn Menschen von einem Therapiehund begrüßt werden, werden sie von Erinnerungen überwältigt.»

Ann Cadman, Health and Wellness Coordinator, Animal Friends

13.4 Können Fidos Besuche bei Senioren *tatsächlich* etwas bewirken?

Forscher des Veterans Affairs Medical Center in St. Louis, Missouri, haben versucht, eine Antwort auf diese Frage zu finden. Zu diesem Zweck haben sie überprüft, wie die Besuche von Therapiehunden sich auf die Einsamkeit von Pflegeheimbewohnern auswirken (Banks, Banks, 2002). Bewohner, die von Therapiehunden besucht wurden, fühlten sich signifikant weniger einsam als die Bewohner, die nicht von Therapiehunden besucht wurden. Interessant ist, dass Bewohner, unabhängig davon, ob sie einmal oder dreimal pro Woche von einem Therapiehund besucht wurden, sich genauso wenig einsam fühlten. Die Studie legt den Schluss nahe, dass auch unregelmäßige Besuche von Therapiehunden eine länger anhaltende Wirkung haben, die die Zeit zwischen den Besuchen überbrückt.

Tipp
Auch unregelmäßige Besuche von Therapiehunden können die Einsamkeit von Senioren langfristig verringern.

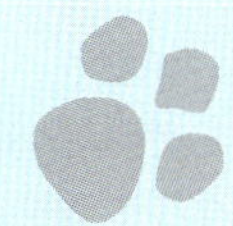

Senioren motivieren, fit zu bleiben, ist ein weiteres wichtiges Ziel von Therapiehunden. Warum sind sportliche Aktivitäten wichtig für Senioren und warum sprechen wir im Zusammenhang mit Gedächtnisleistungen über dieses Thema? Forscher der Rush University in Chicago haben unlängst in *Archives of Neurology* Befunde veröffentlicht, die darauf hindeuten, dass bei Senioren ein Zusammenhang zwischen Muskelkraft und geistiger Gesundheit besteht (Boyle et al., 2009). In dieser Studie wurden mehr als 900 Senioren ohne Demenz über einen Zeitraum von drei Jahren begleitet. In dieser Zeit entwickelten 138 die Alzheimer-Krankheit. Die Forscher stellten fest, dass bei Senioren, die zu Beginn der Studie kräftige Muskeln hatten, die geistigen Fähigkeiten über die Zeit langsamer abnahmen.

Senioren mit kräftigen Muskeln haben ein 43 % *geringeres Risiko*, später die Alzheimer-Krankheit zu entwickeln (Boyle et al., 2009).

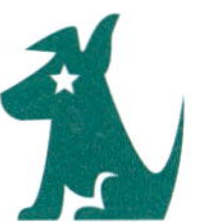

Auch Forscher der Columbia University bestätigen, dass körperliche Aktivität vor Gedächtnisverlust schützt. Dr. Scarmeas und seine Kollegen berichten im *Journal of the American Medical Association*, dass körperlich aktive Senioren ein geringeres Risiko haben, die Alzheimer-Krankheit zu entwickeln (Scarmeas et al., 2009):

- Im Vergleich zu Senioren, die nicht körperlich aktiv waren, hatten körperlich aktive Senioren ein 25 % geringeres Risiko, die Alzheimer-Krankheit zu entwickeln.
- Körperlich sehr aktive Senioren hatten ein 33 % geringeres Alzheimer-Risiko.

Eine von den gleichen Forschern durchgeführte, spätere Studie ergab, dass Menschen, die die Alzheimer-Krankheit haben, durch körperliche Aktivität nicht vor weiterem Gedächtnisverlust geschützt sind (Scarmeas et al., 2010), aber dass körperlich aktive Menschen eindeutig länger leben.

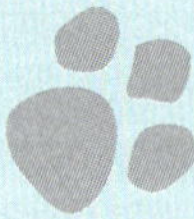

Senioren, die körperlich aktiv und fit bleiben, haben ein geringeres Risiko, die Alzheimer-Krankheit zu entwickeln und eine größere Chance auf ein längeres Leben.

Leider kommt eine von Forschern der University of London durchgeführte und im *British Journal of Sports Medicine* veröffentlichte Studie zu dem Schluss, dass die meisten Senioren zu selten regelmäßig körperlich aktiv sind. (Harris et al., 2009). Weniger als 3 % der Senioren erreichten die empfohlenen 150 Minuten mäßiges bzw. intensiveres Training pro Woche, aufgeteilt in kleinere Einheiten von 10 Minuten oder mehr. Das sind weniger als drei von einhundert Senioren. Zwei von drei Senioren haben kein – nein, das ist kein Druckfehler – *kein* regelmäßiges Training.

Und welche gute Nachricht hält die Studie für uns bereit? Dass es Menschen *gibt*, die das empfohlene wöchentliche Trainingsprogramm absolvieren. Und welche zwei Faktoren stehen damit in Zusammenhang? Lange Spaziergänge und *Spaziergänge mit dem Hund*. Noch einmal: Es ist wissenschaftlich erwiesen, dass ein Hund ein großer Vorteil ist, wenn es darum geht, die für die Gesundheit und Fitness wichtigen Ziele umzusetzen. Wenn Sie zu den Senioren gehören, die einen Hund haben: Herzlichen Glückwunsch – Das ist erste Schritt auf dem Weg zur Realisierung Ihres täglichen Trainingsprogramms. Und falls Sie andere Senioren kennen, nehmen Sie sie mit auf Ihre täglichen Hundespaziergänge.

Literatur

Alzheimer's Association. (2010). *2010 Alzheimer's disease facts and figures*. http://www.alz.org (accessed September 2010)

Banks, M. R., and Banks, W. A. (2002). The effects of animal-assisted therapy on loneliness in an elderly population in long-term care facilities. *Journals of Gerontology: Series A: Biological Sciences and Medical Sciences* 57:M428–32.

Boyle, P. A., Buchman, A. S., Wilson, R. S., Leurgans, S. E., and Bennett, D. A. (2009). Association of muscle strength with the risk of Alzheimer's disease and the rate of cognitive decline in community-dwelling older persons. *Archives of Neurology* 66:1339–44.

Fick, K. M. (1993). The influence of an animal on social interactions of nursing home residents in a group setting. *American Journal of Occupational Therapy* 47:529–34.

Filan, S. L., and Llewellyn-Jones, R. H. (2006). Animal-assisted therapy for dementia: A review of the literature. *International Psychogeriatrics* 18:597–611.

Harris, T. J., Owen, C. G., Victor, C. R., Adams, R., and Cook, D. G. (2009). What factors are associated with physical activity in older people, assessed objectively by accelerometry? *British Journal of Sports Medicine* 43:442–50.

Kanamori, M., Suzuki, M., Yamamoto, K., Kanda, M., et al. (2001). A day care program and evaluation of animal-assisted therapy (AAT) for the elderly with senile dementia. *American Journal of Alzheimer's Disease and Other Dementias* 16:234–9.

Kawamura, N., Niiyama, M., and Niiyama, H. (2009). Animal-assisted activity: Experiences of institutionalized Japanese older adults. *Journal of Psychosocial Nursing and Mental Health Services* 47:41–7.

Marx, Marcia S., Cohen-Mansfield, Jiská, Dakheel-Ali, Maha, Regier, Natalie, Thein, Khin, Freedman, Laurance (2010). Can agitated behavior of nursing home residents with dementia be prevented with the use of standardized stimuli? *Journal of the American Geriatrics Society* 58:1459–1464.

Richeson, N. E. (2003). Effects of animal-assisted therapy on agitated behaviors and social interactions of older adults with dementia. *American Journal of Alzheimer's Disease and Other Dementias* 18:353–8.

Scarmeas, N., Luchsinger, J. A., Schupf, N, Brickman, A. M., et al. (2009). Physical activity, diet, and risk of Alzheimer disease. *Journal of the American Medical Association* 302:627–37.

Scarmeas, N., Luchsinger, J. A., Brickman, A. M., Cosentino, S., et al. (2010). Physical activity and Alzheimer disease course. *American Journal of Geriatric Psychiatry* 30:7281–9.

Tribet, J., Bouchariat, M., and Myslinski, M. (2008). Animal-assisted therapy for people suffering from severe dementia. *Encephale* 34:183–6.

14. Das heilende Potenzial: Hundebesitzer erzählen

Therapiehundebesitzer sind besondere Menschen, die alle eine ungewöhnliche Geschichte zu erzählen haben. Einige Hunde waren, bevor sie Therapiehunde wurden, im Tierheim und sollten eingeschläfert werden, andere waren geliebte Haustiere, und wieder andere feierten Erfolge als Ausstellungshunde. Aber ihre Besitzer entdeckten ihre besonderen Fähigkeiten, die sie prädestinierten, außergewöhnliche Therapiehunde zu werden.

Als Ärztin erlebe ich häufig Menschen in emotionalen Situationen, aber ich bin immer wieder überrascht, wie heilsam es ist, wenn Patienten, die mit meinen Hunden zusammen sind, ihren Emotionen freien Lauf lassen, und wie oft man das Gefühl hat, als ginge es bei den Besuchen, die man an einem bis dahin ereignislosen Tag gemacht hat, einzig und allein um den letzten Patienten. Für mich und Wheatie, der gerade mit Krankenhausbesuchen begonnen hatte, war Mr. Harrison der letzte Besuch an diesem Tag. Gut gelaunt klopften Wheatie und ich an den Türrahmen, betraten Mr. Harrisons Zimmer und fragten, ob er Besuch von einem Hund haben möchte. Als ich die ganze Familie um das Bett von Mr. Harrison versammelt sah, war mir klar, dass dies nichts Gutes zu bedeuten hatte und rechnete schon damit, dass sie uns bitten würden, ein anderes Mal wiederzukommen. Doch Mr. Harrisons Frau drehte sich zu uns um und sagte: «Ich glaube, das ist eine gute Idee.» Sie wandte sich wieder dem Patienten zu, einem gebrechlich wirkenden Mann mittleren Alters, und sagte: «Liebling, schau mal, wer da zu Besuch kommt.» Da ich Ärztin bin, fielen mir an Mr. Harrison sofort die Zeichen einer schweren Lebererkrankung auf: gelbliche Haut und ein stark aufgeblähter Bauch. Wir gingen um das Bett herum und noch bevor ich Wheatie vorstellen konnte, setzte sich Mr. Harrison im Bett auf, vergrub seine Hände in Wheaties weichem Fell und fing an zu schluchzen. Tränen liefen ihm übers Gesicht, während Wheatie ihn mit Küssen überhäufte und Mr. Harrisons Finger jeden Zentimeter von Wheaties weichem Fell abtasteten. Als ich aufschaute, sah ich, wie seine Frau strahlte und erzählte, ihre Tochter habe zwei Wheaten Terrier, die alle sehr liebten und die Mr. Harrison schmerzlich vermisste. Ihre Augen wurden feucht und ich sah, dass alle anderen Besucher auch weinten. Ich konnte ihre Gefühle zwar nicht nachvollziehen und verstand auch nicht, weshalb sie weinten, hatte angesichts ihres Kummers aber selbst Mühe, meine Tränen zurückhalten. Als wir gingen, dankte die Familie uns für den Besuch und sagte: «Sie würden nie verstehen, was dieser Besuch ihm bedeutet.» Sie hatten Recht, ich würde es nicht verstehen. Dieser Besuch und die Mischung aus Freude und Schmerz, die die sanften Küsse eines kleinen Terriers auslösten, beschäftigten mich noch eine ganze Weile.

Wheatie und ich konnten nicht anders. Ein paar Tage nach diesem Besuch wollten wir unbedingt wissen, wie es Mr. Harrison ging. Auf das Schlimmste gefasst, näherten wir uns seinem Zimmer in der Hoffnung, keinen anderen Patienten in Mr. Harrisons Bett zu sehen. Zu unserer großen Freude stellten wir fest, dass Mr. Harrison eine normalere Farbe, einen flacheren Bauch und einen munteren Gesichtsausdruck hatte. Er sollte am nächsten Tag in eine Rehabilitationseinrichtung verlegt werden. Wir wussten, dass er ein bisschen Liebe von einem Wheaten mitnehmen würde.

Toby, mein anderer Therapiehund, auch ein Wheaten Terrier, hat gerade erst mit Krankenhausbesuchen angefangen. Er besucht Patienten und Familienmitglieder im Warteraum, deren Angehörigen operiert oder auf der Trauma-Intensivstation behandelt werden. Wenn Toby seine Runde durch den Warteraum macht, strecken die Wartenden oft ihre Hand nach ihm aus, ziehen ihn zu sich heran, pressen ihr tränennasses Gesicht in sein Fell und erzählen ihm leise, wie sehr sie diese Umarmung gebraucht haben. Eine attraktive Frau wartete darauf, dass ihr Mann aus dem Operationssaal gebracht wurde. Sie rechnete mit einer schlechten Nachricht. Sie saß mit ihrer Familie zusammen und gab sich unbeschwert, als sie mit mir sprach. Nach kurzer Zeit wandte sie Toby ihre Aufmerksamkeit zu. Sie ergriff den Bart zu beiden Seiten seines Gesichts und zog ihn zu sich heran. Während sie Nase an Nase saßen, bekam sie von Toby Hundeküsse und sie vertraute ihm flüsternd Geheimnisse an. Ihre vorgetäuschte Unbeschwertheit war dahin, als Toby sie tröstete und Tränen strömten über ihr Gesicht. Als es Zeit war zu gehen, sagte sie zu Toby: «Du hast keine Ahnung, was du für mich getan hast. Es ist ein so trauriger Tag, aber deine Anwesenheit macht mich sehr froh.»

Die Patienten und ihre Familien, die von einem Therapiehund besucht werden, bedanken sich bei den Hundebesitzern meistens dafür, dass sie ihren Hund zur Verfügung stellen und ihre Zeit für diese wichtige ehrenamtliche Arbeit opfern. Die Hundebesitzer sind in solchen Situation in der Regel etwas überrascht und verlegen und wenn man ihnen sagt, ihre ehrenamtliche Arbeit verdiene eine Belohnung, dann lautet die Antwort meistens, dass ihre Arbeit Belohnung genug ist und dass die Erfahrungen, die sie als Therapiehundehalter machen, als Privileg empfinden. Die meisten Hundehalter erklären: «Mir geben die Besuche genauso viel oder sogar noch mehr als den Patienten, zu denen wir gehen.»

Dana Wilson ist da keine Ausnahme. Sie und ihre vierjährige Golden Retriever-Hündin Noel sind seit einem Jahr ein Team. Sie machen einmal wöchentlich Besuche in einem Pflegeheim und in einem Krankenhaus. Wenn Dana und Noel Patienten im Krankenhaus besuchen, gehen sie meistens auch in den Warteraum der Traumastation, wo Angehörige darauf warten, dass sie die Patienten auf der Trauma-Intensivstation besuchen können. In diesem Bereich, in dem Familienmitglieder auf gute Nachrichten hoffen und beten, ist die Atmosphäre von Spannungen, Ängsten und Tränen geprägt.

Als wir zum ersten Mal in den Wartebereich für Traumapatienten gingen, fiel unser Blick sofort auf eine Frau, die den Eindruck vermittelte, als sei sie schon eine ganze Weile dort. Sie war umgeben von Kissen und Stoff. Sie winkte uns hektisch zu sich und begann sofort, Noel zu umarmen und zu küssen. Während sie Noel streichelte, sahen wir beide gleichzeitig, dass wir die gleichen Armbänder mit der Aufschrift «Defending Freedom» trugen – ich trug meins für einen Cousin und sie ihres für ihren Sohn, die beide im Auslandseinsatz waren. Durch Noels Besuch hatte ich die Chance, diese Frau kennenzulernen und eine Beziehung zu ihr aufzubauen, die länger andauern wird als die wenigen Minuten unserer Begegnung.

> Die Arbeit als Therapiehundehalterin hat mir geholfen, ein besserer Mensch zu werden. Ich habe mehr Mitgefühl mit anderen und bin dankbar, dass ich gesund und glücklich bin. Noels Arbeit hat mich gelehrt, genau wie sie das Leben zu lieben, mich über kleine Dinge zu freuen (meistens Snacks, aber Streicheleinheiten und Ohren kraulen sind auch in Ordnung), und dies an möglichst viele Menschen weiterzugeben. Ich versuche, mir an Noel ein Beispiel zu nehmen. Ich bin jeden Tag dankbar, Noel als Hündin und als Lehrerin zu haben.

Mary Ann Hirt hat mehrere Therapiehunde: den zehnjährigen Neufundländer-Mischling Walker, die siebenjährige braune Labrador-Mischlingshündin Siena und die dreijährige dänische Dogge Cooper. In der Zeit, als ich dieses Buch schrieb, verlor Mary Ann ihren geliebten acht Jahre alten schwarzen Labrador Retriever Sam. Alle vier Therapiehunde haben sie gelehrt, dass ein Hund besondere Fähigkeiten braucht,

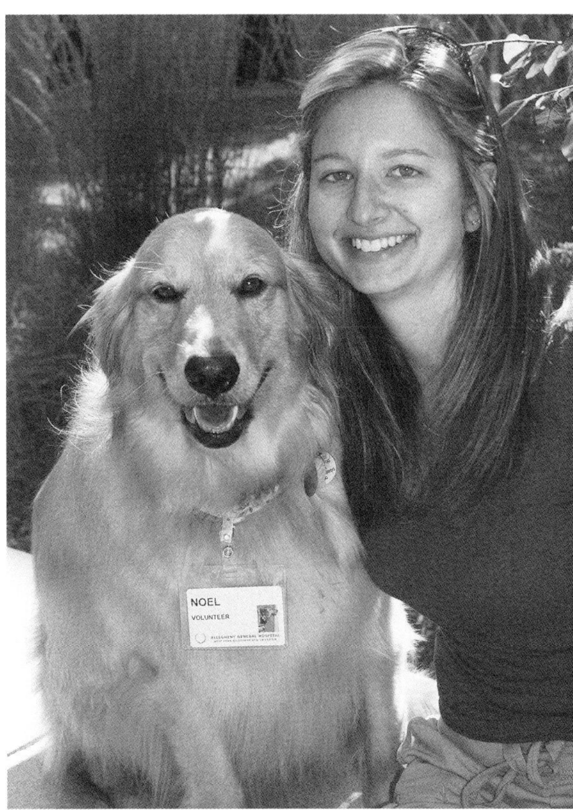

Abbildung 14.1
Noel und ihre Halterin Dana teilen die gleiche Leidenschaft: Anderen helfen.

um ein Therapiehund zu werden. Allerdings wird ihr heilendes Potenzial nicht immer sofort erkannt:

> Alle meine Hunde stammen aus dem Tierheim. Irgendwer wollte sie nicht mehr. Doch dann hatte ich das Glück, sie zu bekommen. Diese Hunde, die andere «weggeworfen» haben, waren großartige Therapiehunde, die vielen Menschen ganz viel gegeben haben.

Reverend Danielle Di Bona fand Naomi in den Straßen von Cleveland, Ohio, und rettete sie. Danielle war damals Krankenhausseelsorgerin an der Cleveland Clinic, in deren Küche ein mitfühlender Mensch arbeitete, der Naomi mit Pfannkuchen versorgte. Danielle hatte schon zwei Hunde, aber der ungepflegte, verdreckte acht Monate alte Welpe tat ihr leid und sie nahm ihn mit nach Hause, um ihn zu baden, zu trainieren und dann ein neues Zuhause für ihn zu finden.

Nachdem Naomi gebadet war, entpuppte sie sich als höchst aktive Soft-Coated Wheaten Terrier-Hündin, die von Danielle und ihrem Mann meistens «Wheaten Terror» genannt wurde. Danielle besuchte mit Naomi immer wieder Gehorsamstrainingkurse, bis Naomi so weit war, dass sie weitervermittelt werden konnte. Als Naomi zwei Tage bei ihrer neuen Familie war, bekam Danielle einen Anruf, sie möge Naomi wieder abholen. Naomi absolvierte weitere Gehorsamstrainingskurse und wurde erneut an eine Familie vermittelt. Dieses Mal dauerte es drei Tage, bis die Familie vor diesem Energiebündel kapitulierte. Als Danielle und ihre Familie nach Boston umzogen, gehörte Naomi zur Familie. Danielle absolvierte mit Naomi weitere Gehorsamstrainingskurse und war stolz, dass Naomi nach 20 Monaten Training den Canine Good Citizen-Wesenstest bestand und die Zertifizierung von Therapy Dogs International erwarb. Mittlerweile war längst klar, dass Danielle Naomi behalten würde.

Danielle war nach Bosten umgezogen, um dort ihre Stelle als Krankenhausseelsorgerin anzutreten. Therapiehündin Naomi machte es Spaß, Danielle auf ihren Runden zu begleiten:

> Naomi hat viel Arbeit gemacht, aber aus ihr ist ein exzellenter Therapiehund geworden. Man sagt mir oft, dass sich Naomis Seele in ihren Augen offenbart. Ich frage mich manchmal, ob die schwere Zeit auf der Straße sie sensibilisiert hat und sie deshalb Leid bei anderen besser wahrnehmen

> kann. Sie geht zielsicher auf Menschen zu, die ihre Hilfe am dringendsten brauchen. Ich empfinde es als großes Glück, Naomi zu haben.

Manchmal fragt man sich, wer wen gerettet hat.

Das Schicksal wollte es, dass die Wege der siebenjährigen Windhund-Drahthaarfoxterrier-Mischlingshündin Callie und der ahnungslosen Sandy Grentz sich kreuzten. Sandy war schon immer eine große Hundeliebhaberin und ihr Hund war sechs Monate zuvor am Cushing-Syndrom gestorben. Als Sandy von einem Urlaub in Kanab, Utah, zurückkehrte, schaute sie in den Teil der Lokalzeitung, in dem Tiere angeboten wurden:

> Ich hatte noch nie in der Zeitung nach einem Hund gesucht und kann auch nicht erklären, was mich an diesem Tag dazu bewog. Beim Durchblättern der Zeitung fiel mein Blick auf eine Geschichte über Hunde, die vor dem Hurrikan Katrina gerettet wurden. Mein Vater ist in New Orleans geboren und hat, bis er 20 war, dort gelebt. Ich schaute im Internet nach, um mehr über diese Katrina-Hunde zu erfahren und dann sah ich das Bild von Callie. Ich wusste sofort, dass ich diesen Hund mit dem Irokesen unbedingt sehen musste.

Bei Sandy und Callie war es Liebe auf den ersten Blick. Als Sandy Callies Geschichte hörte, wusste sie, dass das Schicksal sie mit dieser wundervollen Hündin zusammengeführt hatte:

> Callie hatte bei einer Familie mit noch zwei anderen Hunden gelebt, die beide beim Hurrikan getötet wurden. Callie war einen Monat sich selbst überlassen, bevor sie gerettet wurde. Sie muss schon sehr clever gewesen sein, um ohne Futter, sauberes Wasser und Schutz vor den anderen Streunern zu überleben. Ehrenamtliche Mitarbeiter von Best Friends Animal Society in Kanab, Utah, retteten Callie schließlich. Sie blieb zunächst in New Orleans, kam dann nach Mississippi und schließlich in ein Tierheim in der Nähe von Washington, PA, wo ich lebe. Die Verbindung zu Kanab war schon eigenartig, aber dann stellte sich auch noch heraus, dass Callie in Jefferson Parish gelebt hat, der gleichen Gemeinde, in der die Familie meines Vaters noch heute lebt!

Heute sind Sandy und Callie ein Therapiehund-Halter-Team. Callies Spezialgebiet ist die Arbeit mit Kindern. Callie leistet im Kinderkran-

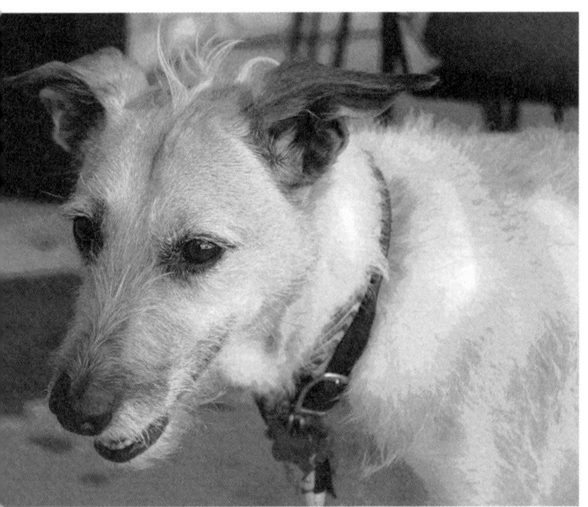

Abbildung 14.2
Die Windhund-Drahthaarfoxterrier-Mischlingshündin Callie mit ihrem berühmten Irokesen.

kenhaus in Pittsburgh, Pennsylvania, wertvolle Arbeit. Sie hat einen siebenjährigen Jungen aus Island, dem ein Organ transplantiert wurde, unterstützt. Seine Mutter fungierte als Übersetzerin. Obwohl der Junge und Callie sich nicht verbal verständigen konnten, waren sie auf eine Weise miteinander verbunden, die ohne Worte auskam und die Mutter des Jungen zu Tränen rührte. Für einen anderen kleinen Jungen war Callie eine Quelle der Kraft. Als seine Mutter ihn aufforderte, Callie zu begrüßen, schlang der kranke kleine Junge seine Arme um Callie und legte sein Gesicht auf ihren Rücken. Auch dieser kostbare Moment bedurfte keiner Worte. Auf der Intensivstation lag ein kleines Mädchen in einem Bett, von dem aus sie Callie nicht sehen konnte, weil es zu hoch und voll mit Schläuchen war, sodass Callie nicht hinaufspringen konnte. Das kleine Mädchen war zwar sehr krank, aber sie liebte Hunde über alles und erzählte Sandy voller Begeisterung, was sie über Hunde wusste. Da die Mutter des Mädchens wusste, wie gern ihre Tochter Callie sehen würde, bat sie die diensthabende Pflegeperson, einen Mann, Callie hochzuheben, damit das Mädchen sie sehen konnte. Sandy stimmte zu, obwohl Callie noch nie von einem Fremden hochgehoben worden war. Der Mann hob Callie vorsichtig hoch und hielt sie so, dass das Mädchen sie berühren konnte. Callie schien die Situation zu verstehen, denn sie schreckte weder zurück noch versuchte sie, sich aus den Armen des fremden Mannes zu befreien.

Sandys Gesicht strahlt, wenn sie von Callies Besuchen erzählt:

> Die Besuche bedeuten den Kindern sehr viel. Die anderen Hundehalter und ich schenken den Kindern, die wir besuchen, Fotos von unseren Hunden im Brieftaschenformat. Ich mache viele Fotos von Callie mit verschiedenen Hüten und Kleidungsstücken und verschenke sie zu den verschiedenen Jahreszeiten – außerdem haben alle Fotos einen Pfotenabdruck auf der Rückseite mit der Unterschrift «Deine Freundin Callie». Die Kinder sammeln die Fotos wie Bilder zum Tauschen und haben sehr viel Freude daran. Am meisten liebe ich den Ausdruck auf dem Gesicht eines Kindes, wenn ich ihm ein Bild von Callie schenke. Die Familien sagen mir oft: «Das ist das erste Mal, dass er gelächelt hat!» oder sie flüstern mir zum Abschied zu: «Vielen, vielen Dank». Für einen Therapiehundehalter ist das die schönste Belohnung.

Sadie, ein Bouvier des Flandres, ist eine große schwarze Hündin mit einem markanten Bart und Haarsträhnen, die ihre Augen bedecken. Sadie war wie geschaffen für die therapeutische Arbeit. Als Hütehund war Sadie auf der Farm von Jane und Rick Miller hoch willkommen. Doch Jane merkte schnell, dass Sadie über eine außergewöhnliche Intuition verfügte:

> Sadie kann mit absoluter Sicherheit riechen, wenn es ein Problem in der Nachbarschaft gibt. Eines Tages wollte Sadie unbedingt zum hinteren Zaun laufen. Rick und ich standen auf der Veranda und Rick sagte: «Sadie, Mädchen, was ist denn los?» Als er dann noch sagte: «Ich glaube, Sadie will, dass wir ihr folgen», spottete ich, dass er über sie spricht, als wäre sie Lassie. Er öffnete das Tor und Sadie rannte den Weg hinauf zum Haus unseres Nachbarn. Wir öffneten das Tor und Sadie lief zur Hintertür. Der 12-jährige Enkel unseres Nachbarn öffnete die Tür und ließ sie herein. Die drei Enkelkinder waren gekommen, um ihre Oma abzuholen und sie in die Leichenhalle zu begleiten, damit die Familie vor dem Trauergottesdienst für ihren Großvater noch einen Moment mit ihm allein sein konnte. Die drei Kinder, die Oma und die Mutter streichelten Sadie, weinten und umarmten sie. Danach kam Sadie bereitwillig zurück.
>
> Ungefähr einen Monat später stand Sadie an der Hintertür. Ich öffnete sie und Sadie rannte wieder zum Tor. Dieses Mal mussten wir nicht fragen: «Was ist denn los, Mädchen?» Ich folgte ihr, öffnete das Tor, und wieder lief sie den Weg hinauf, dieses Mal zum Haus von Judith, einer betagten Nachba-

rin. Judith war verwitwet und lebte allein. Ich wartete nicht, dass jemand zur Tür kam, sondern folgte Sadie, öffnete die Tür und rief nach Judith. Sadie lief vor mir her ins nächste Zimmer, wo Judith auf dem Boden lag. Sie hatte starke Schmerzen und konnte nicht mehr aufstehen. Sie weinte, umarmte Sadie und sagte: «Du bist besser als eine Kiste Morphium!» Einen Monat später meldete ich Sadie zu einem Therapiehundekurs an, um sie für die Prüfung bei Therapy Dogs International zutrainieren. Sie hat mehrfach unter Beweis gestellt, dass sie der geborene Therapiehund ist.

Patienten, Betreuungspersonen und Besucher brauchen häufig Trost, aber den findet man an einem arbeitsintensiven Tag im Krankenhaus kaum, und um eine Umarmung bittet man einen Therapiehund eher als eine andere Person. Therapiehunde haben manchmal den Status einer Berühmtheit. Die Hundehalterin Anita DeBiase weiß aus Erfahrung, dass ungewöhnliche Dinge passieren können, wenn sie mit ihrem Bluthund Louie ihre Runden macht:

Man weiß nie, wer Louie am dringendsten braucht. Eines Tages, als Louie und ich Patientenbesuche im Krankenhaus machten, hörten wir, wie jemand aus der Ferne rief: «Hallo Hündchen!». Ich drehte mich herum und sah, wie ein kleiner Junge hinter uns her raste und uns erwartungsvoll von der anderen Seite des Übergangs nachschaute, der den Flügel des Krankenhauses, in dem er einen Angehörigen besuchte, mit dem Flügel verband, in dem Louie und ich Patienten besuchen wollten. Der Junge brauchte dringend therapeutische Unterstützung und es war ein gutes Gefühl, kehrtzumachen, den Übergang zu überqueren und dem Jungen auf halbem Weg entgegenzugehen, damit Louie ihm die dringend benötigte Umarmung ermöglichen konnte.

Überall wo Louie erscheint, macht er Eindruck: er ist ein großer und schöner Hund und er spürt instinktiv, wo er am dringendsten gebraucht wird. Anita und Louie waren auf dem Weg zur Intensivstation, weil sie gebeten wurden, einen Jungen mit Tetraplegie zu besuchen:

Da ich noch nie mit Louie auf einer Intensivstation war, wusste ich nicht, wie er reagieren würde. Ein Bluthund bringt annähernd 45 kg auf die Waage – also eine ganze Menge Hund, die um Sonden, Schläuche und Geräte herummanövriert werden muss. Der Vater des Jungen fragte, ob Louie auf das Bett springen könne und ich half Louie, auf das Fußende zu klettern. Sobald er auf dem Bett war, stand dieser große Hund auf und bewegte sich langsam in Richtung Kopfende, wobei er darauf achtete, nicht auf die Arme und Beine zu treten, die nicht weggezogen werden konnten. Fasziniert schauten der Vater des Jungen und ich zu, wie Louie sich weiter vorarbeitete, bis seine Nase das Gesicht des Jungen erreicht hatte. Louie hatte die Situation offensichtlich erfasst. Der Junge konnte Louie zwar nicht streicheln, aber Louie konnte ihm seine Zuneigung zeigen und schmiegte sich sanft an seinen Hals und sein Gesicht. Der Junge strahlte genau wie sein Vater, der vor Freude weinte.

Als Hund muss man nicht unbedingt groß sein, um Eindruck zu machen. Janet Malinskys frühere Therapiehündin Lindsey, ein Zwergmanchester-Terrier, war äußerst beliebt im Pflegeheim, aber für eine Frau war ihr Besuch ein ganz besonderer Genuss:

Mae liebte Lindsey abgöttisch und erzählte jedem, Lindsey sei «ihr» Hund. Es war jedes Mal das Größte für sie, wenn Lindsey zuerst an ihrem Zimmer Halt machte. Lindsey flitzte immer den Flur entlang, dann in Maes Zimmer und sprang auf ihr Bett. Und jede Woche hörte ich von Mae den Satz «Ich sage doch – sie ist MEIN Hund».

Therapiehunde berühren nicht nur die Herzen der Menschen, die sie besuchen, sondern auch das ihrer Besitzer. Debbie Brown hat zwei wunderbare St. John Ambulance-Therapiehunde: die 12-jährige Hayley, ein Soft-Coated Wheaten Terrier und die 14½-jährige Natalie, ein Standard-Pudel:

Beide sind prachtvolle Mädchen, aber sehr verschieden. Haley besucht jeden Dienstagabend ein Altersheim. Die Bewohner sind froh, dass ihre Zunge und ihr Schwanz angewachsen sind, denn sie küsst jeden und wedelt ununterbrochen mit dem Schwanz. Natalie besucht jeden Freitagabend eine Stunde vor dem Essen Menschen mit speziellen Bedürfnissen. In besonders guter Erinnerung sind mir Natalies Besuche im L'Arche House. Natalie besucht Brian, einen 54-jährigen Mann, der geistig zurückgeblieben und körperbehindert ist, weshalb er eine Gehhilfe braucht. Er hängt so sehr an Natalie, dass ich ihm einmal zum Geburtstag einen schwarzen Stoffpudel geschenkt habe, der Natty sehr ähnlich sieht. Nattys richtiger Name ist Natalie Cole und deshalb nannte Brian seinen Stoffpudel Coco. Die Mitarbeiter haben mir erzählt, dass Brian jeden Abend mit Coco im Arm ins Bett geht.

> Brian versteht nicht, wenn Natalie nicht zur gewohnten Zeit kommt und wird dann sehr unruhig. Als Natalie ein kleines, aber lästiges Hautanhängsel am Auge entfernt werden musste, ließen wir den Besuch bei Brian nicht ausfallen, obwohl sie von dem Medikament etwas beeinträchtigt war. Brian wusste, dass Natty am Auge operiert worden war. Ich fand es sehr anrührend, dass er ihr eine schöne Kerze schenkte, die er extra für sie in der Werkstatt, in der er arbeitet, angefertigt hatte. «Stell die Kerze neben dein Bett, dann kann Natty bald wieder besser sehen», meinte Brian. Das brachte mich zum Weinen.

Wie viele Therapiehunde wirkte auch die Soft-Coated Wheaten Terrier-Hündin Naomi sehr selbstbewusst mit ihren Abzeichen, die ihre Leistungen als Therapiehund dokumentierten. Die Mitarbeiter in dem Krankenhaus, das sie besuchte, erkannten sie an ihren klimpernden Abzeichen, sobald sie den Aufzug verließ und riefen freudig: «Naomi ist da!» Sobald die Mitarbeiter sie hörten, kamen sie, um sie zu begrüßen.

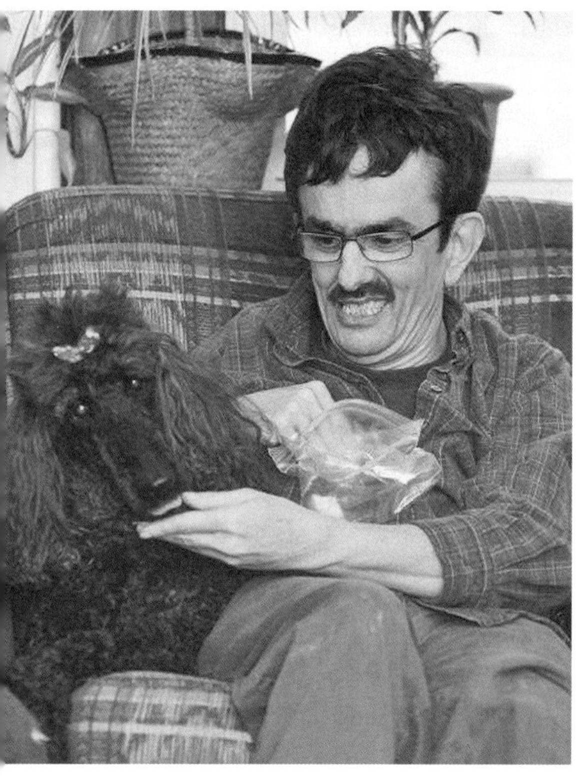

Abbildung 14.3
Brian und Therapiehund Natalie, ein Standard-Pudel. Abdruckgenehmigung für das Foto von Tomek Sewilski von L'Arche Daybreak.

Sie sagten «Ich brauche Naomi heute *dringend.*» Am anderen Ende der Leine war Naomis Besitzerin – die stille Teilhaberin Danielle Di Bona:

> Die Mitarbeiter haben mir schon einmal gesagt: «Wenn Sie mal gar keine Zeit haben, dann brauchen Sie nicht zu kommen. Schicken Sie uns einfach Naomi. Das Taxi zahlen wir!» Ich weiß, das ist nur Spaß, aber mir ist schon bewusst, dass ihre scherzhafte Bemerkung auch ein Körnchen Wahrheit enthält.

Pauline Glagola sagt, in ihrer Familie gilt die Regel: «Du musst dir deinen Lebensunterhalt verdienen, indem du andere glücklich machst.» Dies gilt für Hunde und für Menschen. Pauline, ihr Mann und ihre drei Therapiehunde nehmen diese Regel ernst und bemühen sich nach Kräften, ihren Lebensunterhalt zu verdienen. Die Therapiehunde Rocky, eine Mischung aus Australian Shepherd und Berner Sennenhund, und die beiden Cocker Spaniel Chip und Sigmund haben schon alles gemacht, angefangen vom Leseprogramm mit kleinen Kindern bis hin zum Bingo mit Senioren.

Cocker Spaniel Chip starb im November 2009, aber seine Besuche in der Seniorenresidenz in Hilltop und im Monongahela Valley Hospital in Monongahela, Pennsylvania, sind unvergessen. Eine von Chips «Lieblingskundinnen» war Cilly Herman. Cilly hatte kein leichtes Leben. Sie wurde 1919 in Berlin geboren, überlebte den Holocaust und kam 1950 in die USA. Später zog sie nach Monongahela, Pennsylvania, wo sie und ihr Mann ein gut gehendes Pelzgeschäft hatten:

> Die zierliche, 41 kg schwere Cilly strahlte jedes Mal, wenn Chip den Flur entlang stolzierte und rief mit ihrem deutschen Akzent «Chiep». Sie streichelte ihn und erzählte faszinierende Geschichten aus ihrer Vergangenheit – ein Besuch bei Cilly war wie Geschichtsunterricht von Zeitzeugen. Als Cilly mit 89 Jahren krank wurde und ins Krankenhaus kam, gab ein Besuch von Chip ihr neue Kraft und sie kehrte zur Überraschung der Mitarbeiter nach einer Woche in die Seniorenresidenz zurück. Chips Besuche haben ganz sicher Pfotenabdrücke auf Cillys Herz hinterlassen.

Chip hat wohl gewusst, dass er nicht ewig leben würde und dass Cilly auch dann noch Therapiebesuche nötig hätte, wenn er nicht mehr da wäre. Chip rettete gezielt einen streunenden Kater aus einem Fensterschacht. Die Glagolas adoptierten ihn und nannten ihn Clyde:

> An einem regnerischen Tag wollten wir zu unserem geplanten Therapiebesuch aufbrechen. Wir waren spät dran, aber Chip weigerte sich, was ihm gar nicht ähnlich sah. Chip starrte in den Fensterschacht und lief hin und her. Und dann fanden wir in dem Fensterschacht einen streunenden Kater – er war gefangen und nass bis auf die Haut. Wir holten ihn herein, Chip leckte ihn ab, und das war der Beginn ihrer Freundschaft. Wir nannten den Kater Clyde und hatten ein neues Mitglied für unser Therapieteam.

Clyde begleitete die Familie natürlich bei ihren Besuchen. Er blieb immer neben Cillys Rollstuhl stehen, selbst als Chip nicht mehr da war und ihn bei seinen Besuchen begleitete: «Unsere wöchentlichen Besuche gaben

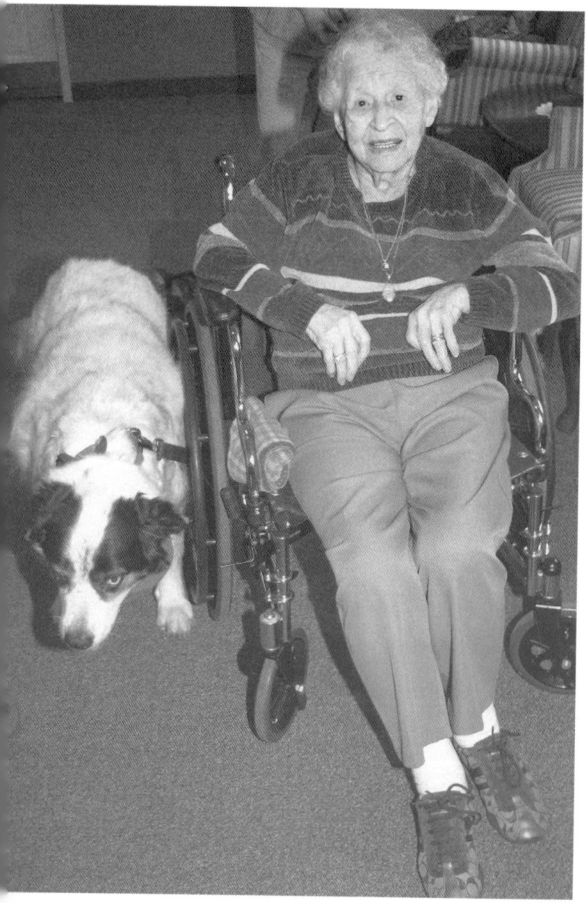

Abbildung 14.4
Rocky, der Therapiehund der Familie Glagola, ist gern mit Cilly zusammen. Abdruckgenehmigung für das Foto von Ron Paglia.

Cilly etwas, worauf sie sich freuen konnte. Cilly wusste, welcher Wochentag war, weil Chip und Clyde immer am gleichen Tag kamen.»

Am Samstag, dem 15. Mai 2010 besuchte Clyde wie üblich die damals 90-jährige Cilly:

> Als es Zeit war zu gehen, wollte Clyde Cilly partout nicht verlassen, sondern blieb noch eine halbe Stunde, um mit ihr zu schmusen. Ich merkte, dass etwas Wichtiges geschah, blieb ruhig sitzen und ließ Clyde seine Arbeit machen. Irgendwann war Clyde bereit zu gehen und tags darauf starb Cilly.

Chip konnte zwar nicht mehr für Cilly da sein, aber sein Freund Clyde setzte Chips Arbeit fort und hinterließ Pfotenabdrücke auf Cillys Herz.

Ich habe mich oft gefragt, was Familienmitglieder denken, wenn ihre Angehörige ihnen erzählen, sie hätten im Krankenhaus Besuch von einem Hund gehabt. Anita DeBiase hat es erfahren, als sie und Louie ihre Runden machten:

> Als wir das Zimmer einer Frau betraten, merkten wir, dass sie telefonierte. Ich sah, dass sie sich auf Louies Besuch freute und versprach ihr leise, wir würden nach ihrem Gespräch wiederkommen. Als wir etwas später an dem Personalraum vorbeigingen, sprach uns die leitende Pflegeperson an: «Wir haben gerade einen witzigen Anruf von Mrs. Millers Schwester bekommen. Mrs. Miller hat eben mit ihrer Schwester telefoniert und dabei mehrmals einen großen Hund vor ihrer Zimmertür erwähnt. Nach dem Gespräch rief die Schwester uns sofort an und bat darum, nach Mrs. Miller zu sehen. Sie meinte, ihre Schwester habe von den vielen Medikamenten wohl Halluzinationen bekommen.» Ich lächelte, ging mit Louie in Mrs. Millers Zimmer und erzählte ihr die lustige Geschichte. Mrs. Miller amüsierte sich köstlich über das Missverständnis und ich wette, dass sie sofort, nachdem wir aus dem Zimmer waren, ihre Schwester angerufen und sich über sie lustig gemacht hat.

Können die Besuche von Therapiehunden wirklich etwas verändern? Auf jeden Fall – das weiß auch Kad Favorite, die mit ihrer dreijährigen Hündin Lucy, einem Golden Doodle, Besuche macht, seit Lucy den Canine Good Citizen-Test im Alter von erst acht Monaten bestanden hat. Kad und Lucy besuchen einmal im Monat die Bewohner des Pflegeheims Grace Manor in Allison Park, Pennsylvania.

> Ich investiere pro Woche weniger als eine Stunde meiner Zeit, aber viele Bewohner zehren den ganzen Monat von diesem kurzen Augenblick. Ich habe selbst miterlebt, dass Lucy das Leben von Menschen verändert. Sobald Lucy an einem Bett erscheint, kommen selbst Bewohner, die sich schlecht und isoliert fühlen, um Lucy zu begrüßen. Ihr Verhalten verändert sich komplett und sie blühen regelrecht auf.
> Margaret lebt nur für Lucys Besuche. Wenn es Zeit ist zu gehen, steht sie an der Tür und schaut uns nach, bis sie uns nicht mehr sehen kann. Das macht uns den Abschied sehr schwer. Die Mitarbeiter haben mir erzählt, dass Margaret in der Zeit zwischen den Besuchen ständig von Lucy spricht und sehnsüchtig auf ihren nächsten Besuch wartet.

Therapiehundehalter unterschätzen oft den Einfluss, den ihre Hunde auf die Menschen haben, die sie besuchen. Reverend Danielle Di Bona besucht häufig unheilbar kranke Patienten zu Hause, tröstet sie und gibt ihnen geistigen Beistand in dieser schwierigen Zeit. Naomi begleitet sie oft:

> In der ersten Zeit, als ich Sarah besuchte, durfte Naomi nur in die Küche. Sarah hatte ein schönes Zuhause und war äußerst penibel. Monatelang saßen Sarah und ich im Wohnzimmer und Naomi in der Küche. Schließlich sah Sarah ein, dass kein allzu großer Schaden entstehen würde, wenn Naomi bei uns im Wohnzimmer wäre.
> Als Sarah im Sterben lag, rief mich ihre Familie an: «Sarah möchte Naomi sehen.» Okay – sie wollte nicht ihre Seelsorgerin sehen, sondern ihren Therapiehund. Ich fuhr mit Naomi zu Sarah, die fragte, ob Naomi zu ihr aufs Bett kommen könne. Naomi kümmerte sich also um Sarah und ich saß an diesem Nachmittag einfach nur mit im Zimmer. Naomi war das Letzte, was Sarah sah, bevor sie starb. Ich weiß, dass Naomi, der Hund, der zuerst in die Küche verbannt wurde, Sarah in der letzten Phase ihres Lebens etwas gegeben hat, was ich ihr nie hätte geben können.

Selbst ein einziger Besuch mit einem Therapiehund kann eine Wirkung haben, die das ganze Leben beeinflusst. Mary Ann Hirt arbeitet seit einigen Jahren mit Therapiehunden und wollte ihre Freundin und neue Therapiehundhalterin Claire Rumpler bei einem ihrer Krankenhausbesuche begleiten, um ihr ein paar Tricks und Kniffe zu zeigen:

> Claire und ich müssen einen komischen Anblick geboten haben – sie mit Makena, ihrer drei kg schweren Malteser-Pudel-Mischlingshündin, und ich mit meiner 54 kg schweren dänischen Dogge Cooper. Wir waren mit diesem seltsamen Hundegespann auf dem Weg zu Alyssa. Das junge Mädchen lag schon sehr lange auf der neurologischen Station und war mittlerweile ziemlich depressiv. Ihre Angehörigen erzählten uns, sie hätten Alyssa schon seit mehr als zwei Wochen nicht mehr lächeln sehen und sie hätten keine Ahnung, wie sie ihr helfen könnten. Alyssa warf nur einen kurzen Blick auf das ungleiche Paar – den riesengroßen und den winzig kleinen Hund – und fing an zu lachen. Sie grinste breit und ihr Lachen wirkte so ansteckend, das auch ihre Angehörigen mitlachen mussten.

Als Therapiehundehalterin erlebt man Tage, an denen man sich fragt, ob die Besuche überhaupt etwas bewirken. Gerade bei Besuchen, die völlig normal verlaufen, löst der Hund manchmal große Veränderungen aus. In der Regel erfahren wir nichts davon, aber Mary Anns Geschichte ist ein gutes Beispiel dafür, dass ein «kleines Lächeln» weitreichende Folgen haben kann.

Es vergingen etliche Monate, bis Mary Ann wieder der Besuch einfiel, den sie mit Claire zusammen gemacht hatte, und erfuhr, dass ein kurzer Besuch das Leben eines jungen Mädchens grundlegend verändert hatte:

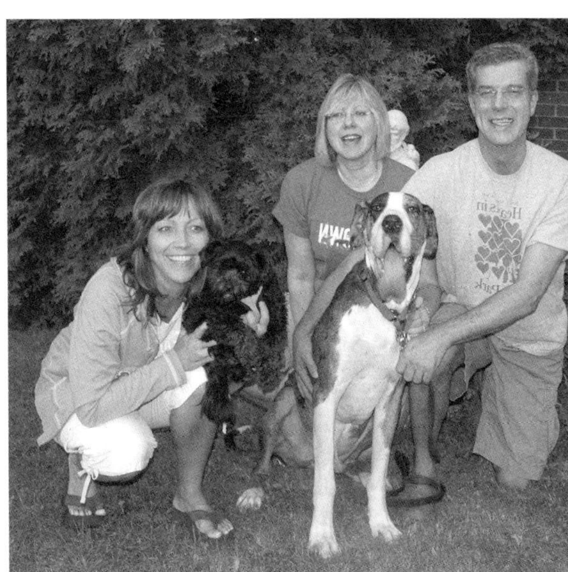

Abbildung 14.5
Claire hält die kleine Malteser-Pudel-Mischlingshündin Makena hoch. Thom und Mary Ann präsentieren ihre dänische Dogge Cooper.

> Ich dachte nicht viel über diesen Besuch nach. Aber dann bat mich die für ehrenamtliche Mitarbeiter zuständige Leiterin um ein Treffen mit unserer neuen Therapiehundehalterin. Sie können sich sicher vorstellen, wie überrascht ich war, als mich ein bildschöner Berner Sennenhund begrüßte, der von Alyssa an der Leine geführt wurde. «Was hat Sie dazu gebracht, mit Therapiehunden zu arbeiten?», fragte ich die inzwischen 18-jährige Alyssa. Sie antwortete: «Als ich letztes Jahr im Krankenhaus war, bekam ich Besuch von einem Hundepärchen und das hat vieles verändert. Ich dachte, wenn diese Hunde mir so gut helfen konnten, dann können sie auch anderen helfen. Als ich wieder zu Hause war, trainierte ich mit meinem Hund für die Zertifizierung als Therapiehund.»

Auf diese Art und Weise wurde das, was Mary Ann und Claire für Alyssa getan haben, an andere weitergegeben. Und wer weiß – vielleicht wird aus dem schüchternen kleinen Jungen, den Sie heute ansprechen, bevor Sie seine Oma besuchen, ein Therapiehundehalter von morgen.

Nach dem Gespräch mit Mary Ann über ihr Treffen mit Alyssa Applequist, gelang es mir, Kontakt zu Alyssa aufzunehmen. Sie schildert hier aus ihrer Sicht den Besuch der Therapiehunde:

> Mein Wunsch, bei dem Tiertherapie-Programm mitzuarbeiten, entstand, als ich selbst im Krankenhaus war und von einer dänischen Dogge und einer Malteser-Pudel-Mischlingshündin Besuch bekam. Im Frühjahr meines ersten Jahres in der High School musste ich wegen einer Autoimmunerkrankung ins Allegheny General Hospital. Ich konnte kaum glauben, dass der Besuch der beiden Hunde, der nicht länger als 10 Minuten dauerte, mich so glücklich machte. Mir kam sofort die Idee, dass auch Troy dasselbe für andere Krankenhauspatienten tun könnte.
>
> Im Sommer begann ich dann, mit Troy im Misty Pines Dog Park in Wexford zu trainieren, um ihn als Therapiehund zertifizieren zu lassen. Im Herbst bestanden Troy und ich die Prüfung gleich im ersten Anlauf und wir begannen schon kurz darauf mit Therapiehundebesuchen. In dem Jahr waren Troy und ich einige Male in einem Rehabilitationszentrum, um meinen Großvater und andere Patienten zu besuchen. Im Sommer vor meinem letzten Jahr in der High School stieg ich dann voll in das Programm ein und besuchte mit Troy einmal pro Woche, wie könnte es auch anders sein, das Allegheny General Hospital.

Bei dem Vorstellungsgespräch im Krankenhaus traf ich die Frau, der die dänische Dogge gehört, die mich auf die Idee gebracht hat, bei diesem wunderbaren Programm mitzuarbeiten. Meine Geschichte hat sie sehr beeindruckt und ihr gezeigt, wie erfolgreich das Programm ist.

Bei meinen Therapiehundebesuchen habe ich viele Patienten getroffen, aber eine Geschichte hat sich bei mir besonders eingeprägt. In einem der Zimmer lag ein geistig behinderter Junge im Teenageralter, der gerade eine sehr schlechte Woche hatte. Als ich das Zimmer betrat, saß er im Sessel und hielt sein Spielzeug an sich gepresst, als ob die Spielzeugfiguren in beschützen sollten. Die Mutter des Jungen saß auch dabei und beide freuten sich über Troy. Auf dem Gesicht des Jungen erschien so etwas wie ein Lächeln, als er Troy betrachtete, während ich mit ihm und seiner Mutter sprach. Dann sagte der Junge «Darf ich ihn streicheln?» Natürlich durfte er, und ich sagte ihm, dass mein Hund Troy heiße. «Troy», flüsterte er. Seine Mutter erzählte mir, er habe seit einer Woche zum ersten Mal gesprochen.

Das tiergestützte Therapie-Programm ist nicht nur für die Krankenhauspatienten gut, sondern auch für die Mitarbeiter. Niemand freut sich mehr über Troy als sie. Sie kennen Troy sehr gut und haben sogar Snacks für ihn gekauft. Ich bin sehr froh, beim tiergestützten Therapie-Programm mitarbeiten zu können. Die Arbeit hat mich nicht nur zu einem besseren Men-

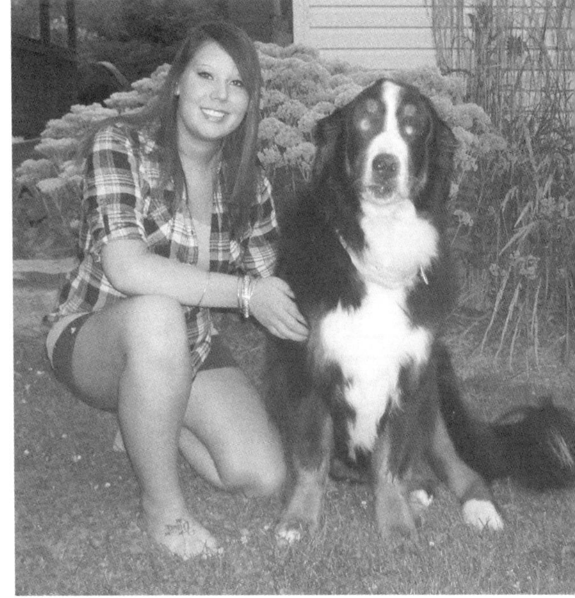

Abbildung 14.6
Die Therapiehundebesuche, die Alyssa bekam, als sie selbst Patientin war, brachten sie auf die Idee, ihren Berner Sennenhund Troy zum Therapiehund auszubilden. Heute geben Alyssa und Troy die heilsame Wirkung, die Alyssa durch die Besuche der dänischen Dogge Cooper und der Malteser-Pudel-Mischlingshündin Makena erfahren hat, an zukünftige Therapiehundehalter weiter.

> schen gemacht, sondern Troy und mich noch enger zusammengeschweißt. Ich hoffe mehr denn je, dass unsere Arbeit anderen Menschen etwas gibt.

Die heilende Kraft der Therapiehunde wird nicht nur den Patienten zuteil: Patienten, ihre Familien, Krankenhausmitarbeiter und auch andere Menschen, die eine kurze Zeit mit einem Therapiehund zusammen sind, kommen in den Genuss ihrer Wirkung. Die Halter hoffen oft, dass die Therapiehunde den Patienten Freude machen und stellen dann überrascht fest, dass sie viele Menschen, denen sie auf dem Weg zum Bett der Patienten begegnen, nachhaltig beeinflussen.

Dr. Richard Statman ist Mathematiker an der Carnegie Mellon University. Sein Forschungsgebiet sind *symbolische Berechnungen* oder die Lösung komplexer mathematischer Gleichungen mithilfe von Algebra und Kalkül. Ich gebe zu – ich habe auch keine Ahnung, was das bedeutet. Aber Rick ist nicht leicht zu erschüttern. Hat man ein Problem, wird er sich wahrscheinlich eine Reihe komplexer Gleichungen ausdenken, um es zu lösen. Als Rick begann, mit seiner lederfarbenen Cocker Spaniel-Hündin Pandora Therapiebesuche zu machen, war selbst er überrascht, dass die Summe der Ergebnisse weitaus mehr ergibt, als nach seiner Einschätzung in der Therapiehundgleichung enthalten ist:

> Pandora macht seit etwa fünf Jahren Patientenbesuche. Insgesamt haben wir ungefähr 75 Besuche gemacht, die meisten davon im Shadyside Hospital der University of Pittsburgh. Wir haben das Shadyside Hospital besucht, weil ich vor einigen Jahren lange Zeit als Patient dort war und mich nun revanchieren wollte. Es gibt zwei Dinge, die ich im Zusammenhang mit der tiergestützten Therapie nicht erwartet habe. Erstens, dass die Pflegenden uns genauso oft brauchen wie die Patienten. Die Pflegenden sind oft enormem Stress ausgesetzt und wenn sie mit Pandora spielen, können sie Stress abbauen. Zweitens, dass die Menschen in den Warteräumen auf den chirurgischen Stationen sich am meisten über Pandora freuen. Pandora hat es sich zur Gewohnheit gemacht, auf ihrem Weg zu den Patienten auch in die Warteräume zu gehen. Vor den Therapiebesuchen war mir nicht bewusst, wie traurig und deprimierend diese Räume sind mit all den vielen Menschen, die warten und sich Sorgen machen und nicht wissen, was auf sie zukommt. Die Anwesenheit von Pandora zaubert ein Lächeln in ihre Gesichter, wenigsten für die kurze Zeit, die sie da ist.

Für Rick und Pandora bedeuten 1 + 1 = Lächeln, Freude und Glück für die vielen Menschen, die sie auf ihrem Weg zu den Zimmern der Patienten begrüßen. Diese Art von Mathematik verstehen wir alle.

Greg Anderson, Bestseller-Autor, Krebsüberlebender und Gründer des American Wellness Project, empfiehlt, «das Augenmerk auf die Reise und nicht auf das Ziel zu richten». Therapiehunde spüren, dass ein Großteil ihrer Arbeit in der Zeit zwischen den Besuchen stattfindet, bei scheinbar zufälligen Kontakten mit besorgten Besuchern und überarbeiteten Betreuern. Auch Sandy Grentz weiß aus Erfahrung, dass ihre Besuche mit Callie den Patienten, ihren Familien und den Mitarbeitern helfen:

> Der Anblick eines Therapiehundes ist für sehr viele Menschen eine dringend benötigte und willkommene Ablenkung. Wir besuchen Patienten in einem Lehrkrankenhaus und wenn wir um die Ecke biegen, begegnen wir manchmal jungen Ärzten, die mit einem erfahrenen Kollegen über ihre Patienten sprechen. Ich bemühe mich meistens, ihr Gespräch nicht zu stören, aber dann dreht sich plötzlich ein Arzt um, dann der nächste und ehe ich mich versehe, winkt uns der ältere Arzt heran, damit Callie die ganze Gruppe begrüßen kann. Die kleine Unterbrechung durch Callies Besuch baut ein wenig Stress ab und wenn ich weitergehe sehe ich, dass ihre Gesichter entspannter und ihre Schultern gestraffter sind. Callie hat sie von ein paar Bürden befreit.

Bestimmte Besuchstage können einen richtig entmutigen – z. B. solche, an denen man von Menschen, die keinen Hundebesuch wollen, abgewiesen wird. Einmal besuchten Toby und ich Krankenhauspatienten in Begleitung eines Fotografen unserer Lokalzeitung, der für eine Geschichte über Therapiehunde Fotos von Toby mit verschiedenen Patienten machen wollte. Normalerweise bekommen wir im Personalraum von den Pflegenden eine Liste mit acht oder zehn Patienten, die für einen Hundebesuch infrage kommen. An dem betreffenden Nachmittag waren die Pflegenden jedoch zu beschäftigt, um Patienten vorzuschlagen und so mussten wir erst durch vier Flügel des Krankenhauses laufen, bevor uns eine Liste mit drei Patienten ausgehändigt wurde, die wir besuchen sollten. Einer dieser Patienten lehnte ab, aber dafür war der Mann im nächsten Bett ganz begeistert über Tobys Besuch. Toby machte einen guten Job und heiterte den Mann sichtlich auf. Die beiden anderen Patienten, die wir besuchten, freuten sich auch über den Hundebesuch und als wir gingen, hatten sie ein Lächeln im Gesicht und Freude im Herzen. Auch wenn die meisten Patienten an diesem Tag keinen Hundebesuch wollten, genossen diejenigen, die wir besuchten, Tobys Besuch auf jeden Fall. Lassen Sie sich nicht durch schlechte Tage entmutigen. Diese Arbeit ist wichtig.

May Seman reagiert mit Humor, wenn sie mit Lhasa Apso-Hündin Latte Besuche macht und Patienten begegnet, die nicht interessiert sind:

> Latte und ich besuchten die Rehabilitationsstation in einem der Krankenhäuser in der Umgebung. Die Räume der Patienten, die den Hundebesuch wollen, sind markiert. In einem Raum wollte der Patient in Nähe der Tür den Hundebesuch und der andere nicht. Der Privatsphäre wegen war der Raum wie üblich durch einen Vorhang geteilt. Latte und ich besuchten den Patienten nahe der Tür, und sie bekam viel Aufmerksamkeit von ihm und seiner Familie. Doch Latte, die von Natur aus neugierig ist und sich außerdem nicht vorstellen kann, irgendjemand könnte von ihrem Anblick nicht entzückt sein, spähte mit ihrem kleinen Kopf hinter den Vorhang. Ich entschuldigte mich und sagte: «Tut mir leid, aber Latte kann nicht lesen.» Als die Frau des Patienten Latte sah, sagte sie: «Oh schau mal, wie süß die ist. Sie kann ruhig herkommen.» Sie erzählte mir, dass ihr Mann Hunde eigentlich mag, aber heute leider einen schlechten Tag hat. Latte ging direkt auf ihn zu, entschlossen, ihn aufzuheitern. Der Mann lächelte und fing an, sie zu streicheln – sie hatte einen guten Job gemacht. Ich bin sicher, dass sie dem Mann den Tag verschönert hat, wenn auch nur für kurze Zeit. Als wir das Zimmer verließen, dachte ich: «Latte kann zwar nicht lesen, aber sie weiß, wo sie gebraucht wird.»

Nach Lattes Besuch hing ein neues Schild an der Tür des Mannes, das Therapiehunde willkommen hieß.

Clyde Schauer und ihre Soft-Coated Wheaten Terrier-Hündin Lacey gewinnen häufig Titel in Gehorsams- und Parcours-Wettbewerben. Clydes andere Wheaten Terrier-Hündin Crystal war gleich zu Beginn ihres Gehorsamstrainings erfolgreich und gewann folgende American Kennel Club-Titel: im Wettbewerb für Anfänger den Titel Begleithund in der Standard-Gehorsamsprüfung und den Rally Excellent-Titel für Gehorsamsübungen innerhalb des Parcours, wo Gehorsam, Agilität und Kommunikation zwischen Halter und Hund auf dem Prüfstand stehen.

Auch wenn Crystal mit ihren acht Jahren heute keine Medaillen mehr gewinnt, so hat sie in den letzten vier Jahren immer noch hervorragende Arbeit als zertifizierter Therapiehund geleistet. Genauso wie Crystal das Herz von Clyde erobert hat, so hat sie auch das der Menschen gewonnen, die das Glück hatten, von Crystal und Clyde besucht zu werden:

> Crystal ist eine liebenswerte, kleine Soft-Coated Wheaten Terrier-Hündin. Sie ist wirklich klein und liegt mit ihren knapp 11 kg unter dem Rasse-Standard. Bei Juroren kommt Crystal mit ihrer Größe auf Wettbewerben zwar nicht gut an, aber ihre Größe ist genau richtig, um sich an einen Patienten im Krankenhausbett zu kuscheln. Crystal ist Delta Society zertifiziert und aktives Mitglied im PAWS [Pet Assisted Wellness]-Team des Stanford Hospital in Palo Alto, Kalifornien.
>
> Im Stanford Hospital treffen wir uns vor jedem Besuch in der Halle mit unserer Team-Koordinatorin, die sich um das schriftliche Einverständnis der Patienten kümmert, die wir besuchen sollen. Während wir warten, kommt es oft vor, dass Mitarbeiter, die einen anstrengenden Tag hatten, fragen, ob sie sich zu uns auf die Bank setzen dürfen, um sich von Crystal aufmuntern zu lassen. Sie setzen sich neben Crystal und drücken sie an sich, ohne etwas zu sagen. Kurze Zeit später bedanken sie sich bei mir, sagen, dass sie sich schon viel besser fühlen und setzen ihren Weg fort. Auch die Krankenhausärzte bitten oft um einen Besuch von Crystal in ihrem Arbeitszimmer. Crystal schmiegt sich an ihre Beine und lässt sich streicheln oder springt nach Aufforderung auf ihren Schoß. Die Ärzte sagen, dass ein Besuch von Crystal ihren Stress abbaut – das ist gut für sie und für ihre Patienten. Einmal besuchten wir einen Patienten, der schon sechs Monate im Krankenhaus lag. Er wurde erst von Schmerzmitteln entgiftet, die ihm verschrieben worden waren, und dann musste er sich einer dringend benötigten Rückenoperation unterziehen. Als er Crystal entdeckte, nahm er sie und drückte sie fest an seine Brust, wobei ihm Tränen übers Gesicht strömten. Er sagte mir, dies sei das erste Mal während seines langen Krankenhausaufenthaltes, dass er sich glücklich fühle. «Ich liebe diese kleine Hündin», sagte er. «Sie gibt mir das Gefühl, dass es im Leben noch etwas anderes gibt.» Natürlich kamen auch mir die Tränen, genau wie unserer Teamleiterin, die gerade hereinkam und hörte, was der Mann sagte.
>
> Ein anderer denkwürdiger Besuch war der bei einem jungen Mann, der gerade seine Familie zu Besuch hatte. Er war aus einem Auto geschleudert

worden und hatte knapp überlebt. Da er stark bandagiert und leicht sediert war, nahm ich Crystal in meine Arme und näherte mich ihm so weit es ging. Der Mann konnte kaum sprechen, aber er streichelte Crystal und hielt ihr Bein. Wir blieben nicht sehr lange. Zwei Wochen später wurde der Mann in den Rehabilitationsbereich des Krankenhauses verlegt. Eine der Mitarbeiterinnen teilte mir mit, sie solle mir von dem Mann ausrichten, dass Crystals Besuch ihm geholfen habe, und dass ihre Anwesenheit seine Gesundheit gestärkt hat. Es ist schön zu wissen, dass unsere Besuche etwas bewirken und dass wir das Leben von Menschen positiv verändern.

Aber nicht nur Ärzte und Patienten nehmen die Unterstützung eines Tieres gern in Anspruch. Eines Nachmittags standen Crystal und ich nach unseren Besuchen auf dem Parkplatz und wollten nach Hause fahren.

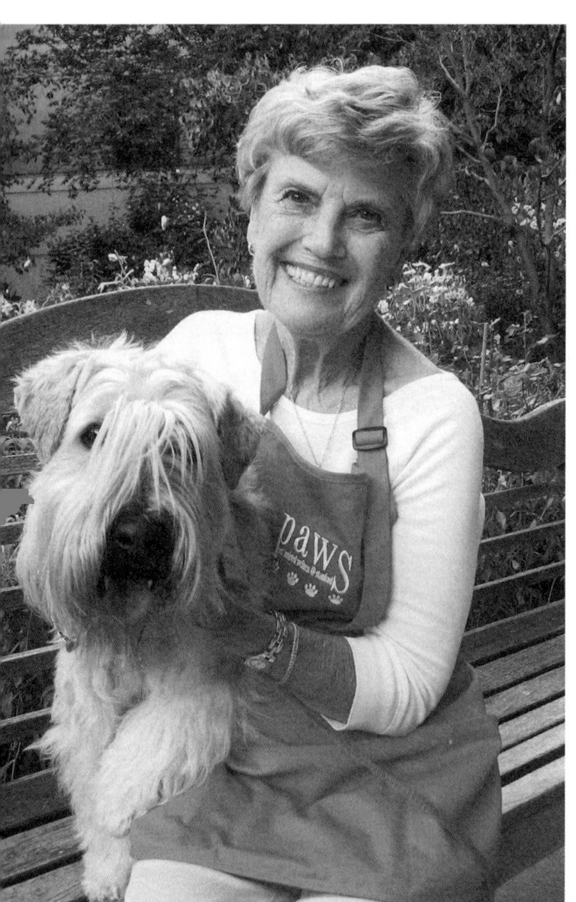

Abbildung 14.7
Die achtjährige Wheaten Terrier-Hündin Crystal besucht mit ihrer Halterin Clyde Patienten auf Akutversorgungsstationen des Stanford Hospital in Palo Alto, Kalifornien, sowie eine Seniorenwohnanlage, die The Sequoias heißt.
Die Abzeichen und die Pet Assisted Wellness (PAWS)-Schürze zeigen, dass Clyde und Crystal die heilende Kraft des Therapiehundes zur Verfügung stellen. Wie viele Therapiehunde hat auch Crystal ihre bevorzugten Orte, in ihrem Fall sind es Krankenhäuser, wo die Besuche überschaubarer sind und besser kontrolliert werden können.

Crystal trug noch ihr rotes PAWS-Halstuch um, und ich die Schürze der ehrenamtlichen Mitarbeiter. Als wir gerade ins Auto steigen wollten, entdeckte ich einen Mann, der schnell auf uns zukam. Der Mann hob seinen Kopf nicht, sondern ging in die Hocke und fragte, ob er meinen Hund ein wenig streicheln dürfe. Zögernd willigte ich ein. Er hielt Crystal in den Armen, stöhnte leise und weinte. Ich fragte ihn, ob er etwas Trauriges erlebt habe und er antwortete, dies sei tatsächlich ein trauriger Tag für ihn. Er bedankte sich bei mir und sagte, er hätte Crystals Zuneigung dringend gebraucht und fühle sich schon viel besser. Dann verschwand er aus meinem Blickfeld. Die Besuche sind anstrengend für Crystal und für mich, und zu Hause geht sie immer gleich in ihren Korb und schläft etwa eine Stunde. Es ist, als hätte sie ihre Energie den Menschen gegeben, die sie besucht und die ihre Unterstützung brauchen. Der Status als Therapiehund gibt Crystal die Chance, besondere Leistungen zu erbringen in einem Bereich, wo sie weder die Plackerei von Gehorsamskursen noch die mit Hundeausstellungen verbundene Angst fürchten muss. An meiner Seite trottet sie wachsam in die Gebäude und hält Ausschau nach der ersten Person, die sie streicheln möchte. Sie schenkt Liebe und bekommt Liebe zurück. Ein idealer Job für einen Hund.

Rufus, ein bunter Bullterrier, ist als Ausstellungshund eine Art Überflieger. Rufus wurde berühmt, als er 2006 im Westminster Kennel Club Best In Show-Sieger wurde – der erste Bullterrier, der diesen Titel gewann. Insgesamt hat Rufus 35 Best In Show-Auszeichnungen und 750 Titel gewonnen, z. B. Meistertitel in Amerika, Kanada, weltweit und the Americas competitions. Rufus' offizieller Name in der Ausstellungsarena war «Multiple BIS/BISS, American, Canadian, Mexican, World, Americas, Champion Rocky Tops Sundance Kid, ROM.» BIS steht für Best in Show, BISS für Best in Speciality Show und ROM für Register of Merit. Das sind eine Menge Medaillen.

Seit seinem Sieg in Westminster hat Rufus noch weitere Titel gewonnen: die Zertifizierungen Canine Good Citizen und Therapy Dogs International. Dieser Best In Show-Hund heißt jetzt nur noch Rufus in seinem neuen Job, da aus dem Ausstellungshund ein Therapiehund wurde, der Patienten in Pflegeheimen und Krankenhäusern, Kinder in Schulen und Menschen auf der Straße besucht, die Hilfe brauchen. Wenn seine Besitzerin Barbara Bishop bescheiden von dem zehnjährigen Rufus und seiner Arbeit als Therapiehund erzählt, käme man nie auf die Idee, dass dieser gutmütige Hund ein berühmter Champion war:

> Rufus ist ein dufter Kumpel. Er ist ein Bullterrier und ich glaube, dass die Menschen sich so zu ihm hingezogen fühlen, weil er mit seinem eiförmigen Kopf und seinen dreieckigen Augen so ulkig aussieht. Mich haben schon Leute auf der Straße angesprochen und gesagt:«Wissen Sie was, das ist der hässlichste Hund, den ich je gesehen habe.» Dann lächle ich und antworte: «Die Schönheit liegt im Auge des Betrachters».

Barb führt Rufus' Erfolge als Therapiehund auf sein auffälliges Äußeres zurück:

> Ich glaube, gerade weil Rufus wenig von dem hat, was die Leute unter einem schönen Hunden verstehen, fühlen sich viele, die sich auch nicht für perfekt halten, zu ihm hingezogen. Vielleicht empfinden sie sich als Menschen, die besondere Probleme haben, als eine Art Underdog oder als Menschen, die anders ticken. Warum auch immer, sie fühlen sich von Rufus angesprochen. Wenn die Leute Rufus anschauen, sehen sie nicht den preisgekrönten Ausstellungshund. Sie sehen vielmehr ein gutmütiges Gesicht, das, weil es nicht an einen Star erinnert, Verständnis für ihre Probleme haben könnte.

Seit Rufus nicht mehr an Ausstellungen teilnimmt, ist er als Therapiehund sehr beschäftigt. Er unterstützt Programme für Schulkinder mit speziellen Bedürfnissen. Wenn er mit autistischen Kindern arbeitet, fangen bei seinem Anblick selbst Kinder, die sich nie äußern, an zu sprechen, und Kinder, die Angst vor Hunden haben, fürchten sich nicht vor ihm. Auch dies führt Barb darauf zurück, dass Rufus nicht wie «ein normaler Hund» aussieht.

Rufus genießt auch seine wöchentlichen Besuche in einem Pflegeheim:

> Die Bewohner des Pflegeheims wissen, dass Rufus ein ehemaliger Ausstellungshund ist und wenn er sie einmal pro Woche besucht, ist es für sie so, als käme eine Berühmtheit zu Besuch. Ich höre mehr Geschichten über Willie, den berühmten Bull Terrier von General Patton, der dem General überallhin folgte. Wenn die Veteranen im Pflegeheim Rufus sehen, werden Erinnerungen an ihren Dienst in der Armee und an ihre jungen Jahre wach.

Eine Frau mit Alzheimer-Krankheit ist wie ausgewechselt, wenn sie Rufus sieht. Anscheinend gibt er ihr so viel Ruhe und Frieden, wie es ein Besuch von mir allein niemals könnte.

Einer der denkwürdigsten Besuche fand im Walter Reed Army Medical Center statt, wo Rufus verwundete Soldaten besuchte:

Wir trafen eine Frau, deren Sohn als Bombenexperte in Afghanistan war. Eine explodierende Bombe hatte ihn schwer verletzt. Er wurde nach Deutschland geflogen, dort stabilisiert und dann ins Walter Reed gebracht. Als wir das Zimmer zum ersten Mal betraten, konnte ich mir nicht vorstellen, wie Rufus in die Nähe des jungen Mannes gelangen sollte, denn aus dessen Körper kamen viele Schläuche und Drähte und Rufus ist ein großer und schwerfälliger Hund. Als ich sagte, es sei für Rufus kaum möglich, in die Nähe des jungen Mann zu kommen, bestand seine Mutter darauf, dass er Rufus streichelt. Ich wusste nicht, wie das gehen sollte, doch Rufus sah eine minimale Chance, in die Nähe des Mannes zu kommen. Es war faszinierend zu sehen, wie dieser große Hund sich wie eine Ballerina einen Weg durch all die Drähte und Schläuche bahnte. Auf wundersame Weise gelang es ihm irgendwie, sich in eine kleine Lücke zu quetschen. Rufus schaffte es, in die Nähe des Mannes zu kommen, fand eine kleine freie Stelle und stellte sich auf seine Hinterbeine, sodass der verwundete Soldat ihn streicheln konnte. Der Mann schaute fasziniert zu, wie Rufus immer näher kam. Und als Rufus endlich bei ihm war, freute er sich unbändig. Die Mutter des Mannes weinte und auch ich hatte Mühe, meine Tränen zurückzuhalten. Ich hatte nicht geglaubt, dass Rufus nahe genug an den Verwundeten herankommen könnte, aber er war fest entschlossen und bahnte sich einen Weg zu ihm und zu seinem Herzen.

Als Barb, ihr Mann Tom und Rufus das Walter Reed Krankenhaus verließen, gingen sie noch am Büro des Roten Kreuzes vorbei, um sich zu verabschieden:

Wir unterhielten uns mit den Mitarbeitern des Roten Kreuzes und Rufus entspannte sich unterdessen. Plötzlich kam ein junger Mann herein, sah Rufus und rief «Chico, Chico!» Chico war der Bull Terrier in dem Film «Next Friday» aus dem Jahr 2000. Der junge Mann setzte sich auf den Boden und begann, mit Rufus zu spielen und herumzutollen. Spielen und Hundeküsse verteilen ist für Rufus das Größte. Als Hip-Hop-Fan habe ich natürlich einen Hip-Hop-Song als Klingelton. Während der junge Mann mit meinem

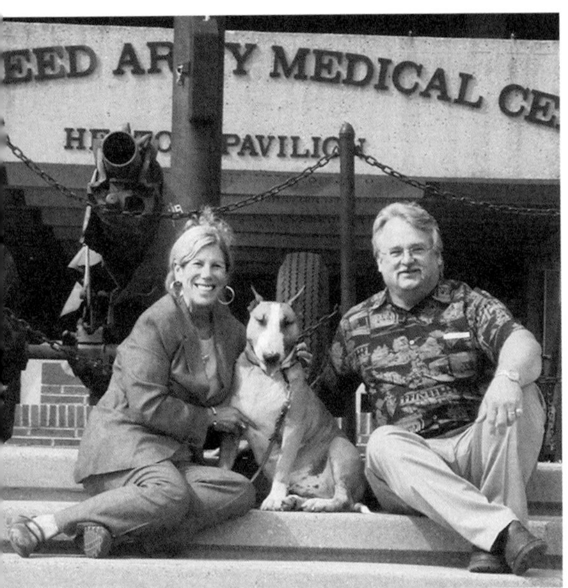

Abbildung 14.8
Rufus besucht mit seinen Besitzern Barb und Tom im Walter Reed Army Medical Center Veteranen, die im Kriegseinsatz große Verluste erlitten haben.

> «Chico» spielte, klingelte mein Handy und der junge Mann sagte scherzhaft: «Ist das jetzt Ihr Handy oder meins?» Dann erzählte er uns noch, welche Hip-Hop-Gruppen er gerne hört und beendete seine Balgerei mit Rufus. Nachdem wir uns etwa 25 Minuten mit dem Mann unterhalten hatten, war es Zeit zu gehen und wir verließen das Büro des Roten Kreuzes. Als wir die Lobby erreichten, wurden wir von einem der Mitarbeiter des Roten Kreuzes angesprochen: «Ich muss Ihnen unbedingt etwas erzählen. Der junge Mann, der im Büro mit Rufus gespielt hat, ist einer von denen, zu dem niemand Zugang findet. Er ist letztes Jahr aus dem Irak zurückgekehrt und bis jetzt ist es niemandem gelungen, zu ihm durchzudringen. Heute hat er zum ersten Mal gesprochen. Rufus hat ein Wunder vollbracht.»
>
> Mein ulkig aussehender Hund hat es irgendwie geschafft, Zugang zu diesem Mann zu finden. Ich hoffe, dieser Tag hat die Wende für den jungen Mann gebracht, der uns allen mit seinem Auslandseinsatz einen Dienst erwiesen hat. Es war großartig, dass es Rufus gelungen ist, diesen Mann auf eine Weise zu berühren, die anderen verwehrt war.

2010 gehörte Rufus zu den insgesamt nur fünf Hunden, die landesweit für ihre therapeutische Arbeit mit den American Kennel Club Humane Fund Awards for Canine Excellence ausgezeichnet wurden. 2010 trat er außerdem als Therapy Dog Ambassador (Botschafter der Therapiehunde) auf der National Dog Show auf, die von Purina präsentiert wurde. Aber Rufus wird seine Arbeit fortsetzen mit seiner, wie Barbara es nennt, «Straßenmission – Passanten auf der Straße begrüßen und ihnen ein Lächeln ins Gesicht zaubern.»

Therapiehundehalter witzeln oft, sie seien nur diejenigen, die das Auto fahren, die Leine halten und die Knöpfe für den Aufzug drücken – der einzige im Team, der arbeitet, sei der Hund. Aber eigentlich ist das gar kein Witz, denn Therapiehundehalter merken schnell, dass der Therapiehund der Star der Show und der Halter fast überflüssig ist.

Ich sage den Leuten immer, dass man es als Therapiehundehalter leicht hat, denn im Mittelpunkt steht nur der Hund. Als ich mit den Besuchen anfing, wurde ich einmal gefragt, worüber ich mich mit den Patienten unterhalte. Ich überlegt kurz und sagte: «Ich rede nicht viel. Ich sage ihnen nur den Namen und die Rasse des Hundes und beantworte ihnen jede Frage, die den Hund betrifft. Danach sprechen die Patienten direkt mit Wheatie und ich bin Luft für sie. Eigentlich ist Wheatie der ehrenamtliche Mitarbeiter; ich bin nur der Fahrdienst.» Manchmal unterhalte ich mich auch länger mit den Patienten, aber wenn ich eine Woche später wiederkomme, begrüßen sie mich, als hätten sie mich nie gesehen. Erst wenn ihr Blick auf Wheatie oder Toby fällt, lächeln sie und sie sagen zärtlich zu meinem Terrier: «Oh, ich weiß, wer DU bist!»

Das Therapiehundehalter-Team Janet Malinsky und Barbara Pohodich und ihre Hunde folgen den Patienten vom Pflegeheim ins Hospiz. Wenn jemand stirbt, besuchen Janet und Barbara den Verstorbenen oft in der Leichenhalle. Barbara schildert folgende Situation:

> Einmal kondolierte ich den Angehörigen eines Mannes, der gerade gestorben war. Sie nickten höflich und ich sah, dass sie nicht wussten, wer ich war. «Wahrscheinlich erkennen Sie mich nicht ohne meinen Hund», sagte ich und erklärte, ich sei die Besitzerin von Sadie. Als die Angehörigen den Namen des Therapiehundes hörten, füllten sich ihre Augen mit Tränen und sie umarmten mich herzlich und erzählten mir, wie viel Sadie ihnen und dem Verstorbenen bedeutet hatte.

Janet schildert eine andere unvergessliche Situation:

> Linda hatte viel Pech im Leben. Sie war schwer zuckerkrank, wurde mit 18 Jahren blind und verlor später ein Bein infolge von Infektionen. Sie lebte

viele Jahre in einem Pflegeheim und starb mit 55 Jahren. Das Schlimmste im Zusammenhang mit der Unterbringung im Pflegeheim war, dass sie ihren Hund abgeben musste. Unsere Therapiehunde bedeuteten ihr deshalb sehr viel. Bei einem unserer wöchentlichen Besuche fand ich Linda schlafend vor. Ich beschloss, meinen Besuch ausfallen zu lassen und sie nicht zu wecken. Aber in der folgenden Woche bekam ich einiges zu hören! «Weck mich in Zukunft bloß jedes Mal, wenn du zu Besuch kommst, oder du kannst was erleben.» Danach habe ich keinen Besuch mehr ausfallen lassen.

Obwohl Linda blind war, wollte sie immer, dass wir Fotos von ihr und meinen Hunden machten. Die Wände in ihrem Zimmer waren übersät mit Bildern, auf denen sie mit allen Hunden zu sehen war, die sie besuchten. Als ich Linda im Sarg sah, stellte ich verblüfft fest, dass er innen voll mit Bildern von ihr und den Therapiehunden war. Ich glaube, es gab keine freie Fläche ohne ein Bild. Die Hunde haben ihr während ihrer Zeit im Pflegeheim Freude und Trost geschenkt und sie begleiteten sie auch im Tod. Wenn Hunde sterben, sagt man, sie gehen über die Regenbogenbrücke. Ich bin überzeugt, unsere Hunde haben Linda auch bei ihrem Übergang zur Seite gestanden.

Barb und Janet beeinflussen das Leben vieler Menschen nachhaltig, indem sie einen niedlichen und kuscheligen Therapiehund mitbringen, der die eigentliche Arbeit macht.

Gabe O'Neill weiß, wie viel Angst man im Krankenhaus haben kann. Als seine Tochter Mary Margaret sechs Jahre alt war, sagte ihm der Arzt, es könnte sein, dass sie Leukämie hat. Nach zehn quälenden Tagen im Krankenhaus bekamen sie die gute Nachricht, es sei nur eine Infektion und Mary Margaret würde wieder ganz gesund. Diese Erfahrung hat Gabe und seine Tochter nachhaltig geprägt. Gemeinsam mit ihr entwickelte er später die Webseite Kids Are Heroes (http://www.kidsareheroes.org), die Kinder auszeichnet, die etwas für andere tun und gleichzeitig andere Kinder animiert, sich auch zu engagieren. Mary Margaret, inzwischen 11 Jahre alt, hat Geld gesammelt und davon 250 MP3-Player für Kinder gekauft, die stationär behandelt werden, um sie zu unterstützen, wenn Angst oder Langeweile aufkommt. Ihre Initiative ist auf der Kids Are Heroes-Webseite zu finden, neben den Aktivitäten anderer Kinder, die im ganzen Land Großartiges leisten.

Bevor Gabe Kids Are Heroes ins Leben rief, gründete er 2006 in Fredrick, Maryland, mit seinem Hund Charlie die Therapiehundegruppe Wags for Hope:

> Charlie und ich hatten schon zwei Jahre lang ein Pflegeheim in der Umgebung besucht und brauchten Tapetenwechsel. Also gingen wir auf die Suche nach einer anderen Einrichtung. Charlie, ein Berner Sennenhund, wirkt mit seinen 54 kg auf den ersten Blick ziemlich einschüchternd, weshalb ich mir Gedanken machte, wie man uns wohl empfangen würde. Als wir die Einrichtung für begleitetes Wohnen betraten, wurden wir von einer Pflegeperson über den Lautsprecher angekündigt: «In der Lobby ist ein riesiger Hund.» Ich schaute in die Flure und sah, wie sich die Türen öffneten. Von allen Seiten strömten Menschen zu Fuß und im Rollstuhl herbei und kamen langsam auf Charlie zu. Charlie spürte meine Nervosität, setzte sich sofort hin und schaute mir in die Augen, als wolle er sagen: «Keine Sorge – ich mach das schon.»
>
> Charlie saß ruhig da und ließ sich geduldig liebkosen. Es war ein beeindruckender Anblick. «Wann kommt ihr wieder? Wann werden wir Charlie wieder sehen?» Mein nächster Gedanke war: Ich brauche dringend Leute, die mich unterstützen. Das war die Geburtsstunde von Wags for Hope.

Heute hat *Wags for Hope* mehr als 100 Therapiehunde-Halter-Teams, die Pflegeheime, Krankenhäuser, Einrichtungen für begleitetes Wohnen sowie Tagespflegeeinrichtungen für ältere Menschen besuchen und

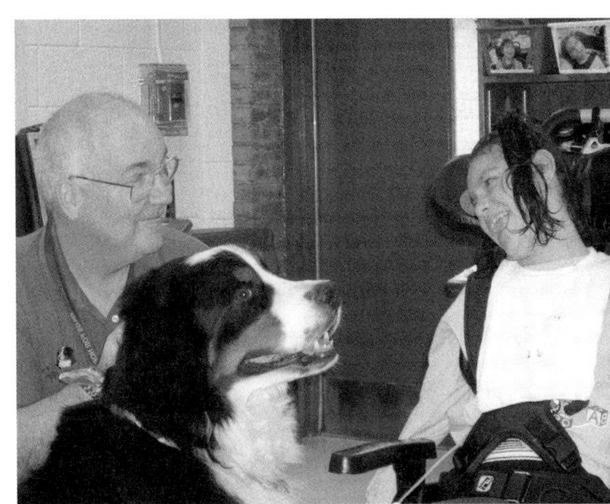

Abbildung 14.9
Cathy freut sich über den Besuch von Berner Sennenhund Charlie und seinem Besitzer Gabe.

Leseprogramme in Grundschulen unterstützen. Charlie, Gabe und Mary Margaret wissen um die Bedeutung ehrenamtlicher Arbeit und nutzen ihre Möglichkeiten, um Menschen zu unterstützen, die Hilfe brauchen. Ihr Beispiel zeigt, dass jeder etwas tun kann, um das Leben der Menschen in seiner Umgebung zu erleichtern

Kontaktadressen

Schweiz

Association Suisse d'Education de Chiens d'Assisstance pour personne handicapèes au plan moteur ou épileptiques
Le Copain
Case postale 43
CH-3979 Grône (VS)
http://www.lecopain.ch/

Autismusbegleithunde
Stiftung Schweizerische Schule für Blindenführhunde
Markstallstrasse 6
CH-4123 Allschwil
Tel.: 0041 (0)61 487 95 95
E-Mail: autismusbegleithunde@blindenhundeschule.ch

Fides Assistenzhunde
Stiftung Schweizerische Schule für Blindenführhunde
Markstallstrasse 6
CH-4123 Allschwil
Tel.: 0041 (0)61 487 95 95
E-Mail: assistenzhunde@blindenhundeschule.ch

Freiburger Institut für Tiergestützte Therapie in der Schweiz
Barbara Rufer
Bollstrasse 15
CH-4577 Hessigkofen
Tel.: 0041 (0)32 623 98 15
http://www.tiere-begleiten-leben.ch

Gesellschaft für tiergestützte Therapie und Aktivitäten GTTA
Peggy Hug
Seestrasse 46
CH-8617 Mönchaltorf
Tel.: 0041 (0)44 948 04 60
http://www.gtta.ch

Institut für Interdisziplinäre Erforschung der Mensch-Tier-Beziehung Schweiz IEMT
c/o Swiss TPH
Socinstarsee 57
Postfach
CH-4002 Basel
http://www.iemt.ch

Institut für angewandte Ethologie und Tierpsychologie I. E. T.
Seestrasse 254
CH-8810 Horgen
Tel.: 0041 (0)44 729 92 27
http://www.turner-iet.ch

Schweizerische Tierärztliche Vereinigung für Verhaltensmedizin STVV
Anneli Muser Leyvraz
CH-1206 Genf
Tel.: 0041 (0)22 346 25 46
http://www.stvv.ch

Schweizer Tierschutz STS
Dornacherstrasse 101
CH-4018 Basel
Tel.: 0041 (0)61 365 99 99
http://www.tierschutz.com

Stiftung für das Tier im Recht TIR
Rigistrasse 9
CH-8006 Zürich
Tel. 0041 (0)43 443 06 43
http://www.tierimrecht.org

Stiftung Schweizerische Schule für Blindenhunde
Markstallstarsse 6
CH-4123 Allschwil
Tel.: 0041 (0) 61 487 9595
http://www.blindenhundeschule.ch/

Verein Therapiehunde Schweiz VTHS
Obere Rainstrasse 26
CH-6345 Neuheim
Tel.: 0041 (0)41 755 19 22
http://www.therapiehunde.ch

Deutschland

Berufsverband für Tiergestützte Therapie, Pädagogik und Fördermaßnahmen e. V.
Ibsinger Berg
DE-30900 Wedemark
Tel.: 0049 (0)211 7186991
http://www.tiergestuetzte.org

Bündnis für Mensch und Tier
Luganoweg 15
DE-81475 München
Tel.: 0049 (0)89 3791 3761
http://www.buendnis-mensch-und-tier.de

Deutscher Berufsverband für Therapie- und Behindertenbegleithunde e. V.
Geschäftsstelle
Am Bahnhof 6
DE-59514 Welver Borgeln
http://www.behindertenbegleithunde.de/

Deutscher Tierschutzbund e. V.
www.tierschutzbund.de

Forschungskreis Heimtiere in der Gesellschaft
Postfach 11 07 28
DE-28087 Bremen
Tel.: 0049 (0)421 8 30 50 24
http://www.mensch-heimtier.de

Forschungsprojekte zur tiergestützten Kinder und Jugendpsychiatrie
Dr. med. Anke Prothmann
Kinderklinik und Poliklinik des Klinikums rechts der Isar
der Technischen Universität München
Kölner Platz 1
DE-80804 München
Tel: 0049 (0)89 3068 2589
http://www.tiere-als-therapie.de
Internetportal für hundegestützte Pädagogik: http://www.schulhundweb.de

Institut für soziales Lernen mit Tieren
Dorfstrasse 6
DE-29690 Lindwedel
Tel.: 0049 (0)5073 92 32 82
http://www.lernen-mit-tieren.de

Integration von Tieren in die Pädagogik
Forschungsprojekt der Universität zu Köln.
Onlineplattform für die Integration von Tieren in die Pädagogik
Wissenschaftliche Leitung: Dr. Klaus Fitting-Dahlmann
Universität zu Köln, Seminar Erziehungshilfe und sozial-emotionale
Entwicklungsförderung
Klosterstraße 79b
DE-50931 Köln
http://www.tipi-koeln.de

Leben mit Tieren e. V.
Alt-Lietzow 31
DE-10587 Berlin
Tel.: 0049 (0)30 701 77 953
http://www.lebenmittieren.de

PETA Deutschland e. V.
http://www.peta.de/

Stiftung Bündnis Mensch und Tier
Luganoweg 15
DE-81475 München
Tel.: 0049 (0)89 3791 3761
http://www.buendnis-mensch-und-tier.de

Tiere helfen Menschen e. V.
Graham Ford
Münchener Strasse 14
DE-97204 Höchberg
Tel.: 0049 (0)931 4042120
http://www.thmev.de

Tierschutz Deutschland e. V.
www.tierschutz-deutschland.com

Österreich

Institut für Interdisziplinäre Erforschung der Mensch-Tier-Beziehung IEMT
Margaretenstarsse 70
A-1050 Wien
Tel.: 0043 (0)1 505 26 25
http://www.iemt.at/

Österreichischer Tierschutzverein
Berlagasse 36
A-1210 Wien
Tel.: 0043 (0)1 897 33 46
E-Mail: zentrale@tierschutzverein.at
http://www.tierschutzverein.at/

Tierschutz Österreich
www.vier-pfoten.at

Tierschutz macht Schule
www.tierschutzmachtschule.at)

Verein Partner-Hunde Österreich
Weitwörth 1
A-5151 Nussdorf
Tel.: 0043 (0)6272 7706 (nur abends)
Mobil: 0043 (0)664 1605153
http://www.partner-hunde.org/

Verein Schulhunde
www.schulhund.at

Verein Tiere als Therapie TAT
Veterinärmedizinische Universität Wien
Veterinärplatz 1
A-1210 Wien
Tel.: 0043 (0)1 250 77 3340
http://www.tierealstherapie.org

Organisationen für Tiergestütze Interventionen der Nachbarländer

Belgien

Asbl pour l'étude et l'information sur les multiples aspects de la relation Homme-Animal
http://www.ethologiaplus.be

Frankreich

Association Francaise d'Information et de la Recherche sur l'Animal de Compagnie (AFIRAC)
www.afirac.fr

Fondation Adrienne et Pierre Sommer:
http://www.fondation-apsommer.org

Grossbritannien

Society for Companian Animal Studies (SCAS)
http://www.scas.org.uk

National charity
http://www.petsastherapy.org

Italien

Centro di referenza nazionale:Interventi assisti con gli animali
http://www.centroreferenzapet-therapy.it

Associazione Italiana Utilizzo Cani d'Assistenza per Pet Therapy
http://www.aiuca.eu/

Luxemburg

Recherche en Education et Thérapie Assistées par l'Animal
www.retaa.org

Niederlanden

AAIZOO: Animal Assisted Interventions in Zorg, Onderzoek en Onderwijs
http://www.aaizoo.nl

De stichting KNGF Geleidehonden
http://www.geleidehond.nl

Norwegen

Norwegian Organisation for Animal assisted Therapy
http://www.nodat.no

Norwegian Centre of Anthrozoology (AZS)
www.azs.no

Rumänien

Dog assist Vereinigung Rumänien
E-Mail: contact@dogassist.ro

Polen

Perro, Dogotherapie
www.dogotherapia.net

Schweden

Skandinavischer Therapiehundeverein
www.svth.se

MANIMALIS
www.manimalis.com

Spanien

Fondacion Affinity
http://www.fundacion-affinity.org

Centre de Teràpies Assistides amb Cans (CTAC)
www.ctac.cat

Europa

European Society for Animal Assisted Therapy ESAAT
Veterinärmedizinische Universität Wien
Veterinärplatz 1
A-1210 Wien
Tel.: 0043 (0)25077-3340
http://www.esaat.org

European Society for Animal Assisted Therapy ESAAT
Veterinärplatz 1
A-1210 Wien
Tel.: 0043 (0)1 25077 3340
http://www.esaat.org

Assistenzhundevereinigung für Europa
Koningin Wilhelminaweg 18
NL-6562 KZ Groesbeek
E-Mail: info@assistancedogseurope.org
Tel.: 0031 (0) 24 397 8495
http://www.assistancedogseurope.org

Unabhängiges Portal für Deutschland, Österreich, Schweiz und Luxemburg
Adressen, Literatur, Veranstaltungen
http://www.tiergestützte-Therapie.de

International

American Kennel Club's Canine Good Citizen Program
http://akc.org/events/cgc

Angel Paws
http://www.angelpawstherapy.org

Animal Friends
http://www.thinkingoutsidethecage.org

Assistance Dogs International
P. O. Box 5174
Santa Rosa, California 95402
United States of America
http://www.assistancedogsinternational.org/

Delta Society
http://www.deltasociety.org

Gabriel's Angels
http://www.gabrielsangels.org

International Association of Human-Animal Interaction Organizations IAHAIO
August-Bebel-Strasse28
DE-18055 Rostock
Tel.: 0049 (0)9131 4000 455
http://www.iahaio.org

International Society for Animal-Assisted Therapy ISAAT
http://www.aat-isaat.org

Pet Partners
875 124th Ave NE #101
Bellevue, WA 98005-2531, USA
http://www.petpartners.org

Therapy Dogs, Inc.
http://www.therapydogs.com

Therapy Dogs International
http://www.tdi-dog.org

Wags for Hope
http://www.wagsforhope.org

Weiterführende deutschsprachige Literatur zur hunde- und tiergestützten Therapie

Abrantes R. (2005). Hundeverhalten von A-Z. Stuttgart: Kosmos.

Antonowsky A. (1997): Salutogenese. Zur Entmystifizierung der Gesundheit. Tübingen: dgvt-Verlag.

Aschmann C. (2012). Einfluss des Therapiehunde-Teams auf die Mitmachbereitschaft und Kommunikation in der Ergotherapie: Eine Pilotstudie. Masterarbeit, Universität Zürich. [Unveröffentlicht]

Balzer J., Hug P., Perrotta I., Scharf S., Schneider I., Steinegger E. (2012). Konzept: Tiergestützte-Therapien im Rehabilitationszentrum Affoltern am Albis. [Unveröffentlicht]

Barett, L. (2013). Vom Welpen zum Assistenzhund: Auswahl, Standards, Training. Assistenzhundeverlag.

Bauer J. (2005). Warum ich fühle, was du fühlst. Intuitive Kommunikation und das Geheimnis der Spiegelneurone. Hamburg: Hoffmann und Campe.

Beck R. und Meiling L. S.(2013). Vertrau doch einfach. Tellington Special, 2: 29–30.

Beetz A. (2013). Die Mensch-Tier-Beziehung: Was gibt es Neues aus der Forschung für die Praxis? Zusammenfassung und Vortrag auf dem Kongress Tiergestützte Therapie und Pädagogik am 20./21. September 2013 in Freiburg. [Unveröffentlicht]

Beetz A. (2013). Leseförderung mit Hund. München: Ernst Reinhardt.

Beetz A. (2012). Hunde im Schulalltag. Grundlagen und Praxis. München: Ernst Reinhardt.

Beetz A. (2009). Psychologie und Physiologie der Bindung zwischen Mensch und Tier. In: Otterstedt C., Rosenberger M. Gefährten – Konkurrenten – Verwandte: Die Mensch-Tier Beziehung im wissenschaftlichen Exkurs. Göttingen: Vandenhoeck & Ruprecht.

Beetz A. (2006a). Theoretische Grundlagen der Mensch-Tier-Beziehung. Lernen konkret, 25 (1): 27–29.

Beetz A. (2006b). Das Konzept der Spiegelneuronen als Grundlage von Empathie. Vortrag am 2. D.A.CH.-Symposium zur Mensch-Heimtier-Beziehung am 5. und 6. Mai 2006 in Ismaning bei München. Zusammenfassung als PDF-Datei online verfügbar unter http://www.mensch-heimtier. > Der Forschungskreis > Veranstaltungen > 2. D.A.C.H-Symposium 2006. [Letztes Zugriffsdatum: 3. Mai 2013]

Beetz A. (2005). Bindung zu Mensch und Tier als Grundlage der Entwicklung. Vortrag anlässlich der Fortbildungstage «Kinder und Tiere» des Vereins Tiere helfen Menschen e. V., Rothenburg am 8. Oktober 2005. [Unveröffentlicht].

Beholz S. (2003) Qualitätsmanagementsysteme in stationären Einrichtungen des Gesundheitswesens: Qualitätsverbesserung durch Zertifizierung von klinischen Teileinrichtungen. Berlin: Humboldt Universität. [Unveröffentlichte Habilitationsschrift zur Erlangung der Lehrbefähigung für das Fach Herzchirurgie.] Online verfügbar unter: http://edoc.hu-berlin.de/habilitationen/beholz-sven-2004-02-12/HTML/.[Letztes Zugriffsdatum: 17. Juli 2013]

Bergler R. (2000). Gesund durch Heimtiere. Beiträge zur Prävention und Therapie gesundheitlicher und seelischer Risikofaktoren. Köln: Deutscher Institutsverlag.

Bloch G., Radinger E. (2010). Wölfisch für Hundehalter Stuttgart: Kosmos.

Bolliger G. (2007). Tiertherapie aus rechtlicher Sicht – Abstract. Vortrag am Kongress Mensch und Tier, Berlin, 17.–19. Mai 2007, Workshop VIII – Die Belange des Tieres. [Unveröffentlicht]

Bolliger G., Rüttimann A. (2013). Tiere sind keine Sachen – was heisst das genau? Welt der Tiere Nr. 4/13: 14 ff.

Bolliger G., Richner M., Rüttimann A. (2011). Schweizer Tierschutzstrafrecht in Theorie und Praxis. Schriften zum Tier im Recht, Band 1. Zürich/Basel/Genf: Schulthess Verlag.

Bolliger G., Goetschel A. F., Richner M., Spring A. (2008). Tier im Recht transparent. Zürich/Basel/Genf: Schulthess Verlag.

Bowlby J. (1958). The nature of the child's tie to his mother. International Journal of Psycho-Analysis, 39, 350–373.

Brensing K. (2013). Persönlichkeitsrechte für Tiere. Freiburg im Breisgau: Herder.

Buchner-Fuchs, J. (2012). Tierische Sozialarbeit: ein Lesebuch für die Profession zum Leben und Arbeiten. Heidelberg/Wien: Springer.

Buytendijk F. (1958). Mensch und Tier. Reinbek bei Hamburg: Rowohlt TB-Verlag.

Casaulta T., Leung-Zwicky E. (2005). Erfahrungen mit einem Therapiehund. Schweizerische Zeitschrift für Heilpädagogik, 2: 18–20.

Claus A. (2000). Tierbesuch und Tierhaltung im Krankenhaus. Eine Untersuchung zu Verbreitung, Chancen und Grenzen von Tierkontakten als therapieflankierende Möglichkeit der Psychiatrie, Geriatrie und Psychomotorik. München: Ludwig-Maximilian-Universität. [Diss.]

Dahl, D. (2012). Therapiebegleithunde in der Logopädie – Modeerscheinung oder wirkungsvolle Ergänzung der logopädisch-therapeutischen Intervention. Forum Logopädie Heft 2 (26) S. 26–33.

De Smet S. (1990). Therapieersatz Tier. Psychologie heute, S. 16–17.

De Smet S. (1988). Öffnet die Heime – für Haustiere. Altenpflege, S. 308–314.

De Smet S. (1983). Die Bedeutung von Haustieren für die seelische Situation von Erwachsenen. Hamburg: Universität Hamburg, Fakultät für Erziehungswissenschaft, Psychologie und Bewegungswissenschaft. [Unveröffentlichte Diplomarbeit]

Eichin, U., Kreidler, T. (2012). Der Hund an meiner Seite. Stuttgart: Kosmos

Feddersen-Petersen D. (2006). Ausdrucksverhalten beim Hund. Stuttgart: Kosmos.

Feddersen-Petersen D. (1989). Hundepsychologie. Wesen und Sozialverhalten. Stuttgart: Kosmos.

Fleischer M. (1987). Hund und Mensch. Eine semiotische Analyse ihrer Kommunikation. Tübingen: Staffenburg.

Frömming H. (2006). Die Mensch-Tier-Beziehung. Theorie und Praxis tiergestützter Pädagogik. Saarbrücken: VDM, Müller.

Gehrig T. (1999). Struktur und Instrumente im Tierschutzrecht. Zürich: Schulthess Verlag. [Diss.]

Glenk L.-M. (2013). Animal-Human-Welfare in tiergestützten Interventionen: Welche Bedingungen müssen gegeben sein, dass tiergestützte Therapie wirkt? Zusammenfassung und Vortrag am Kongress Tiergestützte Therapie und Pädagogik am 20./21. September 2013 in Freiburg. [Unveröffentlicht]

Goetschel A. F., Bolliger G. (2003). Das Tier im Recht. 99 Facetten der Mensch-Tier-Beziehung von A bis Z. Zürich: Orell Füssli.

Graf S. (1999). Betagte Menschen und ihre Haustiere: Förderliche und problematische Aspekte der Haustierhaltung und Implikationen für die (Kranken-) Pflege: Eine beschreibende Untersuchung. Pflege, 12: 101–111.

Greiffenhagen S., Buck-Werner O. (2012). Tiere als Therapie. Neue Wege in Erziehung und Heilung. 2. A. Mürlenbach: Kynos.

Grosser, N., Körner, V. (2014. Der Diabetikerhund: Das Praxisbuch zur Ausbildung. Mürlenbach: Kynos.

Haase G. (1995). Heimtiere als Prävention. Bonn: Psychologisches Institut der Universität Bonn. [Unveröffentlicht]

Habenicht, A. (2013). Hunde in der Sprachtherapie einsetzen. München: Reinhardt.

Halsband, U. (2014). Gehirn, Intelligenz und soziales Verhalten von Hunden. Münster: Lit-Verlag.

Hartje W. (2009). Therapieren mit Pferden. Stuttgart: Ulmer.

Hegedusch E., Hegedusch L. (2007). Tiergestützte Therapie bei Demenz: Die gesundheitsförderliche Wirkung von Tieren auf demenziell erkrankte Menschen. Hannover: Schlütersche.

Heyer M., Kloke N. (2011). Der Schulhund, eine Praxisanleitung zur hundegestützten Pädagogik im Klassenzimmer. Nerdlen/Daun: Kynos.

Hirtenfelder, S. (2007). Hundephobie bei Kindern und Jugendlichen. Saarbrücken: VDM Müller

Hoff, T., Bergler, R. (2006). Heimtiere und schulisches Leistungs- und Sozialverhalten. Schriftenreihe Psychologie der Mensch-Tier-Beziehung, Band I. Regensburg: Roderer.

Jablonowski K., Köse C. (2012). Co-Pädagoge Hund, Lernbegleiter auf vier Pfoten. Kerpen: Kohl.

Julius H., Beetz A., Kotrschal K., Turner D., Uvnäs-Moberg K. (2013). Attachment to Pets. Göttingen: Hogrefe.

Kaplan A. (2006). Die Mensch-Tier-Beziehung. Eine irrationale Angelegenheit. Saarbrücken: VDM, Müller.

Koneczny, M. (2006). Hunde im Kindergarten. Dortmund: Borgmann.

Konstanze K., Köse C. (2012). Co-Pädagoge Hund. Lernbegleiter auf vier Pfoten. Kerpen: Kohl.

Kotrschal, K. (2014). Einfach beste Freunde. Warum Menschen und andere Tiere einander verstehen. Wien: Brandstädter Verlag.

Kotrschal, K., Bromund, V., Föger, B. (2004). Faktor Hund: eine sozio-ökonomische Bestandsaufnahme der Hundehaltung in Österreich. Wien: Czernin.

Kuhn, I. (2012). Hunde als therapeutische Weggefährten: Gespräche mit Experten über Therapiehunde im therapeutischen Kontakt. Frankfurt: Peter Lang.

Legl T. (2002). Tiergestützte Therapie in der Behandlung von Suchtkranken. In: 1. Internationales TAT-Symposium «Tiere als Therapie – Theorie und Praxis» am 20./21. April 2002 in Wien. Wien: Verein Tiere als Therapie [Eigendruck], S. 129–139.

Max Planck Institut (2009). «Der Hund denkt mit», Max Planck Forschung, 4: 18–25.

Müller, A., Lehari, G. (2011). Der Therapiehund. Reutlingen: Oertel und Spörer Verlag.

Niepel G. (1998). Mein Hund hält mich gesund. Der Hund als Therapeut für Körper und Seele. Augsburg: Naturbuch Verlag.

Olbrich E. (2013). Neugierig bleiben! Wissenschaftliche Evidenzbasierung oder praktisches Erfahrungswissen: Was hilft den praktisch Tätigen? Zusammenfassung und Vortrag auf dem Kongress Tiergestützte Therapie und Pädagogik am 20./21. September 2013 in Freiburg i. Breisgau. [Unveröffentlicht].

Olbrich E. (2012). Das Interesse richtet sich auf die Beziehung zwischen Helfer und Tier. In: Welsch B. Hund – Katze – Mensch. Verden: Mars Petcare.

Olbrich E. (2010). Salutogenese durch Tiergestützte Intervention. tiergestützt, 2, 30–34.

Olbrich E. (2006). Psychologie der Mensch-Tier-Beziehung. Beitrag zu «Tiergestützte Therapie und Tiergestützte Pädagogik», Vortrag in Wedemark am 22. April 2006. [Unveröffentlicht].

Olbrich E. (2003a). Zur Ethik der Mensch-Tier-Beziehung aus der Sicht der Verhaltensforschung. In: Olbrich E., Otterstedt C. (Hrsg.). Menschen brauchen Tiere. Grundlagen und Praxis der Tiergestützten Pädagogik und Therapie. Stuttgart: Kosmos, S. 32–57.

Olbrich E. (2003b). Psychologie der Mensch-Tier-Beziehung. In: 1. Internationales TAT-Symposium «Tiere als Therapie – Theorie und Praxis» am 20./21. April 2002 in Wien. Wien: Verein Tiere als Therapie (Eigendruck), S. 33–68.

Olbrich, E. (1997). Psychische und physische Auswirkungen von Heimtieren auf die Lebensqualität älterer Menschen. GeroCare Newsletter 7, 8–9.

Olbrich E., Otterstedt C. (2003). Menschen brauchen Tiere. Grundlagen und Praxis der tiergestützten Pädagogik und Therapie. Stuttgart: Kosmos.

Otterstedt C. (2011). Mensch und Tier. Von der Begegnung zur Beziehung. Tagungsband DVG 12. Internationale Fachtagung Verhaltenskunde, Tierhaltung, Tierschutz. [Unveröffentlicht].

Otterstedt C. (2007). Mensch und Tier im Dialog. Stuttgart: Kosmos.

Otterstedt C. (2001). Tiere als therapeutische Begleiter. Gesundheit und Lebensfreude durch Tiere – eine praktische Anleitung. Stuttgart: Kosmos.

Otterstedt C. (2003). Der heilende Prozess in der Interaktion zwischen Mensch und Tier. In: Olbrich E., Otterstedt C. (2003). Menschen brauchen Tiere. Grundlagen und Praxis der tiergestützten Pädagogik und Therapie. Stuttgart: Kosmos.

Otterstedt C., Rosenberger M. (2009). Gefährten – Konkurrenten – Verwandte. Die Mensch-Tier-Beziehung im wissenschaftlichen Diskurs. Göttingen: Vandenhoeck & Ruprecht.

Partsch, A. (2013). Spurwechsel. Nerdlen: Kynos.

Perl, S. (2014). Hunde als Chance für Menschen mit Autismus – Hundgestützte Therapie in der Schulbegleitung eines Jugendlichen mit Autismus. (Wissenschaftliche Arbeiten zur Autismus-Spektrum-Störung. Hannover: Verlag Rad und Soziales

Pottmann-Knapp B. (2013). Tiergestützte (Psycho-)Therapie. Saarbrücken: Akademikerverlag.

Prothmann A. (2007). Tiergestützte Kinderpsychotherapie. Theorie und Praxis der tiergestützten Psychotherapie bei Kindern und Jugendlichen. Frankfurt am Main: Europäischer Verlag der Wissenschaften.

Rebsamen-Albisser B. (1994). Der Vollzug des Tierschutzrechts durch Bund und Kantone. Dissertation. Basel/Bern/Stuttgart/Wien: Haupt.

Röger-Lakenbrink I. (2010). Das Therapiehunde-Team. Ein praktischer Wegweiser. Nerdlen: Kynos Verlag.

Röger-Lakenbrink I. (2006). Das Therapiehunde-Team. Nerdlen: Kynos Verlag.

Rosenbaum, G., Willems-Hansch, G. (2010). Warnhunde für Epilepsiebetroffene. Nerdlen: Kynos Verlag.

Rütten A. (2012). Tiergestützte Therapie für die Arbeit mit sprachentwicklungsgestörten Kindern. Berlin: Akademieverlag.

Saal, M. (2010). Hunde helfen Diabetikern. Remscheid: ReDiRoma Verlag.

Saumweber K. (2007). Wirkmechanismen Tiergestützter Pädagogik bei Verhaltensauffälligen. Ergebnisse einer explorativen Studie. Workshop V – Tiere in der Pädagogik. In: Zusammenfassungen der Vorträge, der Workshop-Beiträge und der Projektvorstellungen des Kongresses Mensch und Tier vom 17. bis 19. Mai 2007. Berlin: Humboldt Universität, S. 37–40. Verfügbar unter: http://www.mensch-tier-kongress.de/archiv/2007/Mensch-Tier-Kongress-2007.pdf. [Letztes Zugriffsdatum: 5. Mai 2013]

Scherr, H., Kawohl, M. (2003). Prima Partner. Ausbildungswege zum Behindertenbegleithund. BOD.

Schlappack, O. (1998). G'sund mit Hund. Die gesundheitsfördernden Effekte der Beziehung zwischen Mensch und Tier. Leoben: Kneipp-Verlag.

Schmidt, S. (2013). Hundegestützte Therapie bei Kindern mit Autismus. München: GRIN Verlag.

Seiler J. (2013). Tiergestütztes Arbeiten im Strafvollzug. Anregungen für eine Professionalisierung. München: GRIN Verlag.

Steiger A., Schweizer R. (2008). Kommentar zu Tierschutzartikel 80 der Bundesverfassung. In: Ehrenzeller B., Mastronardi Ph., Schweizer R. und Vallender K. (Hrsg.). Die schweizerische Bundesverfassung – Kommentar. Zürich: Dike Verlag, 1410–1421.

Stephan I. (2013). Das Tierwohl muss vor finanziellen und anderen menschlichen Interessen stehen. In: Welsch, B. Hund – Katze – Mensch. Verden: Mars Petcare, S. 198.

Storr, M. (2011). Hunde helfen heilen. Einsatzmöglichkeiten in Physiotherapie, Ergotherapie und Logopädie. Nerdlen: Kynos

Strunz I. A. (2011). Praxisfelder der tiergestützten Pädagogik. In: Wohlfarth R., Mutschler B., Bitzer E.-M. Qualitätsmanagement bei Tiergestützten Interventionen. Baltmannsweiler: Schneider-Verlag Hohengehren, S. 292–309.

Szendrödi V. (2002). Wirkungsmechanismen und Effizienzkontrolle der Therapie mit Tieren. In: 1. Internationales TAT-Symposium «Tiere als Therapie – Theorie und Praxis». Wien: Verein Tiere als Therapie (Eigendruck), S. 12–32.

Teutsch G. M. (1987). Lexikon der Tierschutzethik. Göttingen: Vandenhoeck & Ruprecht.

Trebes, C. (2012). Die Therapeutische Beziehung in einem tiergestützten Training für Kinder mit präklinischen Aufmerksamkeitsdefizit (Dissertation) Uni Bamberg.

Turner D. (2013). Quo Vadis? Entwicklungsperspektiven der Wissenschaft und Praxis bei tiergestützten Interventionen. Zusammenfassung und Vortrag am Kongress Tiergestützte Therapie und Pädagogik am 20./21. September 2013 in Freiburg. [Unveröffentlicht].

Turner D. C. (2003). Die Ethologie der Mensch-Heimtier-Beziehung. In: Olbrich E., Otterstedt C. (Hrsg.): Menschen brauchen Tiere. Grundlagen und Praxis der Tiergestützten Pädagogik und Therapie. Stuttgart: Kosmos, S. 378–384.

Vanek-Gullner A.(2007). Lehrer auf vier Pfoten. Theorie und Praxis der hundegestützten Pädagogik. Wien: Verlagsgesellschaft GmbH.

Vanek-Gullner A. (2003). Das Konzept der Tiergestützten Heilpädagogik – TGHP. Wien: WUV Universitätsverlag.

Vernooij M. A., Schneider S. (2013). Handbuch der Tiergestützten Intervention, Grundlagen – Konzepte – Praxisfeld, 3. Auflage. Wiebelsheim: Quelle & Meyer.

Weber A., Schwarzkopf A. (2003). Heimtierhaltung – Chancen und Risiken für die Gesundheit. Heft 19. Berlin: Robert Koch-Institut.

Welsch B. (2012). Hund – Katze – Mensch. Verden: Mars Petcare.

Wiedenmann R. (2002). Die Tiere der Gesellschaft: Studien zur Soziologie und Semantik von Mensch-Tier-Beziehungen. Konstanz: UVK.

Wohlfarth R. (2013). Sind die Wirkungen von Heimtieren gleich der Wirkung von Tiergestützter Therapie? Wirkmechanismen tiergestützter Therapie? Zusammenfassung und Vortrag am Kongress Tiergestützte Therapie und Pädagogik am 20./21. September 2013 in Freiburg.

Wohlfarth R., Mutschler B., Bitzer E. (2013). Qualitätsmanagement bei Tiergestützten Interventionen. F. I. T. T.-Forschungsbericht 6/2103. Gundelfingen: Freiburger Institut für tiergestützte Therapie (F. I. T. T.). Forschungsbericht online als PDF verfügbar unter: http://www.tiere-begleiten-leben.de/fileadmin/medien/tiere-begleiten-leben/Forschung/Forschungbericht_6_Qualit%C3 %A4tsmananegement_bei_TgT.pdf. [Letztes Zugriffsdatum: 10. Januar 2014]

Zieger, A. (2003). Erfahrung mit Tieren in der Betreuung von schwerst hirngeschädigten Menschen im Koma und Wachkoma. In: Olbrich E., Otterstedt C. (2003). Menschen brauchen Tiere. Grundlagen und Praxis der tiergestützten Pädagogik und Therapie. Stuttgart: Kosmos.

Zusammenstellung: Theres Germann-Tillmann und Armanda Bonomo (Stand: 7-2015). Quelle: Diese Literaturhinweise basieren auf einem gekürzten Literaturverzeichnis aus: Germann-Tillmann, T.; Merklin, L.; Näf, A. (2014). Tiergestützte Intervention. Bern: Huber und Ergänzungen von Armanda Bonomo.

Über die Autorin und dt. Herausgeberin

Die Autorin Dawn A. Marcus, MD ✝, war Neurologin und Professorin in der Abteilung für Anästhesie an der University of Pittsburgh, School of Medicine und arbeitete im Schmerzbeurteilungs- und Behandlungsinstitut. Ihre Karriere war gewidmet, anderen Menschen zu helfen, und sie ist Autorin von mehreren vorangegangenen Büchern, unter anderem «Fit As Fido: Follow Your Dog to Better Health» and «The Woman's Migraine Toolkit». Sie veröffentlichte über 100 Artikel zu den Schwerpunkten chronischer Schmerz und Kopfschmerzen.

Sie trainierte ihre beiden Soft-Coated Wheaten Terriers zu Therapiehunden und war Beraterin des Del Monte's «Power of Paws»-Programm

Dawn A. Marcus verstarb unerwartet am 19. Oktober 2013.

Die Herausgeberin der deutschsprachigen Ausgabe *Armanda Bonomo* ist tätig als Fachperson für Tiergestützte Intervention und Tierhalterin. Sie ist Pflegefachfrau, Erwachsenenbildnerin und Supervisorin und absolvierte erfolgreich Studiengänge in «Nachhaltigkeit für Bildung und Soziales» mit einem MA sowie einen MAS in «Gesundheitsförderung und Prävention». Sie ist redaktionelle Mitarbeiterin der Zeitschrift «Greencare». Kontakt-Mail: a.bonomo@bluewin.ch

Geleitwort zur deutschsprachigen Ausgabe

Die deutschsprachige Übersetzung des Fachbuchs zur «Hundegestützten Therapie» kommt zu einer Zeit, in der die tiergestützten Interventionen, seien es tiergestützte Therapie, tiergestützte Pädagogik oder tiergestützte Aktivitäten, in der Öffentlichkeit zunehmendes Aufmerksamkeit erfahren. In den letzten 15 Jahren haben sich internationale wissenschaftliche Publikationen zum Thema gehäuft, parallel dazu haben die Lehrgänge für Ausbildungen in tiergestützten Interventionen im deutschsprachigen Raum zugenommen und es besteht zunehmend die Möglichkeit, diese bis auf die universitäre Ebene weiterzuführen. Zusätzlich entstehen laufend neue Programme und Angebote, die sich vertieft um ausgesuchte Aspekte der tiergestützten Intervention wie z. B. tierartspezifische Programme oder zielgruppenspezifische Angebote, bemühen. Der «Schulhund» erlebt gerade einen Boom. Neuere Forschungsergebnisse zur Bindungstheorie im Zusammenhang mit neurobiologischen Vorgängen haben viel zu dieser Entwicklung beigetragen (vgl. Julius, Beetz, Kotrschal, Turner u. Uvnas-Moberg 2014). Neben dem Hund, sind im deutschsprachigen Raum pädagogische oder therapeutische Angebote mit Pferden nach wie vor sehr verbreitet. Programme für Kinder häufen sich, die mit weiteren Tierarten wie zum Beispiel Lamas, Hühnern, Ziegen oder Bienen arbeiten. Mit Blick auf ein nachhaltiges Leben werden mit Kindern auch häufiger Beobachtungen von Wildtieren angeboten und durchgeführt.

Eine andere wichtige Zielgruppe für tiergestützte Interventionen sind in Deutschland, Österreich und der Schweiz Menschen, die in Pflegeheimen oder in Einrichtungen des begleiteten Wohnens leben. Neben Fischen, Katzen, Vögeln oder anderen Kleintieren, die in den Wohngruppen leben, werden verschiedene Nutztiere, die im Aussenbereich untergebracht sind, für tiergestützte Aktivitäten genutzt. Leben keine Tiere im

Heim, ist der «Besuchshund» in diesem Setting eine sehr gute Alternative. Der Nutzen von Therapiehunden im Zusammensein mit Menschen im hohen Lebensalter oder im Bereich der Langzeitpflege wird von Dawn Marcus sehr anschaulich aufgezeigt und wird ebenfalls in der deutschsprachigen Fachliteratur beschrieben. In Kliniken dagegen sind Besuche mit Therapiehunden, im Vergleich mit US-amerikanischen Spitälern, eher selten. Claus (2003) hat in einer Untersuchung im Jahre 2000 Tierbesuche in Krankenhäuser im deutschsprachigen Raum untersucht. 56 % der Klinken die geantwortet haben, gehören dem Fachbereich der Psychiatrie an, 21 % der Geriatrie, 12 % der Pädiatrie und 5 % dem Fachbereich der Psychosomatik (Claus 2003, 211). Es wäre wünschenswert, dass auch Patienten in Klinken der anderen Fachbereiche von tiergestützten Interventionen profitieren könnten. Das Werk von Dawn Marcus wird einen wichtigen Beitrag dazu leisten, dass der Nutzen von Besuchen mit Therapiehunden für kranke Menschen deutlicher erkannt und besser belegt wird. Sie beschreibt auf sehr anschauliche Weise, welche Arbeit in der hundegestützten Therapie mit welchen Zielen umgesetzt werden kann.

Eine verdienstvolle Besonderheit des Buches von Marcus liegt in der Aufzeichnung der zahlreichen Geschichten von «wundersamen» Begegnungen in denen Therapiehunde auf erstaunliche Weise zum Wohlbefinden und Glück von Menschen beigetragen haben. Diese Erzählungen sind emotionale Türöffner, die auch bislang Unbeteiligte überzeugen, dass eine Kraft von einer wahrgenommenen – im Sinne von sich einlassenden – Mensch-Tier-Begegnung ausgeht. Diese *heilende Kraft,* wie die Autorin es ausdrückt, bezieht sich nicht direkt auf die Heilung einer Krankheit, sondern die Mensch-Hunde-Begegnung wirkt gesundheitsfördernd und kann vor allem bei chronischen Krankheiten unterstützend auf den Umgang mit den Auswirkungen einer Krankheit bzw. die Krankheitsbewältigung (Coping) oder einer medizinischen Therapie Einfluss nehmen. Dieser positive Einfluss der Tiere auf kranke Menschen kann, wie im Buch beschrieben, bereits durch kurze Besuche nachgewiesen werden.

Durch die Zitierung zahlreicher wissenschaftlicher Studien trägt das Werk von Dawn Marcus dazu bei, den Nachweis zu führen, dass professionell durchgeführte, tiergestützte Interaktionen eine hohe Effektivität aufweisen. Wie in verschiedenen Studien belegt, zeigen gezielt eingesetzte Interventionen, neben dem Wohlfühl- oder Glücksfaktor, eine deutlich gesundheitsförderliche Wirkung und das könnte, mit Blick auf die Nachhaltigkeit, volkswirtschaftlich von grosser Bedeutung sein. Daher ist es wünschenswert, dass auch im deutschsprachigen Raum die Forschung zur tiergestützten Arbeit in Institutionen des Gesundheitsbereichs noch zunehmen wird. Wolf und Neumann (2011) sprechen von «marginal vorhandenen Daten zur Thematik der tiergestützten Intervention in Alten- und Pflegeheimen, sowie häuslicher Altenpflege». Daten zu tiergestützten Interventionen in Kliniken für Kardiologie, Onkologie, Rehabilitation, Stoffwechselerkrankungen und in Schmerzprogrammen u. a., wie sie von Dawn Marcus für den US-amerikanischen Raum aufgeführt werden, müssten für den deutschsprachigen Raum überprüft und weiter entwickelt werden.

Das Buch von Marcus zeigt ausserdem eindrücklich auf, wie gut ausgebildete Therapiehunde in der Lage sind, ihr unterstützendes Verhalten dem körperlichen oder seelischen Zustand der besuchten kranken Menschen anzupassen. Respektvoll werden von Dawn Marcus mehrere Begegnungen mit Hunden, die diese Fähigkeit haben, beschrieben. Therapiehunde scheinen zu spüren, wer von mehreren Anwesenden gerade Unterstützung benötigt. Dawn Marcus hat häufig festgestellt, dass ihre Therapiehunde gezielt auf wartende Patienten oder Angehörige zugegangen sind und die besuchten Menschen danach bestätigt haben, dass ihnen dieser kurze Hundekontakt gut getan habe. Damit diese erstaunlichen Begegnungen möglich werden, müssen Therapiehunde und ihre Halter sorgfältig ausgebildet werden. Dawn Marcus erläutert, dass nicht alle Hunde sich für Besuchsdienst-Einsätze eignen und dass es oft für den Hund harte Arbeit ist, in einer Klinik verschiedene Patienten zu besuchen. Zum Schutz von Patienten und von den Therapieteams braucht es Kriterien und Standards, die eine hohe Qualität vorgeben und helfen diese sicherzustellen. Eindeutige Benennungen um was es bei der tiergestützten Arbeit geht, Vorgaben zum Risikomanagement sowie ethische Richtlinien, die einzuhalten sind, müssen kommuniziert werden. Die internationale Vereinigung für Organisationen der Mensch-Tier Beziehung (IAHAIO) hat die zurzeit laufende Diskussion in der Fachwelt um die Qualität und die Differenzierung der verschiedenen Richtungen aufgenommen und in ihrem «White Paper» definiert. Die internationale und die europäische Gesellschaft für tiergestützte Therapie (ISAAT/ESAAT) haben zusammen einen Leitfaden zur Qualitätsentwicklung und Qualitätssicherung in der Praxis tiergestützter Interventionen publiziert. Es ist zu hoffen, dass diese Bemühungen um Qualität auch Skeptiker soweit zufriedenstellen, dass sie die wohltuende Wirkung der Tierbegegnungen und die heilende Kraft der Tiere auf kranke Menschen erkennen können und somit tiergestützte Programme in Institutionen des Gesundheitsbereichs noch mehr Beachtung finden werden. Durch die Etablierung dieser Programme wird auch die Forschung im deutschsprachigen Raum zum Thema angeregt.

Dawn Marcus zeigt in ihrem Buch durch die liebevolle Beschreibung der Mensch-Tier-Begegnungen und die damit zusammenhängenden sorgfältigen Beobachtungen in Bezug auf die Arbeit der Tiere, grosse Achtung vor der Leistung der Therapiehunde. Ihre Begeisterung für die Arbeit mit Therapiehunden und ihr Engagement für die Unterstützung von kranken Menschen sind vom ersten bis zum letzten Satz bestimmend. Ich hoffe für dieses Werk, dass es viele Menschen erreicht, denn die Autorin hat damit einen wichtigen Beitrag für die Akzeptanz der tiergestützten Arbeit geleistet. Dafür bin ich Dawn Marcus überaus dankbar.

Zürcher Weinland im Frühjahr 2015

Armanda Bonomo, Tierhalterin, M. A. Nachhaltigkeit für Bildung und Soziales, MAS Gesundheitsförderung und Prävention, Erwachsenenbildnerin, Supervisorin, Pflegefachfrau sowie Fachperson Tiergestützte Interventionen. E-Mail-Kontakt: a.bonomo@bluewin.ch

Literatur

Julius H., Beetz A., Kotrschal K., Turner D. C., Uvnas-Moberg K. (2014). Bindung zu Tieren. Göttingen: Hogrefe

Claus A. (2003). Tierbesuch und Tierhaltung als Therapiehilfe im Krankenhaus. In: Olbrich, E., Otterstedt C.: Menschen brauchen Tiere. Stuttgart: Kosmos

Wolf J., Neumann S. (2011).Tiergestützte Aktivitäten mit Pflegeheimbewohnern. Pflegewissenschaft 12, 2011.

Internetlinks

www.iahaio.org
www.isaat.org
www.esaat.org

Sachwortverzeichnis